PRÉCIS

DES

MALADIES DU FOIE

ET

DU PANCRÉAS

PRÉCIS

DES

MALADIES DU FOIE

ET

DU PANCRÉAS

PAR

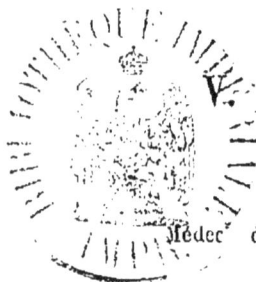

V. . FAUCONNEAU-DUFRESNE

Docteur en médecine de la Faculté de Paris

Médec des Épidémies, des Bureaux de Bienfaisance et des Crèches
Lauréat de l'Académie impériale de Médecine
et de l'Institut de France
Membre de la Société de Médecine de Paris et d'autres Sociétés savantes
Chevalier de la Légion d'honneur

PARIS

LIBRAIRIE CENTRALE DE NAPOLÉON CHAIX ET Cᵉ

RUE BERGÈRE, 20

1856

A LA MÉMOIRE

DE MON BEAU-PÈRE

N. T. LERMINIER

L'un des Médecins de l'Empereur Napoléon Ier
et de l'Hôpital de la Charité,
Médecin en chef des Épidémies du département de la Seine,
Chevalier de l'Ordre impérial de la Légion d'honneur
et des Ordres de la Réunion de Naples
et de Hollande,
Membre de l'Académie royale de Médecine, etc., etc.

. D.

PRÉFACE.

———

Depuis plus de vingt-cinq ans que je m'occupe des affections du foie et du pancréas, j'ai réuni une immense quantité de matériaux et compulsé tous les écrits publiés sur cette matière. J'ai recherché dans les hôpitaux les individus atteints de ces maladies. Beaucoup de personnes, d'une autre part aussi, se sont d'elles-mêmes confiées à mes soins, et d'autres m'ont été adressées par des confrères qui avaient connaissance de mes études spéciales.

Toutes ces circonstances m'ont permis de composer un ouvrage considérable sur l'anatomie, la physiologie et la pathologie de ces organes.

J'en ai détaché successivement plusieurs parties.

En 1846, l'Académie royale de médecine ayant mis

au concours la question suivante : « *Faire connaître la composition de la bile dans son état physiologique ; exposer les principales altérations dont ce liquide est susceptible et les moyens chimiques de les reconnaître ; indiquer les causes de ces altérations et les modifications morbides qu'elles peuvent exercer sur l'économie ; les moyens séméiotiques de les apprécier et le traitement qui leur convient,* » je lui adressai un très-long travail, qui obtint son prix de 1,500 francs et qui fut inséré dans le tome XIIIᵉ de ses *Mémoires*, sous ce titre : LA BILE ET SES MALADIES.

En 1851, j'ai publié le TRAITÉ DE L'AFFECTION CALCULEUSE DU FOIE ET DU PANCRÉAS; cette monographie, présentée l'année suivante à l'Institut de France, fut comprise, pour une somme de 1,000 francs, dans les récompenses décernées par ce corps savant.

Entre ces deux publications, avant et depuis, j'ai inséré dans nos recueils de médecine, dans la *Revue* et dans l'*Union médicale* en particulier, un grand nombre de travaux sur divers points d'hépatologie (mémoires *sur l'inflammation du système veineux abdominal ; — sur les hémorrhagies du foie ; — sur la curabilité des abcès hépatiques ; — sur l'ouverture par les bronches des abcès et des kystes acéphalocystes suppurés du foie; — sur l'hépatocèle ; — sur les calculs biliaires et les accidents qui en résultent ; — sur le diagnostic et le traitement de ces calculs ; — sur le traitement chirurgical de la tumeur biliaire,* etc. Déjà, en 1847, j'avais publié, dans les premiers numéros de l'*Union médicale*, un *Essai de pancréatologie*.

Ayant été sur les lieux étudier les eaux minérales appropriées au traitement des maladies du foie, telles que celles de Vichy et d'Ems, j'ai écrit des lettres sur ces premières eaux et une notice médicale sur les secondes.

La difficulté, en ce moment, de trouver d'un éditeur des conditions qui ne soient pas trop onéreuses, m'a déterminé à céder aux instances que me faisait depuis longtemps mon compatriote et ami M. Napoléon Chaix, connu du monde entier par ses nombreuses et utiles publications, pour lui livrer un Traité abrégé sur les maladies qui font l'objet de mes recherches. Il est venu à bout de me persuader qu'une sorte de Manuel conviendrait mieux à la majorité des médecins qu'un gros livre rempli de détails, d'observations et d'érudition ; et que les gens du monde, de leur côté, pouvant y prendre une idée des affections dont le foie et le pancréas sont si souvent le siége, se trouveraient plus à même de les prévenir, de les reconnaître et de les combattre de bonne heure.

Ce n'est pas sans regret, je dois l'avouer, que j'ai pris le parti de présenter au public cette simple esquisse. Il m'en coûte, en effet, de ne donner que des résultats, de supprimer les faits, les démonstrations, les rapprochements et les preuves statistiques, de ne pouvoir rendre une justice méritée aux auteurs dont les travaux ont contribué aux progrès de l'hépatologie, et de n'indiquer qu'un très-petit nombre des sources où j'ai si abondamment puisé. Je suis, toutefois, bien loin de renoncer à la publication de mon grand ouvrage, et, en attendant des circonstances plus favorables, je chercherai à faire disparaître, autant que possible, les imperfections qui peuvent s'y trouver.

M. le professeur Claude Bernard, dont j'ai recueilli et publié, pendant plusieurs années, dans l'*Union médicale*, les savantes et ingénieuses leçons, ayant eu l'extrême bonté de me communiquer les épreuves du mémoire qu'il fait imprimer sur le Pancréas, je suis certain d'avoir rendu fidèlement ses doctrines concernant cette glande, dont, comme chacun sait, il a découvert les fonctions.

MALADIES

DU FOIE

ET DU PANCRÉAS.

CONSIDÉRATIONS PRÉLIMINAIRES.

Le foie a toujours été considéré comme un des organes les plus essentiels à la vie. De tout temps, son étude a appelé l'attention des médecins. Son produit sécrétoire si évident, la bile, devait particulièrement les frapper, en raison de ses différences avec toute autre humeur, des caractères spéciaux que sa prédominance imprime aux tempéraments, de la coloration qu'elle donne aux matières du vomissement et des évacuations alvines, en raison aussi des complications qu'elle développe dans certaines affections et dans certaines maladies épidémiques. Hippocrate et Galien avaient déjà des idées assez avancées sur les fonctions du foie, et, depuis ces premiers maîtres de la science, une immense quantité de travaux ont été publiés sur son anatomie, sa physiologie et sa pathologie.

Le très-grand développement du foie chez le fœtus, son existence aujourd'hui démontrée chez presque tous les êtres, plus générale même que celle du cœur, l'augmentation relative de son volume à mesure qu'on descend dans l'échelle animale, indiquent son importance pour les fonctions de l'assimilation. Cette importance paraît plus grande encore lorsqu'on entre dans l'examen de ses autres fonctions. En effet, outre qu'il secrète la bile, il sert d'aboutissant à un système veineux particulier et à un double système veineux chez le fœtus. Le premier de ces systèmes, appelé porte, abdominal ou mésaraïque, absorbe les différents liquides de la surface intestinale, à l'exception du chyle ; le foie reçoit ces liquides et exerce sur eux une modification qui les rapproche de la nature du sang. De ce contact il résulte, d'après les belles découvertes de M. Claude Bernard, de la matière sucrée et plusieurs autres produits. La circulation sanguine, si abondante et toute spéciale, dont le foie est le siége, se rattache à la production et à l'entretien de la chaleur animale. De plus, par la position qu'il occupe entre le conduit alimentaire et le cœur, le foie empêche que des matériaux mal élaborés ou nuisibles ne pénètrent dans le sang, et, sous ce rapport, il contribue à la purification de ce liquide. — Le pancréas remplit aussi des fonctions de premier ordre. Le fluide qu'il sécrète, chargé d'émulsionner les matières grasses pour les rendre propres à l'absorption, remplit, de son côté, un rôle capital dans la nutrition.

D'après cet aperçu, doit-on s'étonner de la variété, de la fréquence et de la gravité des affections de ces deux organes? Relativement au foie, ce n'était pas sans raison que le grand Boerhaave disait que, sur cent maladies chroniques, il y en avait à peine une seule dans laquelle ce viscère ne fût pas atteint. Il aurait pu ajouter, avec le célèbre Portal, que cet organe souffre également dans un grand nombre de maladies aiguës.

Altérations. — La sécrétion de la bile et les autres sécrétions du foie sont sujettes à éprouver des perturbations, et il peut en résulter de plus ou moins grands désordres dans l'ensemble de la constitution. Comme la plupart des autres organes, le foie ne se développe quelquefois qu'incomplétement et offre alors différents vices de conformation. Il peut éprouver une transposition originelle, ou changer de place et de forme par suite de diverses circonstances. Son poids considérable l'expose à ressentir des commotions, et, malgré la protection qu'il reçoit des côtes, qui le couvrent entièrement, il n'est pas à l'abri de lésions traumatiques. Comme tout autre organe, il est exposé aux névralgies. En raison des nombreux vaisseaux sanguins qui parcourent son tissu, il devient facilement le siége de congestions et par suite d'hémorrhagies. L'inflammation s'empare souvent non-seulement de son parenchyme, mais encore de ses enveloppes et de ses conduits intérieurs ; cette inflammation donne lieu à des ramollissements, à la production de pus, à la gangrène. Sous diverses influences, on voit ses granulations s'hypertrophier ou s'atrophier, des dégénérations tuberculeuses et cancéreuses se former, et, chose vraiment singulière ! des germes se développer au milieu de son tissu et produire des kystes parfois énormes renfermant des animalcules doués d'une vie particulière. Des vers d'une autre espèce peuvent, sinon se former au sein du foie, du moins y pénétrer par les conduits de la bile. Par suite de l'inflammation et de diverses altérations des vaisseaux, on voit le sang se coaguler, se dépouiller de sa matière colorante et se transformer en produits singuliers. La bile, indépendamment de beaucoup de changements morbides, constitue fréquemment des concrétions bizarres, connues sous le nom de calculs, lesquels déterminent, dans les voies qu'elle parcourt, des accidents aussi nombreux qu'effrayants. Ses conduits sont le siége de lésions très-variées. — Enfin, le pancréas éprouve aussi des vices de conformation, des blessures, des inflammations et des dégénérations de son tissu ; son fluide est également sujet à s'altérer et peut même quelquefois se concréter de manière à former des calculs.

Causes. — Une foule de causes viennent concourir pour produire les affections du foie. Les unes dépendent de l'organisation même et des nombreuses fonctions de cet organe ; les autres tiennent à une disposition générale et propre à tel ou tel individu. Cette disposition se révèle par les caractères du tempérament bilieux dont nous aurons à nous occuper particulièrement. Suivant les âges, le foie est sujet à une affection plutôt qu'à une autre : c'est dans le sein de la mère que se produisent ses vices de conformation ; les tubercules disséminés dans le foie et ceux des ganglions lymphatiques de sa face inférieure sont plus communs dans les premières années de la vie ; c'est surtout chez l'adulte qu'on voit l'hépatite, la cirrhose, les kystes et le cancer se manifester ; la vieillesse est très-sujette aux concrétions biliaires. Les femmes ont, en général, plus d'immunité que les hommes pour les affections hépatiques, ce qui peut s'expliquer par leur vie sédentaire ; mais cette raison même développe chez elles une disposition aux concrétions biliaires, et conséquemment aux coliques hépatiques ; l'âge critique les expose aux congestions sanguines et aux dégénérations qui en sont la suite. L'empire de l'hérédité est évident dans le tempérament bilieux comme dans les affections du foie ; dans ces dernières, il se fait sentir surtout dans les vices de conformation, dans l'hépatite chronique, dans le cancer et dans l'affection calculeuse ; comme les autres maladies héréditaires, on voit celles du foie se transmettre d'un sexe à l'autre (de la mère au fils, du père à la fille).

Des circonstances extérieures viennent souvent développer des dispositions naturelles ou héréditaires. La vie de cabinet favorise l'évolution de presque toutes les affections chroniques du foie, car le système vasculaire et les conduits excréteurs de cet organe ont besoin d'être aidés dans leurs fonctions par les mouvements du diaphragme et des muscles abdominaux, ainsi que par l'action générale qui résulte de l'exercice. Nous aurons l'occasion d'étudier l'influence des saisons et des climats sur le foie et sur la sécrétion biliaire; nous verrons aussi les déformations qui peuvent résulter des compressions continues et les effets des violences extérieures, des excès de travail ou d'une trop grande fatigue.

On trouve des causes puissantes de maladies de l'organe hépatique dans les *ingesta*. Une nourriture habituellement trop forte produit son hypertrophie; des mets faisandés ou de mauvaise nature disposent à ses diverses dégénérations; l'abus des condiments et des excitants amène l'hépatite chronique; et la cirrhose est une conséquence de l'ingestion exagérée des boissons alcooliques. Les purgatifs drastiques, le mercure sont une cause de suppurations dans le foie, et l'opium aurait, dit-on, en Chine, une véritable influence sur le développement des maladies de ce viscère. Nous nous occuperons en temps et lieu des germes et des vers qui, introduits dans le foie, y donnent lieu à de si remarquables désordres.

Les affections d'un autre organe peuvent réagir sur le foie et l'atteindre à son tour; c'est ainsi que les maladies organiques du cœur y produisent fréquemment des congestions sanguines et que la phthisie pulmonaire détermine l'hépatodémie ou l'accumulation de la graisse dans

son tissu. Des tumeurs ayant leur siége dans d'autres organes, la rate, les reins, le pancréas, etc., peuvent venir comprimer le foie et y fait naître les lésions les plus graves. La
suppression des flux naturels (menstrues et lochies), celle
des hémorrhoïdes, des sueurs habituelles, d'une diarrhée
ancienne, d'un ulcère ou d'exutoires, amènent assez souvent
un trouble dans les fonctions du foie ou même une véritable
maladie de cet organe. Enfin les émotions morales et les
chagrins sont, les premières, une cause fréquente d'ictère, et les seconds une occasion, malheureusement trop
fréquente aussi, du développement de lésions organiques.

Ces causes agissent sur le foie de diverses manières. La
plupart doivent sans doute rencontrer chez l'individu une
disposition spéciale ; par la même raison, les mêmes causes ne produisent pas toujours la même maladie. Lorsque
la colère détermine l'ictère, et les chagrins des lésions
organiques, ces affections morales agissent sur le système
nerveux ; il en résulte, dans le premier cas, une suspension dans l'action sécrétoire, et, dans le second cas,
une altération du sang. Cette altération du sang peut
être encore invoquée lorsque des maladies hépatiques se
développent à la suite des suppressions que nous avons
énumérées. Lorsque le sang est retenu longtemps dans le
foie par suite de congestions, il s'incorpore avec son tissu
et peut devenir le foyer de nombreuses altérations.

Les causes morbides qui pénètrent par les voies digestives arrivent au foie par des chemins différents. Quelquefois, on peut en suivre la transmission, lorsque l'inflammation, par exemple, s'étend de la membrane muqueuse du
duodénum à celle des conduits biliaires ; mais cette transmission a lieu bien plus fréquemment par l'absorption des
veines mésaraïques. Le sang qui revient des organes digestifs est imprégné de molécules excitantes, délétères,

qui sont introduites avec les aliments ou qui en font partie ; ces molécules, absorbées avec les sucs alimentaires, arrivent aux vaisseaux capillaires hépatiques et peuvent y déterminer de nombreuses altérations. Il en est de même d'une foule de substances médicamenteuses ou toxiques. Les affections du foie ne se développent quelquefois qu'en vertu de la simple connexion fonctionnelle qui existe entre les deux appareils, et il n'est pas rare, en effet, d'observer la concomitance de leurs maladies.

Toutes les substances ainsi absorbées ne se comportent pas de la même manière. Il en est qui passent rapidement par le foie, comme le sel ordinaire, plusieurs autres sels et en particulier celui des eaux de Vichy, car on les retrouve, au bout de peu de temps, dans l'urine et en proportion presque égale à celle qui a été ingérée ; ces substances, cependant, prises en trop grande abondance, peuvent déterminer des symptômes passagers de souffrance hépatique. Il est d'autres substances minérales qui séjournent dans le foie un temps plus ou moins long, quelquefois même fort long. L'acide arsénieux, par exemple, reste dans le foie de l'homme pendant douze à quinze jours ; il faut à peu près un mois pour que du deutochlorure de mercure, donné à un animal, abandonne complétement cet organe ; cinq mois pour l'émétique et l'azotate d'argent ; huit mois pour l'acétate de plomb et les composés de cuivre ; enfin, certaines substances se combinent avec le tissu du foie et y séjournent indéfiniment, si une autre substance ne vient pas changer cette combinaison. Évidemment, dans ces cas, il doit se manifester des symptômes qui appartiennent spécialement au système porte ; si on ne les a pas exactement notés, c'est sans doute qu'ils sont ordinairement masqués par ceux qui résultent de la lésion des voies digestives. Les altérations anatomiques n'ont pas encore été, dans ces

circonstances, suffisamment étudiées ; cependant on a
constaté qu'à la suite de l'empoisonnement par l'acide
arsénieux, le système veineux abdominal était gorgé de
sang noir ; on a constaté aussi le gonflement du foie, à la
suite de l'administration de fortes doses d'émétique.

Les miasmes paraissent également pouvoir séjourner dans
le foie. On a même, sous ce rapport, fait jouer à cet organe
un rôle d'incubation analogue à celui qui a été attribué à
la rate. On a rapporté une série de faits où l'on remarquait, d'une part, que des médecins et des élèves ayant
fait des autopsies ou disséqué dans des pièces étroites et
chargées d'émanations, avaient éprouvé des symptômes de
fièvre typhoïde et en avaient été délivrés par des selles
offrant l'odeur du cadavre, tandis que ceux qui n'avaient
pas eu ces selles avaient vu cette fièvre suivre son cours ;
et, d'autre part, que des empoisonnements ayant eu lieu
par le *venenum botulinum* des viandes corrompues ou
de mauvaises fricassées, les symptômes toxiques ne se ma-
nifestèrent que du cinquième au dixième jour, chez quelques individus qui n'avaient eu ni vomissements ni garde-
robes. Pour qu'un poison agisse, il faut qu'il pénètre dans
le système artériel, c'est-à-dire dans tous les organes.
Or, si une substance délétère, absorbée à la surface
intestinale, s'arrête quelque temps dans le foie, les accidents ne se manifesteront qu'à mesure que la substance
aura pu franchir le tissu capillaire de cette glande. Cet
arrêt des substances toxiques, miasmatiques ou autres,
dans le tissu hépatique, ne doit pas surprendre, puisque
nous avons vu que ce tissu, de tous le moins perméable,
semblait placé en avant de la grande circulation pour
préserver celle-ci, autant que possible, des éléments qui
pourraient y porter des ravages. On comprend donc comment des effluves de toute nature, avalées avec la salive,
les boissons et les aliments, arrivent au foie, y séjournent

un certain temps, et ne déterminent les symptômes qui leur sont propres qu'après une sorte d'incubation. Toutefois, le danger de l'absorption des miasmes par la surface intestinale ne serait pas aussi grand qu'on pourrait le penser, si l'on s'en réfère aux recherches de quelques expérimentateurs. Le chien, le porc, pourraient manger sans danger des débris cadavériques, même non cuits, provenants d'animaux affectés de maladies contagieuses, telles que la morve, le farcin aigu, le charbon, la rage, le typhus, la péripneumonie des bêtes bovines et l'épizootie des gallinacés ; ces matières virulentes perdraient leurs propriétés contagieuses dans les voies digestives de ces animaux. Mais ces faits tiennent, en partie du moins, à des lois particulières ; on sait, en effet, que certains venins et certains virus ne sont pas absorbés par la membrane muqueuse intestinale saine et intacte.

Nous connaissons moins les causes qui produisent les affections du pancréas.

Symptômes. — Les symptômes, dans les maladies du foie, ne sont pas toujours en harmonie avec l'étendue et la gravité des altérations anatomiques. Leur intensité varie suivant la susceptibilité particulière aux individus. La douleur est un des plus constants, bien que certaines maladies hépatiques puissent parcourir leurs périodes sans qu'elle se manifeste ; elle est quelquefois le symptôme dominant et même unique. Suivant la nature de l'affection, c'est tantôt au commencement et tantôt dans son cours qu'elle se manifeste principalement. En général, c'est à l'hypochondre droit, à l'épigastre et à la partie correspondante du dos qu'elle se fait sentir ; mais nous verrons bientôt qu'elle peut s'étendre plus loin. Fixe dans les affections aiguës, elle ne se montre, au contraire, qu'à certains intervalles, dans les maladies chroniques : dans le premier cas, elle est vive ; dans le second, sourde et quelquefois lancinante. Ordinairement le palper l'augmente, à moins qu'il ne s'agisse d'une affection purement névralgique ; il en est de même de la marche et de tous les mouvements.

Il importe beaucoup de reconnaître les modifications que le foie est susceptible d'éprouver dans son volume, sa forme et sa consistance. Le volume peut être augmenté ou diminué dans tous les points ; le foie, alors, non-seulement déborde les côtes, mais il peut se prolonger dans l'hypochondre gauche, à la région ombilicale, jusqu'à la crête iliaque et au pubis ; dans quelques cas, il envahit même tout l'abdomen. La vésicule, distendue par la bile, constitue assez fréquemment une tumeur globuleuse, plus ou moins étendue, souple et indolente. Le foie est changé dans sa forme, lorsqu'un de ses lobes est augmenté tandis que l'autre est diminué, et lorsque sa surface présente des bosselures ou des dépressions. Enfin, la consistance est sujette à varier ; il arrive que, après avoir été grande, elle diminue ; c'est ce qu'on voit dans les tumeurs qui arrivent à la suppuration et dans les bosselures cancéreuses qui se ramollissent. — On observe aussi, dans certains cas, des modifications dans la forme de l'abdomen et dans celle de la partie inférieure du thorax. D'une part, le foie peut devenir assez volumineux pour que, au premier coup d'œil, on reconnaisse la tuméfaction de l'hypochondre droit et de l'épigastre, et même celle d'une partie plus considérable de l'abdomen ; cela arrive principalement lorsqu'on a été obligé de pratiquer la ponction et que les parois abdominales, qui ont perdu leur élasticité, s'affaissent sur la tumeur. Les côtes, d'une autre part, par la pression que cette tumeur exerce sur elles, sont déjetées en dehors, surtout dans leur partie cartilagineuse, et produisent parfois, à la base du thorax, une déformation telle, que la face antérieure des dernières côtes et de leurs cartilages devient supérieure et que leur bord supérieur devient postérieur.

Les symptômes généraux résultent des troubles qui surviennent dans les fonctions digestives, la circulation, la respiration, les sécrétions, la nutrition, l'innervation, les exhalations séreuses et les fonctions de la peau.

Les troubles des fonctions digestives peuvent n'être que sympathiques. C'est ainsi que, dans les affections aiguës, on remarquera l'anorexie, la soif, l'enduit jaunâtre de la langue, des vomissements et des selles bilieuses. Mais, dans les affections chroniques, les digestions laborieuses, les flatuosités, les rapports acides, la constipation, l'hématémèse sont les indices des obstacles que l'affection du foie apporte à la sécrétion de la bile et à la circulation du sang. Dans quelques cas, le trouble est mécanique et peut être occasionné par une tumeur du foie se portant sur les ouvertures de l'estomac. Dans les grandes intumescences hépatiques, le cours du sang peut aussi être mécaniquement gêné : le cœur, refoulé, devient le siége de palpitations ; la circulation de la rate peut être modifiée par la compression d'une tumeur hépatique ; la veine porte peut être comprimée, et amener la stase du sang dans toutes les veines mésaraïques ; de là, des hémorrhagies intestinales, l'ascite ; le même résultat arrive dans la cirrhose. Le pouls varie beaucoup selon les diverses affections du foie : fébrile dans l'hépatite aiguë, il se ralentit excessivement dans l'ictère prolongé ; entre ces deux extrêmes, il offre mille nuances. Des affections chroniques du foie sont quelquefois l'occasion de véritables accès de fièvre intermittente ; ces mêmes affections, par leur continuité, appauvrissent le sang et altèrent profondément sa composition. — Quand le foie remonte dans le thorax en refoulant le diaphragme à une hauteur quelquefois très-considérable, il gêne la respiration et peut même produire des hémoptysies ; ce n'est encore alors qu'un effet mécanique. Mais dans quelques affections aiguës, comme dans la péritonite hépatique, la respiration est haletante en raison de la douleur qui résulte des mouvements respiratoires. D'un autre côté, dans certaines affections chroniques, sans que le volume du foie soit notablement augmenté, il n'est pas rare de voir les malades fatigués par une petite toux sèche qu'on ne peut pas attribuer à une autre maladie.

Toutes les altérations hépatiques modifient la sécrétion de la bile. Les altérations de cette humeur sont physiques ou chimiques ; des principes nouveaux peuvent s'y former et des produits naturels ou morbides s'y mêler. En étudiant tous ces changements, on doit tenir compte de ce que, du moment où la vie a cessé, les divers liquides retombent sous l'empire des lois physiques. La sécrétion du sucre est aussi grandement modifiée par les maladies du foie ; augmentée énormément dans le diabète, elle diminue et cesse même dans certaines affections chroniques qui altèrent l'organisation du viscère. Il en est de même de quelques sécrétions nouvelles attribuées au foie. Parmi les autres sécrétions, celle de l'urine est le plus fréquemment altérée ; ce qui frappe surtout, c'est le passage dans ce liquide de plusieurs éléments de la bile. Ces éléments s'échappent aussi par la sueur et même le mucus. Il faut noter qu'il existe certains rapports de proportion entre la sécrétion biliaire et la sécrétion urinaire. — La nutrition est, en général, assez gravement altérée dans les maladies chroniques du foie ; il en est pourtant qui n'occasionnent que peu de dépérissement, si ce n'est à leur dernier terme : l'affection kysto-hydatique en est un exemple.

Dans les divers états morbides du foie, l'innervation éprouve des troubles qui offrent des variétés et des degrés infinis. Sans parler des tiraillements douloureux qui sont la conséquence des grandes intumescences, rien

n'est plus commun que de constater des douleurs éloignées, des espèces de névroses. La douleur à l'épaule
droite est habituelle dans les affections aiguës et chroniques du foie; elle se fait sentir aussi à la base du cou et
près de la clavicule; il n'est pas rare qu'elle s'étende à
l'épaule gauche. Ces douleurs s'expliquent par la lésion
des nerfs diaphragmatiques. Elles se développent quelquefois dans la tête, et donnent même lieu, dans quelques
cas, à des symptômes ataxiques. On doit rapporter à des
sympathies nerveuses le prurit au bout du nez, les démangeaisons de la peau sans ictère, le rire sardonique,
les contractions convulsives du diaphragme, qui s'obser-
vent dans certaines affections du foie. On a vu l'aliénation
mentale alterner avec ces affections. Le foie, comme nous
l'avons dit en commençant, souffre sympathiquement dans
la plupart des affections aiguës.

Le trouble dans les exhalations séreuses est un des
symptômes les plus remarquables des maladies hépatiques.
Ce n'est pas seulement l'ascite qui, sous ce rapport, doit
être notée, et qui se montre toutes les fois que le sang de
la veine porte cesse de traverser librement le foie, ni l'œdème
des membres inférieurs, qui est la conséquence ordinaire
des progrès extrêmes de l'ascite; mais c'est encore le
trouble général des exhalations séreuses, lequel peut
être occasionné par certaines affections du foie, dont la
nature, comme nous le verrons, est de mettre un obstacle
à la production des principes coagulables du sang. — Les
fonctions de la peau sont aussi notablement troublées par
les affections hépatiques; les éléments de la bile teignent
cette membrane dans l'ictère et s'échappent même avec la
sueur; des taches ou éphélides se développent. A l'état
chronique, la peau devient d'un jaune-paille; elle se dessèche et se ride. A leur tour, les fonctions de la peau influent beaucoup sur celles du foie; c'est ainsi que dans

certaines affections cutanées, dans le pemphigus chronique et dans la scarlatine, on voit survenir l'état gras de cette glande.

Enfin, les affections hépatiques donnent un caractère spécial aux pleuropneumonies, et, dans un autre sens, comme nous le verrons, les dysenteries des pays chauds sont suivies d'hépatites.

Les symptômes propres à dévoiler les affections du pancréas sont, en général, assez peu distincts.

Diagnostic. —Il n'est pas toujours facile de reconnaître les maladies du foie, en raison de sa situation profonde, de ses connexions anatomiques avec les viscères du thorax et ceux de l'abdomen, de sa solidarité fonctionnelle avec le tube digestif et de ses sympathies diverses. A ces causes de difficulté du diagnostic, il faut encore ajouter la variabilité des symptômes qui accompagnent ces maladies. Toutefois, il est un ensemble de manifestations qui se rencontrent, assez habituellement et d'une manière assez tranchée, pour qu'on ne puisse pas douter du siége et de la nature de l'affection. L'examen des circonstances commémoratives, rapproché des signes locaux et généraux, trompe rarement un praticien exercé.

On s'enquerra donc des maladies antécédentes qui, par analogie avec l'état présent, pourraient donner quelque indication sur sa nature; on tiendra compte des prédispositions et des causes qui ont pu le préparer ou l'amener. On se fera raconter le début des symptômes, l'ordre de leur apparition, leur marche, etc. Dans l'âge, le sexe, l'habitation, la profession et le genre de vie, on pourra trouver des indications; il en sera de même dans le tempérament, la constitution, l'état général. Sans négliger aucune circonstance, on se fixera particulièrement sur celles qui sont caractéristiques, et qui, réunies en petit nombre, suffisent pour établir la nature de la maladie.

Il est des cas où les symptômes propres aux affections hépatiques sont peu marqués ; on procédera alors par voie d'exclusion, et l'absence totale de signes apparte- nant à d'autres maladies donnera plus d'importance à ceux qui, quoique très-minimes, peuvent se rapporter au foie.

Un moyen d'exploration qui fournit au médecin les ren- seignements les plus utiles, est la palpation. Celle-ci fait reconnaître non-seulement la tuméfaction et la position du foie, mais encore ses divers degrés de sensibilité ; elle perçoit aussi quelques sensations qui font conjecturer la nature de la maladie. Elle est plus facile et plus sûre chez les personnes qui n'ont pas d'embonpoint. Pour la prati- quer avec tout le fruit désirable, certaines conditions sont indispensables. Le malade devra être couché sur le dos, la tête soutenue par un oreiller ; ses jambes seront un peu fléchies sur les cuisses, ses genoux relevés et rapprochés ; ses bras tomberont sur les côtés du corps. On lui recom- mandera de s'abandonner comme s'il dormait, d'ouvrir même la bouche, afin que tous ses muscles soient relâchés et que l'abdomen devienne aussi souple que possible. Le médecin, de son côté, aura soin de ne pas avoir la main froide, de ne pas palper avec brusquerie ni force, dans la crainte de réveiller les contractions musculaires. La palpa- tion à nu est infiniment plus exacte, le moindre vêtement interposé détruisant toute la délicatesse de la sensation. On palpe tantôt avec les extrémités des doigts rapprochées, tantôt avec toute la main tenue un peu concave, en exer- çant, d'avant en arrière et en divers autres sens, des pressions légèrement saccadées ; quelquefois avec les deux mains rapprochées l'une de l'autre, dans le but d'embrasser et saisir, en quelque sorte, une partie du ventre. Pour mieux circonscrire une tuméfaction, que le palper ordinaire ne fait qu'indiquer, on porte la main sur l'hypochondre, tous

les doigts étant étendus et rapprochés, et le bord de
l'indicateur touchant l'abdomen ; on y enfonce la main
d'avant en arrière, puis on la porte rapidement de bas en
haut, en rapprochant son bord cubital des parois abdominales et en pressant toujours suivant cette nouvelle direction avec son bord radial. S'il s'agit de reconnaître
l'existence d'un liquide, les mains seront appliquées chacune sur l'un des côtés de la tumeur, et on pressera alternativement avec l'une et l'autre, ou avec l'une d'elles seulement on donnera un petit coup sec, de manière à
obtenir la sensation que produit un liquide qui se déplace.
On peut reconnaître de la même manière le craquement
qui résulte de la collision de calculs contenus dans la vésicule biliaire, ainsi que la sensation bien plus faible donnée par les vessies hydatiques renfermées dans un kyste.
— Dans quelques circonstances particulières et lorsqu'on
a quelque doute, on exerce la palpation en faisant prendre
au malade d'autres positions ; on le fait placer sur le
ventre ou sur l'un des côtés ; on le fait tenir assis ou même
debout.

Un autre moyen, tout aussi utile que le palpation, est la
percussion ; elle en est le complément ; elle la rectifie et
la rend plus certaine. Le palper ne peut éclairer le diagnostic qu'en constatant les tuméfactions qui se portent
vers l'abdomen ; la percussion, outre qu'elle indique
celles-ci, fait encore reconnaître celles qui remontent vers
le thorax. Ce mode d'exploration est fondé sur la densité
plus grande dans le foie que dans les organes qui l'environnent. La percussion médiate a beaucoup plus de précision
que celle exécutée d'une manière immédiate ; elle est
aussi moins pénible pour le malade. On la pratique en
frappant avec la pulpe des doigts de la main droite sur le
dos des doigts de la main gauche. Ce moyen fait parfaitement juger de la position et de l'étendue qu'occupe le

foie ; les limites de ce viscère sont parfaitement dessinées à l'extérieur à l'aide des différences de son qu'on obtient. Le son mat, qui correspond au foie, diminue d'intensité dans les points où une portion du poumon est interposée entre lui et les parois thoraciques ; il en est de même sur son bord antérieur et vers son extrémité gauche, qui sont minces et qui ont derrière eux les organes digestifs, contenant toujours des gaz. Lorsqu'un épanchement considérable de sérosité existe dans le péritoine, la percussion du foie s'exerce plus difficilement ; pour en tirer encore parti, il faut appuyer plus fortement la main gauche afin de chasser le liquide qui s'est interposé entre le foie et les parois abdominales ; on trouvera encore une différence de son entre celui que donne le foie et celui que fournit la percussion de l'épanchement. Une différence analogue résultera de la percussion sur le parenchyme hépatique ou sur la vésicule distendue de bile. — On peut employer aussi la succussion ou le ballottement, qui consistent à placer une main sur chaque côté du ventre et à imprimer à celui-ci un mouvement brusque. Ce procédé n'offre que peu de lumière pour le diagnostic. — Les autres sens sont mis à contribution pour venir compléter les résultats des deux moyens que nous venons de décrire. Sans parler de la vue, qui est d'une utilité continuelle, et de l'ouïe, sans laquelle les résultats de la percussion seraient nuls, l'odorat et le goût sont aussi employés, quoique dans des circonstances assez restreintes : c'est ainsi qu'on constate l'odeur que répandent certains ictériques et la nature de l'humeur qui s'échappe des fistules qui se forment dans les régions du foie.

Le diagnostic des affections du pancréas se ressent naturellement du défaut d'appréciation de leurs symptômes.

Traitement. — L'organisation du foie, l'immense quantité de vaisseaux qui le parcourent, qui l'exposent aux

congestions, et, par suite, à une foule d'altérations, fon
comprendre combien il est nécessaire d'opposer de bonne
heure aux maladies de cet organe un traitement méthodique et actif. Si, par négligence ou timidité, on laisse l
sang séjourner longtemps dans le tissu hépatique, ce sang
prend, en quelque sorte, droit de domicile, s'incorpore
avec ce tissu, s'altère, et devient l'occasion et même le
siége des plus graves dégénérations. Il ne faut donc pas
donner à ces lésions le temps de s'établir. Il existe, sans
doute, dans certains cas du moins, au sein de l'organe ou
de la constitution, des dispositions originelles ou naturelles pour le développement de quelques maladies, mais i
importe d'autant plus d'en éloigner avec soin toutes le
causes. Ce ne sont pas seulement les congestions sanguines qu'il faut combattre et détruire le plus promptement possible et par tous les moyens dont l'art peu
disposer ; le libre écoulement de la bile doit encore être
surveillé ; on devra s'efforcer de détruire les obstacles qu
surviennent fréquemment dans sa circulation, car cette
humeur elle-même, lorsqu'elle est retenue dans le foie ou
la vésicule, détermine les plus grands désordres dans cel
organe et dans l'organisme entier.

Dans le traitement de ces maladies, on aura soin de ne
jamais perdre de vue les causes qui y ont donné lieu. Ce serait vainement, en effet, qu'on administrerait les remèdes
appropriés, si le malade restait dans les mêmes conditions.
On s'appliquera, suivant les circonstances, à le mettre
à l'abri des influences atmosphériques qui pourraient avoir
agi sur lui, à le placer dans les meilleures conditions
hygiéniques, à le ramener à un régime convenable, à éloigner tout motif d'émotion ou de tristesse, à rappeler les
flux naturels, morbides même, qui pourraient être sup-
primés, à suppléer par des moyens artificiels à quelque
maladie dont la disparition trop brusque aurait occasionné

celle du foie, à combattre toute autre affection qui pourrait produire ou entretenir la maladie dont il s'agit d'obtenir la guérison, etc.

Toutes les médications, suivant la nature des cas, peuvent être employées dans le traitement des affections hépatiques. Tantôt on agit sur elles au moyen des antiphlogistiques, des délayants, des antipasmodiques, des diurétiques; tantôt on se sert des purgatifs, des contro-stimulants, des altérants, des substitutifs, des révulsifs ; dans d'autres circonstances, c'est aux apéritifs, aux fondants, aux dépuratifs, aux toniques, etc., que l'on a recours. Après la surface des voies digestives, le foie est l'organe qui reçoit l'impression la plus directe et la plus vive des substances médicamenteuses, celles qui sont solubles étant absorbées dans ces mêmes voies par les veines du système abdominal, et portées jusqu'au sein des granulations hépatiques. Elles suivent ainsi la même marche que la plupart des causes morbides; elles peuvent donc les atteindre. Mais que de science spéciale il faudrait au médecin, quel tact il devrait posséder, pour appliquer le vrai remède aux causes, pour proportionner son action à l'intensité de celles-ci !

Parmi les médications qui conviennent particulièrement aux affections chroniques du foie, il en est une qui a une grande puissance et qui produit, on peut le dire, de merveilleux résultats : elle consiste dans l'emploi des eaux minérales. Toutes sont vantées contre ces maladies, et presque toutes, en réalité, sont utiles, suivant leur nature, leurs degrés, leur ancienneté, et suivant aussi la constitution et l'état général du malade. Elles sont aujourd'hui une de nos meilleures ressources, et la médecine, chaque jour, en tire un plus grand parti. Elles ont l'avantage d'être prises sans répugnance et pendant longtemps. Absorbées avec rapidité, elles cheminent, soit seules, soit avec les sucs nutritifs, à travers le foie; aucun point de cet organe n'échappe à leur action. Excepté pour celles qui sont purgatives, et dont une partie du principe actif est entraîné avec les selles, les autres principes minéralisateurs ne sont éliminés qu'après avoir traversé le foie. C'est surtout par la sécrétion urinaire que ces principes s'échappent, mais aussi en bonne partie par les transpirations pulmonaire et cutanée.

On comprend, d'après cela, combien leur action doit être puissante. Non-seulement elles lavent et détergent le foie, mais encore elles raniment sa circulation languissante. Celles qui sont alcalines ont une action toute spéciale sur le sang hépatique et sur la bile; elles rendent ces liquides plus fluides, elles empêchent leur stase, elles accélèrent leur mouvement. En peu de temps, les humeurs sont modifiées; on sait qu'il suffit de deux ou trois verres d'eau de Vichy, pris à jeun, pour rendre l'urine alcaline. Mais, en continuant la médication, une profonde modification est imprimée à toute l'économie par le renouvellement plus rapide de tous ses liquides. En se répandant à la surface des voies digestives, les eaux minérales agissent sur les filets du nerf grand sympathique, ce qui contribue à réveiller l'action vitale de tout le corps, ainsi que l'activité des sécrétions. Elles provoquent quelquefois de véritables crises, par les selles, les urines et les sueurs; chez quelques personnes, on voit survenir divers exanthèmes ou une véritable éruption de furoncles. Prises en bains, elles rétablissent et raniment les fonctions de la peau, elles font encore que celle-ci réagit sur les nombreux viscères qui sont liés avec elle par un rapport sympathique ou fonctionnel. Ce n'est pas uniquement sur le sang du système abdominal que les principes des eaux minérales portent leur action, c'est aussi sur le sang général. Sans doute, au sein de ce vaste

laboratoire, il s'opère des réactions nombreuses et continues que nous ne connaissons pas; car le sang, dont la
composition est très-complexe, ne peut se comporter avec
ces principes comme ceux-ci se comportent dans l'eau ; c'est
ainsi que le bicarbonate de soude des eaux de Vichy s'é-
chappe par les urines à l'état de carbonate et qu'il a laissé
dans le sang son acide carbonique. Toutefois, cette igno-
rance où nous sommes de ces réactions, de ces composi-
tions et décompositions successives, ne nous empêche pas
de recueillir les résultats de l'expérience des siècles et
ceux des études qui, malgré leur état incomplet, n'en ont
pas moins un cachet véritable de science et d'utilité.

Presque toutes les médications se trouvent dans les eaux
minérales; mais on doit porter une grande attention à ne
les prescrire qu'autant que tout symptôme aigu a disparu
depuis quelque temps et que le sujet n'est pas trop irri-
table. On aura dans les eaux acidules gazeuses les moyens
de combattre les douleurs et les flux bilieux. Les eaux alcalines, en agissant sur le sang et la bile, pourront dissoudre les engorgements produits par ces deux liquides,
ainsi que les concrétions calculeuses. Les eaux salines
auront une action analogue, quoique moins appropriée.
En excitant la peau et l'organisme entier, les eaux sulfureuses porteront au dehors les levains anciens et invé-
térés qui déterminent et entretiennent certaines affections
hépatiques. Au moyen des eaux ferrugineuses, qui sont
froides, les organes affaiblis, le foie lui-même, seront
tonifiés ; ces eaux trouveront quelquefois leur application
à la suite des eaux alcalines; il en sera de même des
bains de mer. Nous remarquerons, enfin, que les eaux
thermales sont plus pénétrantes, plus efficaces et moins
irritantes, et que les eaux alcalines et salines, quand elles
ont des propriétés purgatives, comme celles de Carlsbad
et de Hombourg, ont une plus grande efficacité, mais

qu'aussi elles doivent être prises avec plus de modération.

Quoiqu'on ait moins de notions sur la manière dont les différentes médications peuvent agir sur les maladies du pancréas, les indications générales doivent être à peu près les mêmes.

PREMIÈRE PARTIE.

MALADIES DU FOIE.

CHAPITRE PREMIER.

ANATOMIE ET PHYSIOLOGIE DU FOIE.

Pour bien comprendre les altérations anatomiques qui se développent dans le foie et les symptômes par lesquels elles se traduisent au dehors, il est nécessaire de présenter un aperçu de la structure et de l'organisation de cet organe, et de faire suivre cet aperçu de quelques notions sur ses fonctions importantes et variées.

§ Ier. — DU FOIE ET DE SON ORGANISATION.

Le foie, *hepar* des Latins, est l'organe le plus gros et le plus pesant du corps humain. Non-seulement il est aussi la glande la plus volumineuse, mais, à lui seul, il présente une masse plus considérable que celle qui résulterait de toutes les autres glandes réunies. Sa forme, qui est celle d'un ovoïde coupé suivant la longueur, offre dans ce sens

de 27 à 32 centimètres, et de 11 à 13 dans le plus gran
diamètre vertical. Son poids varie d'un kilogramme
demi à deux kilogrammes et forme à peu près la 36e part
de celui du corps entier. Il occupe tout l'hypochondre dr
et la partie supérieure de l'épigastre ; il se prolonge mêu
quelquefois dans l'hypochondre gauche. En haut, il e
contigu au diaphragme qui le sépare des organes de
poitrine ; en bas, il repose sur l'estomac, le colon tran
verse et le rein droit ; protégé en avant par le rebord ca
tilagineux des côtes, qu'il ne dépasse guère dans l'état no
mal, il est, en arrière, en rapport avec la colonne vert
brale, l'œsophage, l'aorte et la veine cave inférieure. L
replis d'une membrane séreuse, appelée péritoine,
maintiennent dans cette position, que les mouvemei
alternatifs de la respiration ne font que très-peu varie
Sa suspension est assez élastique pour que la masse qu
forme ne fatigue pas les organes sur lesquels il repos
Cependant, pendant le sommeil, certaines attitudes se
blent indiquer que l'estomac et le cœur peuvent en être g
nés, et c'est sans doute à cette cause qu'il faut attribuer
fréquence du décubitus qui a lieu instinctivement sur
côté droit.

La consistance du foie est assez grande ; quoique céda
aux pressions modérées qui agissent lentement sur lui,
se déchire facilement lorsque la pression devient un p
rude, et il se rompt plus facilement encore lorsqu
éprouve un choc subit, ce qui arrive, comme nous le v
rons, dans les grandes commotions du corps.

Sa surface supérieure est partout convexe et unie ;
repli péritonéal, dit ligament suspenseur, la divise, d'
vant en arrière, en deux parties inégales : le grand lobe
est à droite et le lobe moyen qui est à gauche. La surfa
inférieure, au contraire, est concave et très-irrégulièr
on y remarque un petit lobe, plusieurs sillons apparten

à la veine ombilicale, à la veine porte et à la veine cave inférieure, ainsi que la vésicule biliaire qui est à droite et dont il sera question plus tard. Dans sa circonférence, le foie offre des épaisseurs différentes ; arrondi à droite et en arrière, il va en s'amincissant à gauche et en avant. La partie postérieure est fixée par le ligament coronaire et chacune des extrémités par les ligaments triangulaires, qui ne sont encore que des replis du péritoine.

Voyons maintenant quelles sont les parties constituantes de l'organe. Nous y trouvons des enveloppes, un tissu ou parenchyme, des vaisseaux sanguins et lymphatiques, des conduits biliaires et des nerfs.

Deux membranes superposées recouvrent le foie. La première, dont les replis constituent les ligaments déjà indiqués, est lisse et humectée de sérosité, ce qui facilite le glissement du foie sur les organes qui sont en rapport avec lui. La seconde est fibro-celluleuse ; elle pénètre dans l'organe avec les vaisseaux et suit leurs divisions les plus fines ; elle en forme, en quelque sorte, le canevas ; on la connaît sous le nom de capsule de Glisson. Dans ces enveloppes est contenue la masse du foie. Le tissu de ce viscère, d'un rouge brunâtre, paraît au premier abord homogène ; mais lorsqu'on l'examine attentivement à la loupe ou même à l'œil nu, et lorsqu'on le déchire, il est facile de reconnaître qu'il est composé d'un amas considérable de granulations, séparées les unes des autres par une substance plus compacte. Ces granulations ont un diamètre variable, mais qui ne dépasse pas, en général, celui de 2 millimètres ; leur forme est polyédrique. Les divers degrés de réplétion des vaisseaux sanguins leur donnent des colorations plus ou moins foncées.

Les vaisseaux du foie sont de diverses natures : les uns y pénètrent et les autres en sortent.

Les plus remarquables sont ceux qui constituent le sys-

2

tème veineux abdominal ou de la veine porte. Ce système est tout à fait distinct de celui des autres veines du corps ; il prend naissance de tous les organes contenus dans la cavité du ventre, excepté des reins, de la vessie et de l'utérus ; ses nombreux rameaux se réunissent successivement les uns aux autres et ne forment plus que deux branches principales, sous les noms de grande et petite veines mésentériques ou mésaraïques. La veine splénique ou de la rate s'abouche avec la grande mésentérique. Ces trois veines, enfin, se réunissent pour former le tronc de la veine porte ; ce vaisseau, dont le diamètre est bien moindre que celui qui résulterait de la réunion des veines qui le constituent, pénètre dans le foie par la surface inférieure de ce viscère, se divise en deux branches principales, qui, à leur tour, se subdivisent à l'infini et vont se perdre dans les granulations. On a découvert récemment des communications directes entre la veine porte et la veine cave ; elles existent surtout chez le cheval ; nous en signalerons plus loin les usages.

Un autre système de veines naît de celles qui viennent d'être décrites, c'est celui des veines hépatiques. De chaque granulation, il sort une radicule qui se jette dans d'autres veinules, lesquelles se réunissent pour constituer des branches et enfin un certain nombre de troncs qui vont se jeter dans la veine cave.

L'artère hépatique, née secondairement de l'aorte, accompagne toutes les branches de la veine porte, et, se divisant comme elle à l'infini, se perd également dans les granulations.

Des vaisseaux lymphatiques naissent, comme les veines hépatiques, au sein des granulations ; leurs radicules déliées en sortent et s'anastomosent autour, puis se rapprochent pour former des branches qui rampent, soit à la surface, soit dans la profondeur du foie. La plupart sortent de cet organe par sa surface inférieure, et, après avoir traversé les ganglions lymphatiques qu'on y remarque, vont se jeter dans le canal thoracique, lequel aboutit à son tour dans le système veineux général.

Un ordre de conduits bien plus remarquable prend encore son origine dans l'intérieur de chaque granulation : c'est l'appareil sécréteur de la bile. La manière dont cette origine a lieu a été étudiée par un grand nombre de micrographes, et a été considérée de bien des manières ; il suffira à notre but d'admettre des utricules dans lesquels le microscope découvre des granules biliaires et des granules graisseuses. Ces utricules, situés entre la veine porte et les veines hépatiques, prenant à la première les matériaux de la bile et rendant aux secondes le superflu, communiquant les unes avec les autres et donnant naissance à des radicules qui cheminent entre les granulations; ces utricules, disons-nous, se réunissent pour former des conduits de plus en plus considérables, lesquels côtoient les divisions de la veine porte et celles de l'artère hépatique, et se réunissent bientôt en un seul qui sort aussi par la surface inférieure du foie, de manière à ne constituer, avec les vaisseaux qui y entrent, qu'un seul faisceau. Ce conduit, qui prend alors le nom d'hépatique, ne tarde pas à se diviser en deux autres: le conduit cystique, garni de valvules, qui se rend à la vésicule biliaire, réservoir pyriforme placé dans un enfoncement superficiel de la surface inférieure et droite du foie ; et le conduit cholédoque, qui aboutit à l'intestin duodénum et s'insère obliquement entre ses tuniques musculaire et muqueuse.

Enfin, un nerf dont l'origine est dans le cerveau, le pneumogastrique, pénètre avec la veine porte par la surface inférieure du foie, tandis que quelques filets des nerfs diaphragmatiques y arrivent par la surface supé-

rieure. Des filets des plexus nerveux voisins suivent auss
les divisions des vaisseaux de cet organe.

Ce sont toutes ces parties, réunies par leurs divisions
extrêmes et leurs imperceptibles origines, qui constituent
les granulations hépatiques.

Pendant la vie intra-utérine, le foie offre un immense
développement relativement aux autres organes. Dans
l'embryon de trois semaines, son poids équivaut à celui
de tout le corps ; chez le fœtus de trois à quatre mois, il
est encore si volumineux qu'il descend à l'ombilic, et, du
cinquième au septième mois, il conserve toujours une
grande prédominance. Ce n'est qu'à une époque assez
rapprochée de la naissance qu'on rencontre un peu de
bile dans la vésicule. Une veine particulière, la veine ombilicale, prend son origine dans le placenta, parcourt le
cordon, traverse l'ombilic et communique, d'une part,
avec la veine porte, et de l'autre, avec un vaisseau appelé canal veineux, lequel va s'ouvrir dans la veine cave.
Dans le même cordon sont deux artères, venant des iliaques et se rendant du fœtus à la mère.

§ II. — DES FONCTIONS DU FOIE.

Ces fonctions consistent principalement dans la circulation hépatique, la sécrétion de la bile et celle du sucre ;
il y a encore quelques autres sécrétions, mais leur nature
jusqu'ici n'est pas bien déterminée.

De la circulation hépatique. — De tous nos organes, le foie est celui où il circule une plus grande quantité de liquides. A lui seul, il réunit toutes les variétés de
circulation qu'on observe dans le corps humain : comme
toutes les autres parties de l'économie, il reçoit du sang
artériel que des veines rapportent au cœur; il a, comme
les poumons, un système veineux tout particulier, disposé

comme une artère et auquel vient s'en joindre un autre chez le fœtus ; enfin, de même que tous les organes glanduleux, il présente des conduits spéciaux, pour l'excrétion de la bile, etc.

Le sang apporté par les veines mésentériques se mêle avec les sucs alimentaires absorbés par ces veines à la surface intestinale. Dans tout le système abdominal, il existe de nombreuses anastomoses; elles sont nécessitées par les obstacles que le sang rencontre fréquemment, en raison de l'état alternatif de plénitude et de vacuité des organes digestifs. Tout ce sang, après avoir reçu celui qui sort de la rate, avait besoin de forces puissantes et multipliées pour traverser le tronc de la veine porte et se répandre ensuite dans toutes les divisions hépatiques de ce vaisseau; car la colonne à mouvoir est considérable, progresse de bas en haut contre sa pesanteur et ne trouve pas de valvules pour diviser le sang; en outre, les arcades et les anastomoses des veines mésentériques ralentissent cette circulation.

La nature a pourvu, avec un soin admirable, aux moyens de surmonter ces obstacles. Au premier rang, il faut placer la contraction du ventricule gauche du cœur, laquelle fait sentir encore son action non-seulement dans la portion abdominale du système porte, mais encore dans ses divisions au sein du foie et même jusque dans les veines hépatiques. On doit ensuite remarquer la disposition de l'arbre veineux, d'où il résulte qu'une quantité de branches dont la capacité totale est très-grande se réunissent au tronc porte, dont les dimensions sont relativement beaucoup moindres. Le cours du sang jusqu'au foie s'en trouve considérablement accéléré, et le principe d'hydrodynamie : *La vitesse d'un liquide s'accroît quand le tuyau où il coule va en se rétrécissant*, trouve ici tout son effet. Cette vitesse que le sang a ainsi acquise en arrivant au foie remédie à la disposition contraire du système veineux hépatique, où ce liquide passe d'un espace plus petit dans un plus grand ; mais dans ces veines le sang, circulant à peu près horizontalement, n'a plus à combattre les effets de son propre poids.

Aux forces précédentes, il s'en joint une autre qui est inhérente aux veines de ces systèmes : c'est une tonicité qui les fait revenir sur elles-mêmes. Bien que dans ces veines on ne découvre pas de fibres musculaires, on peut cependant soupçonner leur existence, au moins rudimentaire ; car, dans une espèce de squale, le tronc veineux mésentérique forme un bourrelet épais, qui est un véritable muscle creux. La capsule de Glisson, qui entoure la veine porte et pénètre dans le tissu du foie, est douée d'une élasticité bien propre à réagir sur le sang qui remplit cet organe. Il existe encore, dans les fonctions de la rate, un adjuvant d'une notable valeur, car son enveloppe et son canevas lui-même, en pressant incessamment le sang qu'ils renferment, tendent à le pousser dans la veine porte. Les forces dont nous venons de parler agissent d'arrière en avant, et leurs actions réunies retentissent jusque dans les veines hépatiques, qui, pourvues de fibres longitudinales contractiles, se raccourcissent en entraînant le tissu du foie, et accélèrent ainsi le cours du sang. Mais il en est une autre, dont on ne peut se dispenser de tenir compte et qui se manifeste dans un sens opposé : nous voulons parler de l'aspiration due à l'oreillette du cœur et de celle qui dépend de l'ampliation de la poitrine dans l'acte de la respiration.

En dehors du système hépatique, d'autres influences se font encore sentir, bien qu'elles semblent accessoires : tels sont les mouvements péristaltiques des intestins, et ceux plus réguliers des parois abdominales qui se relâchent et se tendent alternativement dans l'acte de la respiration, et enfin la pression habituelle de ces parois. Si cette pression vient à disparaître, comme cela arrive quand on ouvre le ventre des animaux, la circulation hépatique cesse et le sang du foie rétrograde dans les veines mésentériques. Ce phénomène se manifeste même dans certains cas morbides : lorsqu'on pratique la ponction chez les hydropiques, dont la pression abdominale était plus forte que dans l'état normal, en raison de l'accumulation de sérosité dans le péritoine, on les voit tomber en syncope, et souvent ils périraient si l'on ne se hâtait de remplacer la pression de l'eau en appliquant un bandage approprié.

Toutes ces causes, agissant ensemble, se prêtent un mutuel secours, de manière à former un tout d'une grande puissance.

L'activité de cette circulation n'est pas uniforme, en raison de l'intermittence qui existe dans les fonctions digestives; cette circulation éprouve même de grandes irrégularités. Pendant l'abstinence, le sang ramené par les veines mésentériques passe facilement dans le foie; ces veines n'ont alors qu'un rôle simple. Mais leur rôle se complique pendant la digestion, parce qu'elles absorbent une partie des substances liquides qui se trouvent à la surface intestinale, et que ces liquides sont considérables, surtout chez les herbivores, dont les intestins ont une très-grande longueur. Lorsque les veines mésentériques ont beaucoup absorbé, la masse sanguine devient très-considérable, et il fallait alors quelque moyen de remédier à cette plénitude. Nous avons parlé des vaisseaux qui font communiquer la veine porte avec la veine cave : ils ont pour effet de soulager l'action du foie et d'empêcher cette glande de s'engorger d'une trop grande quantité de liquides, ce qui pourrait produire un obstacle à ses fonctions.

Il est des circonstances où le sang, même après avoir traversé le foie, ne passe pas en totalité par le cœur, et descend dans la veine cave inférieure en sortant des veines hépatiques, pour se diriger vers les veines rénales : ainsi quand un cheval, qu'on a privé de boire, avale tout d'un coup quinze à dix-huit seaux d'eau, il est difficile d'admettre que tout ce liquide traverse le cœur ; il y en a tout au plus un cinquième ; le reste reflue dans la veine cave. Pour que ce reflux du sang ait lieu par en bas, ce vaisseau est pourvu d'un plan musculaire puissant, dont les contractions amènent ce résultat. Cet appareil de contraction diffère beaucoup, suivant les animaux ; il est surtout manifeste chez ceux qui prennent une énorme quantité de nourriture, comme le lapin et le cheval ; chez ce dernier, il paraît se lier, en outre, avec la faculté qu'il a de faire une course prolongée sans que son foie s'engorge, ce qui n'arrive pas chez le chien ni même chez le cerf. Chez l'homme, cet appareil n'a pas une grande force. De tout temps, on avait été frappé de la rapidité avec laquelle certaines substances ingérées dans l'estomac étaient rejetées par les urines. On avait constaté que du prussiate de potasse avait été éliminé en moins de cinq minutes ; tandis que, en l'introduisant dans le bout inférieur de la veine jugulaire divisée, on ne pouvait le recueillir dans le bout supérieur qu'après une demi-heure. Cette différence avait fait soupçonner des voies inconnues pour le passage si rapide des boissons dans les urines. Le phénomène s'explique, aujourd'hui, par les dispositions anatomiques que nous venons d'indiquer.

Cette circulation du sang dans le foie éprouve de grandes différences, suivant les âges, et surtout pendant la vie intra-utérine. On a vu, chez le fœtus, la veine ombilicale partir du placenta ; le sang de la mère, après s'être hématosé dans cet organe, passe dans la veine ombilicale ; la plus grande partie se joint au sang de la veine porte et l'excédant passe dans le canal veineux, qui le verse dans a veine cave. Lorsque le sang maternel a porté à celui du fœtus ses vertus nutritives, il retourne dans le placenta par les artères ombilicales pour y puiser de nouveau des éléments réparateurs. Pour parcourir ce système de vaisseaux, le sang reçoit une impulsion du cœur de la mère et il puise, en outre, une certaine force en passant, comme nous l'avons déjà vu, d'un ensemble de vaisseaux où la capacité est considérable dans une veine unique d'une capacité relative moindre.

A la naissance, il se produit une révolution dans la circulation hépatique. Le sang cesse d'arriver par la veine ombilicale, qui a perdu sa communication avec le placenta, le canal veineux s'oblitère, et le lobe gauche du foie, que l'arrivée du sang rendait plus considérable, se réduit graduellement. Les artères ombilicales, n'ayant plus d'objet, s'oblitèrent également. La circulation abdomino-hépatique, qui pendant la vie intra-utérine avait été peu active, le devient davantage à mesure que l'enfant peut prendre une plus grande quantité d'aliments. Elle le devient surtout vers l'âge de trente ou quarante ans; aussi est-ce l'époque de la vie où l'on observe les maladies hépatiques, les hémorrhoïdes, l'hypochondrie, la mélancolie, etc. Dans la vieillesse, l'activité de ce système circulatoire diminue; cependant, de toutes les fonctions, la digestion est celle qui se conserve le mieux.

Les veines mésaraïques entraînent dans le foie, comme on l'a vu, les substances albuminoïdes, azotées et sucrées. Un grand nombre de substances minérales solubles peuvent aussi être absorbées par ces veines et arriver jusqu'à cette glande. Malgré la finesse des villosités intestinales, délicate expansion des veines chargées d'exécuter l'absorption, l'étendue de la surface sur laquelle cette opération a lieu, l'activité même de cette opération laisseraient passer en abondance des substances irritantes,

délétères, vénéneuses même : les dispositions qui ont
été décrites sont destinées à atténuer ces inconvénients.
Le long trajet que fait le sang dans les veines mésentériques, son abondance, le flux et le reflux qu'il y éprouve,
l'addition du sang de la rate et de quelques autres parties
accessoires, ont pour effet de mêler intimement avec lui
les sucs alimentaires et de leur faire subir une première
élaboration. Le foie vient ensuite les assimiler davantage
à la nature du sang, y prendre les éléments de ses diverses sécrétions, et, par la compacité de son tissu, qui
de tous ceux du corps est le moins perméable, il retient
en partie les substances qui ne pourraient pas entrer sans
danger dans le sang général : aussi l'a-t-on considéré avec
raison comme un filtre, comme une barrière protectrice
placée en avant de la grande circulation.

Le rôle de l'artère hépatique se borne à nourrir le foie,
et celui des vaisseaux lymphatiques à ramener, selon toute
apparence, un excédant du sang qui a servi aux fonctions
du foie.

On s'est demandé si cette abondante et active circulation qui a lieu dans le foie pouvait être une des causes qui
développent et entretiennent la chaleur animale. Depuis la
célèbre théorie de Lavoisier sur la combustion de l'air
dans les poumons, on a cru que la température était plus
élevée dans le sang qui sort du cœur que dans celui qui y
entre ; mais des expériences mieux faites ont prouvé, au
contraire, que c'est dans le sang qui sort du foie que l'on
trouve la température la plus élevée et que cette température, pendant la digestion, dépasse d'un degré et demi
celle du sang qui entre dans le foie par la veine porte. On
ne peut assurément pas en inférer que dans le foie réside
la cause unique de la chaleur animale, car toutes les sécrétions déterminent aussi du calorique, et bien d'autres
causes viennent encore s'y joindre ; mais l'immense travail

qui se produit dans ce volumineux viscère peut être considéré comme remplissant sous ce rapport un rôle essentiel.

De la sécrétion de la bile. — La principale sécrétion du foie, celle qui, dès l'antiquité, a été connue, car elle frappait tous les regards, est la sécrétion de la bile. Il se produit au sein des granulations hépatiques une élaboration par suite de laquelle cette humeur est formée, soit que ce travail ne fasse que soustraire au sang des éléments déjà préparés, soit qu'il les produise de toutes pièces. La nature de ce changement nous échappe entièrement. Les auteurs ont beaucoup discuté pour savoir à quel sang il fallait attribuer les éléments de la sécrétion biliaire ; mais il n'y a plus de doute aujourd'hui. Le sang de l'artère hépatique, comme nous l'avons dit, étant destiné à nourrir le tissu du foie et se mêlant, en définitive, au sang de la veine porte, ne peut être considéré comme destiné à ce rôle, lequel appartient essentiellement à ce dernier vaisseau. Ces controverses, toutefois, ont été l'occasion de recherches intéressantes. On a étudié comparativement le sang de l'artère hépatique, le sang des veines hépatiques, ainsi que le sang de la veine porte, et l'on a trouvé à celui-ci des qualités spéciales. Il se coagule moins bien que le sang veineux général ; il est moins oxygénable ; il a une couleur plus foncée et contient en réalité plus de cruor ; sa pesanteur spécifique est plus grande. Toutefois, le foie fournit aussi à la bile ses qualités, car son tissu propre est composé d'albumine et d'une matière huileuse qui se rapproche de la substance grasse renfermée dans la bile elle-même.

Cette humeur, après avoir été formée dans les nombreuses et microscopiques cellules qui entrent dans la composition des granulations hépatiques, s'échappe par les conduits qui en dérivent, et parcourt successivement leur filière jusqu'à la sortie du foie. Dans ce trajet, sa progression est lente et uniforme ; elle est déterminée par la continuité de la sécrétion, la force élastique des conduits, le battement de l'artère hépatique contiguë à chacun d'eux et les mouvements de la respiration. La bile, après s'être réunie dans le canal hépatique, se divise en deux parties : l'une reflue dans la vésicule par le canal cystique, et l'autre s'écoule dans le duodénum par le canal cholédoque.

Le reflux de la bile dans la vésicule a été expliqué de bien des manières. Soit que les fibres qui entourent l'ouverture du chodéloque dans le duodénum se contractent ou que la masse chymeuse qui sort de l'estomac et arrive dans le duodénum ferme momentanément cette ouverture, soit que l'embouchure rétrécie du canal cholédoque fasse divi-er en deux la colonne biliaire ou que les valvules du canal cystique viennent prêter aide à l'ascension de cette humeur, soit enfin toutes ces causes réunies, l'arrivée de la bile dans la vésicule ne s'en opère pas moins avec une grande facilité. C'est plus particulièrement hors le temps de la digestion que la vésicule se remplit de bile. Elle en contient environ 45 à 50 grammes, et cette humeur y est d'autant plus abondante que la diète a été plus longue. Pendant la digestion stomacale, qu'on peut prolonger assez longtemps en donnant aux chiens de gros morceaux de viande qu'ils avalent sans les mâcher, la vésicule reste remplie. La bile de ce réservoir est d'abord d'une couleur jaune clair et d'une amertume peu prononcée ; mais, à mesure qu'elle y est retenue, elle acquiert, par l'absorption de sa partie séreuse, de la consistance, de la viscosité, de l'âcreté et une teinte d'un vert foncé.

Hors le temps de la digestion, la bile ne s'écoule dans le duodénum que, pour ainsi dire, goutte à goutte, et s'y répand en nappe ; une petite quantité monte dans l'es-

tomac : cela arrive surtout lorsque ce viscère reste longtemps sans recevoir d'aliments. Mais, pendant la digestion,
la bile hépatique coule tout entière et en plus grande
abondance dans l'intestin; et, d'autre part. la vésicule, se
contractant, y pousse une grande partie de celle qu'elle
contient. L'action de la bile se manifeste alors par les
contractions qu'elle détermine dans la membrane musculaire; d'abord, ces contractions n'ont lieu que d'une manière assez lente ; puis bientôt elles constituent les ondu-
lations dites péristaltiques, qui agitent ensemble le chyme
et les autres fluides, les mêlent d'une matière intime et
favorisent leur progression. Les causes qui font que la vésicule se vide dans le duodénum sont l'arrivée du chyme,
qui exalte la vie de cet intestin et rend sa sécrétion muqueuse plus active, et l'excitation toute spéciale qu'il produit sur l'orifice du canal cholédoque, excitation qui se
transmet à la vésicule et sollicite l'action contractile de
ses parois. On peut admettre aussi, comme cause acces-
soire, le concours des mouvements ondulatoires de l'intestin et la pression des muscles abdominaux et du diaphragme. Une certaine force doit être nécessaire pour
vaincre la direction presque horizontale des conduits excréteurs, les valvules du canal cystique, l'épaisseur et la
viscosité de la bile, et, enfin, le passage étroit et tortueux
du méat duodénal du cholédoque. Ce qui peut faire croire
surtout à l'utilité des contractions musculaires, c'est que
la cause qui contribue le plus à expulser la bile est le vomissement.

Cette liqueur, en se répandant dans le duodénum, en
même temps que le suc pancréatique, se mêle au mucus des
intestins; elle manifeste alors une réaction alcaline très-
prononcée. Dans le gros intestin, au contraire, l'acidité
qu'elle avait dans la vésicule reparaît; les matières biliaires s'altèrent à mesure qu'elles y arrivent; la couleur

décèle leur présence, mais l'analyse seule peut en constater les éléments. On estime, d'après quelques calculs et quelques expériences, que la quantité de la sécrétion biliaire s'élève à 180 grammes en vingt-quatre heures, et que celle de ses éléments expulsés par les selles est de 160 grammes.

On ne sait pas au juste quelle est l'influence de l'action nerveuse sur la sécrétion de la bile ; cette influence a sans doute été exagérée, car l'analogie nous apprend que d'autres sécrétions s'opèrent dans des organes dont les nerfs ont été coupés ou paralysés.

De la sécrétion du sucre. — Des autres sécrétions attribuées au foie, celle du sucre est sans contredit la plus importante ; elle se lie d'une manière intime aux phénomènes généraux de la nutrition et doit être indispensable à l'entretien de la vie, puisqu'elle existe dans tous les organismes. On n'ignorait pas que le sang contenait du sucre ; on savait aussi que, par suite de l'ingestion d'aliments amylacés ou naturellement sucrés, on en trouvait dans le foie : mais M. Bernard a prouvé que cette glande elle-même formait du sucre. Le sang qui entre dans le foie n'en contient qu'autant que l'animal a ingéré des substances féculentes ou sucrées, tandis que le sang qui en sort en contient dans tous les cas. Les viandes ne renferment aucune partie de sucre ; chez les carnivores, on n'en trouve pas dans le sang des veines mésaraïques ; on peut toujours, au contraire, en démontrer la présence dans les veines hépatiques. D'après cela, il faut nécessairement que du sucre se produise au sein du foie ; toutefois, on le comprend, il y a une plus grande quantité de sucre dans cet organe quand s'y ajoute celui qui provient des aliments. On peut nourrir des chiens pendant des mois entiers uniquement avec de la viande, et, au bout de ce temps, leur foie fournit à l'examen une grande quantité de sucre.

Ce n'est pas seulement dans le sang du foie que le sucre existe ; le tissu même de la glande en contient beaucoup. Tous les animaux ont du sucre dans le foie ; on l'a constaté chez les chevaux, les bœufs, les chiens, les chats, les lapins, etc. ; il y en a également dans le foie des oiseaux, des reptiles, même dans celui des huîtres, des limaçons, etc. Avant la naissance, on peut découvrir du sucre dans le foie vers le cinquième mois, mais il est rare qu'on le rencontre auparavant ; après le cinquième mois, il va toujours en augmentant. Les fœtus des animaux ovipares, qui sont séparés de la mère, ont du sucre dans leur foie avant de prendre des aliments. Aucun autre organe, dans l'état sain, ne contient de sucre dans son parenchyme.

De nouvelles expériences de M. Bernard prouvent que le sucre ne se forme pas d'emblée dans le foie, et que sa présence est constamment précédée par une matière spéciale déposée dans son tissu et qui lui donne immédiatement naissance. En effet, le tissu du foie, dépouillé de tout le sang qu'il contient, au moyen d'un puissant courant d'eau établi du tronc de la veine porte aux veines hépatiques, cesse de donner aucune trace de sucre, soit par la réduction du liquide cupro-potassique, soit par la fermentation avec la levure de bière. Mais la matière sucrée se reproduit ; il y en a déjà après quelques heures, et sa quantité va graduellement en augmentant, au point d'atteindre, quelquefois en vingt-quatre heures, la proportion du sucre qui existait primitivement dans le foie ; au bout de ce temps, toutefois, sa production est terminée, et après un nouveau lavage on n'en retrouve plus.

Il y a donc dans le foie deux substances sucrées : 1° le sucre très-soluble dans l'eau et qui est emporté avec le

sang par le lavage ; 2° une autre matière peu soluble dans
l'eau, non soluble dans l'alcool et l'éther, et qui reste
malgré le lavage ; cette dernière, dans le tissu hépatique
abandonné à lui-même, se change peu à peu en sucre par
une sorte de fermentation. La formation de ce sucre est
empêchée par la cuisson. Sur le vivant, cette matière se
renouvelle sans cesse sous l'influence de la nutrition. Une
preuve nouvelle que cette matière est bien inhérente au
foie et qu'elle n'est pas détruite par l'alcool, c'est que si
on extrait la pulpe du foie, qu'on la lave à l'alcool, qu'on
la réduise à l'état pulvérulent, cette poudre hépatique,
humectée d'eau ordinaire, à la température ambiante,
donne encore du sucre à cette eau.

Le sucre qui se produit dans le foie est le sucre de la
deuxième espèce, le glycose ou sucre d'amidon, de fruits,
de raisin. Il ne cristallise que difficilement ; il réduit les
sels de cuivre et dévie les rayons lumineux à gauche ; il
fermente lorsqu'on le met en contact avec un ferment.
Il peut fournir un alcool qui est transparent et prend feu
étant préalablement chauffé. Sa dissolution, mise en contact avec un acide minéral et chauffée même à l'ébullition
ne se colore pas, tandis que le sucre de canne ou de la
première espèce se colore en brun clair. L'action des alcalis est différente : le glycose mêlé à un alcali et chauffé
à l'ébullition, prend une coloration jaune-brunâtre, coloration qui ne se produit pas pour le sucre de canne et de
betterave.

Les propriétés du glycose ont fait découvrir plusieurs
moyens de reconnaître sa présence dans le tissu hépatique ; ils sont également applicables à la recherche de cette
substance dans l'urine. La fermentation est le procédé le
plus sûr, mais il est difficile à employer. On se sert fréquemment d'une dissolution de potasse qu'on verse dans
une éprouvette contenant soit une décoction de tissu hé-

patique, soit de l'urine; on chauffe à la flàmme d'une lampe à l'esprit de vin et l'on voit apparaître une couleur brune rougeâtre, d'autant plus foncée que les liqueurs contiennent une plus grande proportion de glycose. Un autre procédé consiste à se servir, au lieu de potasse simple, de la liqueur cupro-potassique de M. Barreswil. M. Bernard le déclare excellent, et, pour reconnaître le sucre de foie, il conseille d'opérer de la manière suivante :

On broie un morceau de foie, on y ajoute de l'eau, puis on fait bouillir. Afin de constater si cette décoction contient du sucre, on en verse dans une éprouvette et on y mêle de la liqueur Barreswil; on chauffe encore jusqu'à l'ébullition avec une lampe à l'esprit de vin, et l'on voit le mélange donner une couleur jaune, puis rouge, indiquant la présence du sucre de la deuxième espèce. La potasse contenue dans cette liqueur détruit le sucre et le transforme en deux acides; comme, avec elle, il y a un sel de cuivre, ce sel, en contact avec des corps avides d'oxygène, cède celui qu'il contient et passe à l'état de protoxyde de cuivre hydraté, puis anhydre ; c'est ce qui détermine le changement de la couleur bleue en une couleur jaune, puis rouge.

La quantité de cuivre réduit étant proportionnelle à la quantité de sucre, il en résulte qu'en dosant la quantité de protoxyde de cuivre, on a celle du sucre. On a pu reconnaître ainsi que le foie d'un homme adulte en contenait environ 23 grammes hors l'état de digestion. Plus l'abstinence se prolonge et moins le foie contient de sucre. Il y en a davantage chez les animaux adultes que chez les jeunes.

Actuellement qu'il est bien établi que, chez tous les animaux, du sucre se produit dans le foie, on doit se demander sous quelle influence cette production a lieu. Il était naturel de l'assimiler aux autres sécrétions: aussi, après l'étonnement produit par le résultat d'une observation singulière faite par M. Bernard, à savoir, qu'en piquant un certain point du bulbe rachidien , on déterminait presque instantanément la formation d'une grande quantité de sucre dans le foie, on en vint graduellement à rapprocher ce phénomène de tous ceux qui sont propres aux autres organes sécréteurs. En effet, se dit-on, en lésant cette partie du cerveau, on irrite l'origine des nerfs pneumogastriques qui se portent au foie; en piquant ou en galvanisant ces cordons nerveux dans leur trajet, on produit le même effet, et, de cette façon, on exalte la sécrétion du sucre dans le foie. Des expériences nouvelles vinrent, pendant quelque temps, gêner cette explication ; car M. Bernard s'aperçut que si, après avoir piqué l'origine des nerfs pneumogastriques, on faisait immédiatement la section de ces nerfs, on n'empêchait pas le sucre de se produire dans le foie. Mais, en continuant ses recherches, il arriva à reconnaître qu'une excitation dans le bout supérieur de ces nerfs amenait cette sécrétion, tandis que cela n'avait pas lieu quand on irritait le bout inférieur. Dès lors il devenait évident qu'il fallait appliquer à ces derniers phénomènes la doctrine de la sensibilité réflexe; celle-ci, remontant au centre nerveux, revenait sans doute au foie par la moelle et le nerf grand sympathique.

La singularité de ces phénomènes nous engage à continuer de les exposer, quoique, sous ce rapport, nous dépassions déjà quelque peu les limites que nous nous étions prescrites. M. Bernard a soumis à des règles précises l'expérience qui consiste à piquer les éminences olivaires qui sont, dans la protubérance cérébrale, les origines des nerfs pneumogastriques. Il peut prédire d'avance la quantité de sucre qui sera trouvée dans l'urine, par la largeur de l'instrument qu'il emploie : si cette largeur n'a qu'un millimètre, il fera rendre 4 pour 100 de sucre;

si elle est double, l'animal rendra le double de sucre. La durée du phénomène de la supersécrétion du sucre est variable suivant les animaux et aussi suivant la manière dont l'expérience est faite. En général, elle n'est que de quarante-huit heures chez les lapins; chez les chiens, elle est de quatre jours; M. Bernard l'a même constatée pendant sept jours sur un chien qui, malgré cela, s'est rétabli. Le sucre peut être produit en si grande abondance, qu'on le rencontre dans toutes les sécrétions; chez une chatte, on en trouvait même dans les sécrétions de ses petits. A jeun ou non, le résultat de l'expérience était le même.

Des phénomènes remarquables résultent de ces expériences. L'agitation des animaux devient continuelle; leur excitabilité est telle, que s'ils restent un instant en repos, le moindre contact rappelle subitement leurs mouvements; cette agitation disparaît dès que l'animal cesse d'être diabétique. On peut remarquer également que la respiration est accélérée pendant le temps que l'urine contient du sucre, ce qui peut s'expliquer par la fatigue qu'éprouvent les poumons pour en détruire une plus grande quantité que de coutume Pendant ce temps, la température du corps diminue; elle descend de quelques degrés au-dessous de 38 à 40° c., son terme habituel.

C'est donc sous l'influence de l'excitation des nerfs pneumogastriques et surtout de leur origine qu'il s'établit dans le foie une supersécrétion de sucre. Cet effet est encore augmenté quand on vient à exciter la respiration, car ces nerfs se distribuent principalement aux poumons. C'est ce qu'on voit lorsqu'on fait respirer de l'éther ou d'autres vapeurs irritantes. Le foie alors réagit à sa manière, c'est-à-dire en produisant une plus grande quantité de sucre. La production de cette substance est toujours en rapport avec l'intensité de la respiration, et on l'a constaté récemment dans plusieurs circonstances, par exemple, après les attaques d'épilepsie.

Le sucre produit, soit par le foie, soit par les aliments amylacés ou sucrés, est versé dans le sang des veines hépatiques et est entraîné par le torrent circulatoire à travers le cœur et les poumons. C'est dans ces derniers organes que s'opère sa destruction, favorisée d'ailleurs par les qualités propres au sang et par la grande surface pulmonaire, qui, exposée au contact de l'air, permet l'intervention de l'oxygène. Une partie de ce sucre s'exhale par les poumons, après s'être transformée en vapeur d'eau et en acide carbonique ; une autre partie passe dans le sang artériel. On a calculé, par expérimentation, que les poumons peuvent en détruire, en vingt-quatre heures, dans le diabète, 15 grammes de plus que dans l'état normal.

Pour que le sang puisse détruire le sucre du foie, il faut sans doute qu'il soit alcalin, car si on y mêle un acide, ce sucre ne disparaît pas. Mais cette destruction tient surtout à une matière organique spéciale, fermentescible, qui n'a point encore été isolée. En effet, si l'on expose à l'air du sang sortant du foie, chauffé ou non, et qu'on y mêle un alcali, le sucre ne cesse pas de suite de se montrer ; ce n'est qu'avec le temps qu'il se détruit, sous l'influence de cette matière organique.

Puisque le sucre peut disparaître du sang au contact de l'air, au dehors comme au dedans des poumons, ce phénomène ne peut dépendre de l'influence nerveuse, comme cela a lieu pour sa production ; c'est, au contraire, un fait purement chimique. Cette action, quoique variable, doit s'exercer d'une manière continue, tandis que la production toute vitale peut être considérablement modifiée.

La sécrétion du sucre dans le foie est arrêtée par diverses causes : par une douleur vive ou persistante qui épuise le système nerveux, par une longue maladie qui produit ce même effet.

Des matières grasses et fibrineuses sont-elles sécrétées dans le foie ? — M. Bernard a professé que le foie sécrétait des matières grasses et des matières fibrineuses ; mais, depuis, des expériences rigoureuses, faites par le professeur Lehmann, paraissent devoir modifier les idées à cet égard, ce savant chimiste trouvant plus de graisse dans le sang de la veine porte que dans celui des veines hépatiques, et ne trouvant pas de fibrine dans le sang de ces dernières veines, tandis qu'il y en a dans le sang de la veine porte. Si l'on bat, en effet, avec des verges, le sang sorti du foie, ce qui est le moyen d'en retirer la fibrine, aucun filament ne s'y attache. Cependant ce sang se coagule mieux que le sang de la veine porte. La coagulation, que l'on avait jusqu'alors attribuée à la fibrine, ne saurait donc plus lui être exclusivement rapportée. Des expériences de M. Bernard sur le grand sympathique l'autorisent à émettre l'opinion que la matière coagulable du sang n'est pas la fibrine, du moins suivant la définition que l'on donne ordinairement de cette substance. Toutefois, le caillot est beaucoup plus abondant dans les veines hépatiques que dans la veine porte ; dans les premières veines, on trouve aussi beaucoup moins d'eau et beaucoup plus de matériaux solides que dans la seconde. L'albumine, au contraire, se trouve en plus grande quantité dans la veine porte que dans les veines hépatiques. Quant aux globules, examinés à la sortie du foie, on les trouve notablement plus petits que dans la veine porte ; on suppose que cette différence dépend de ce que ces globules sont baignés dans un sang sucré ; car, placés expérimentalement dans cette condition, ils se crispent et se ratatinent. Ces résultats montrent toujours la grande et profonde action que le foie exerce

3.

sur les substances qui le traversent, et combien il modifie et élabore les divers matériaux du sang.

Quoique ces résultats d'analyse viennent changer la théorie formulée, il y a quelques années, par M. Bernard, nous croyons cependant devoir reproduire les intéressantes considérations et même les expériences sur lesquelles elle s'appuyait, car ces faits ont aussi leur signification. Il pensait que les matières graisseuses introduites par les aliments ne pouvaient rendre compte de la quantité de graisse qu'un individu pouvait acquérir ; que l'herbe dont se nourrit la vache ne devait pas fournir tout le beurre que contient son lait, et que l'analyse ne découvrirait pas, dans le foin ou les betteraves qui ont servi à engraisser un bœuf, autant de graisse que cet animal en a accumulé. Le sang contient presque toujours la même quantité de graisse ; il y en a à peu près autant chez le lapin nourri de choux que chez le chien qui mange de la viande. Il ne suffit pas, d'ailleurs, de faire ingérer des matières grasses aux animaux pour qu'il se produise en eux de la graisse. Magendie, dont la science physiologique déplore la mort récente, ayant nourri des chiens avec de la graisse, du beurre et de l'huile, avait remarqué que leur peau et leur tissu cellulaire s'imbibaient d'une matière huileuse, que ceux nourris de beurre sentaient l'acide butyrique, mais qu'ils ne s'engraissaient véritablement pas.

Si l'on fait bouillir un morceau de foie hors l'état de digestion, la décoction n'offre aucun caractère spécial ; mais, pendant la digestion, la décoction est trouble et graisseuse à sa surface. La graisse disparaît du foie par l'abstinence : un chien, qui peut rester à jeun dix-neuf jours sans mourir, n'offre plus, dès le troisième jour, de graisse dans cet organe ; il n'en est pas de même chez les herbivores, parce que leurs intestins, le cœcum surtout, ne sont jamais vides.

Cette graisse du foie est quelquefois très-abondante ; c'est ce qu'on remarque surtout chez les femelles qui nourrissent leurs petits. Les matières grasses du lait semblent ne pas avoir d'autre origine, car la graisse hépatique offre, principalement dans cette circonstance, les apparences du beurre. Chez les femelles en lactation, le sang lui-même contient beaucoup de graisse ; celle-ci s'en échappe si l'on bat ce liquide ; cependant, en général, cette graisse n'est séparée qu'avec peine du foie et du sang ; l'éther, qui isole facilement celle du chyle, ne produit pas aussi évidemment ce résultat sur la graisse hépatique. La graisse du foie fond à une température plus basse que la graisse ordinaire ; elle ne ressemble pas au chyle ; tandis que la graisse de l'intestin, émulsionnée par le suc pancréatique, est divisée en globules très-fins, celle qui se forme dans le foie est combinée à une matière organique azotée et ne peut être comparée à ce que montre la première au microscope.

M. Bernard pensait que la graisse qui se produit dans le foie passe dans le sang, comme celle du canal thoracique, et que ces deux graisses ne se détruisent pas en totalité dans les poumons, car le sang artériel en contient beaucoup. Comme on n'en trouve pas dans le sang veineux général, il en concluait que la majeure partie se détruit dans le système capillaire de tout le corps, qu'une partie se dépose pour former la graisse, le lard, le suif, etc., que l'autre donne lieu à des produits inconnus. Cette production de graisse lui a paru être sous l'influence du système nerveux ; car la section des nerfs pneumogastriques l'arrête. Mais ce qu'il y a de singulier et en opposition à ce qui se passe pour le sucre, lorsqu'on fait une piqûre au bulbe rachidien, la graisse diminue dans le foie et en disparaît même, à mesure que le sucre y augmente.

Relativement à la fibrine, il était naturel de penser,

d'après les idées reçues, que le sang des veines hépatiques, dont le caillot est plus abondant et mieux formé que celui de la veine porte, contenait une plus grande quantité de fibrine, et, dès lors, que le foie la reconstituait, surtout pendant la digestion, car c'est principalement à sa suite que le caillot se montre plus abondant et mieux formé.

Telles sont les fonctions du foie. Il était indispensable d'en établir les données générales. Sans cela, il serait impossible de comprendre les troubles, les souffrances et les maladies qui s'y rapportent.

CHAPITRE DEUXIÈME.

DE LA BILE, DE SES MODIFICATIONS ET DE SON INFLUENCE SUR LE TEMPÉRAMENT.

Nous n'avons étudié jusqu'ici que la sécrétion de la bile. Nous devons à présent faire connaître les caractères particuliers de cette humeur, les modifications diverses qu'elle peut éprouver, et l'influence qu'elle a sur le tempérament.

Caractères particuliers de la bile. — Ces caractères sont physiques, microscopiques et chimiques.

La bile subit, par son séjour dans la vésicule, une concentration qui met en relief ses propriétés physiques. Sa couleur, même sans aucune altération, est assez variable ; mais le plus ordinairement elle est jaune-verdâtre. Ces deux colorations paraissent bien spéciales à ce liquide, car elles se retrouvent dans toute l'échelle animale. Tantôt la couleur jaune domine et peut prendre une teinte paille, orangée, plus rarement rougeâtre ; tantôt c'est la verte, et celle-ci peut offrir .des teintes bleuâtres, brunâtres, et même noirâtres. La bile imprime sa coloration sur les objets qui sont en contact avec elle. Elle est généralement assez épaisse ; elle peut même l'être beaucoup, sans qu'on puisse précisément la considérer comme altérée, sa stagnation dans la vésicule lui donnant ce caractère par suite de l'absorption de ses parties les plus fluides et par son mélange avec le mucus sécrété par la membrane interne de ce réservoir. Cette humeur est très-visqueuse ; elle donne au toucher la sensation d'une matière savonneuse, et si on l'agite dans un vase, elle mousse comme une dissolution de savon. L'aspect mousseux se manifeste spontanément si l'on place la bile sous la machine pneumatique et si l'on fait le vide à un assez haut degré. Soustraite à l'influence de l'organisme, on n'y observe aucun phénomène spontané de coagulation ou de séparation de ses éléments, comme cela a lieu pour le sang, le chyle, le lait. Sa densité est plus considérable que celle de l'eau ; elle est à peu près comme 102 à 100 ; elle dépend de la proportion très-variable des principes essentiels et de l'eau qui leur sert de vésicule. D'après Bellingeri, l'état électrique de la bile augmenterait avec l'âge, et se conserverait encore longtemps après son extraction du corps.

La bile, soumise à l'inspection microscopique, présente trois sortes d'éléments appréciables : le mucus, sous forme de globules petits et arrondis ; des plaques de matière colorante jaune, ordinairement amorphes et plus ou moins

étendues ; enfin des paillettes de cholestérine. La cholestérine est toujours plus disséminée ; il faut souvent changer la position du porte-objet pour en retrouver des traces ;
elle est en quantité inégale dans la bile des divers sujets,
mais elle paraît exister chez tous.

Peu de substances ont attiré autant l'attention des chimistes que la bile. Les nombreuses recherches faites à son
sujet ont donné les résultats les plus variés. Selon les uns,
la cholestérine s'y trouve à l'état de dissolution ; selon les
autres, à l'état seulement de suspension. Les analyses les
plus célèbres sont celles de M. Thénard, de Berzélius,
de MM. Tiedemann et Gmelin, de M. Horace Demarçay et
de M. Blondlot. Les principes suivants, diversement dénommés, ont été trouvés par ces chimistes : de l'eau ; du
mucus ; des principes essentiels, résine biliaire ou résinoïde,
biline, picromel ou sucre biliaire, cholestérine, matière
caséeuse, albumine, acides oléique, margarique, cholique,
choloïdique, taurine ; des matières colorantes, biliverdine,
bilifulvine ; des sels, phosphate, carbonate, sulfate, acétate, lactate, oléate, margarate, cholate et chlorure de
soude, sulfate et phosphate de chaux, carbonate d'ammoniaque ; oxyde de fer.

Il ne peut entrer dans notre plan de parler en détail de
ces travaux ; il suffira d'indiquer les rapports que l'on
peut établir entre les divers caractères de la bile. Cette
humeur doit sa couleur au mélange de ses matières colorantes. Sa viscosité toute spéciale dépend de la combinaison savonneuse de ses principes gras ou résineux
acides avec la soude. Une partie de sa consistance peut être
attribuée à la cholestérine et au mucus. Sa saveur, à la
fois amère et sucrée, tient à la nature de son principe essentiel, dont nous venons de rappeler les nombreuses
dénominations ; la parfaite solution de ce principe, la facilité de ses métamorphoses ne permettent pas que l'in-

spection microscopique y découvre des molécules organiques. Enfin, quant à l'odeur que manifeste la bile, la chimie nous apprend qu'elle peut être rapportée à un principe odorant volatil qui passe à la distillation.

Modifications que peut éprouver la bile. — La bile éprouve d'importantes, modifications suivant les circonstances individuelles et hygiéniques. Les premières dépendent de l'âge, du sexe et du tempérament ; les secondes, des aliments, des saisons, des climats et des états moraux. Il importe d'exposer ces conditions diverses.

Nous avons vu que, dans la vie intra-utérine, la bile ne commençait à se montrer que vers le quatrième mois ; qu'au cinquième, on en trouve une quantité assez notable dans la vésicule, les canaux et le duodénum, et qu'elle se rend en plus grande quantité dans cet intestin que dans la vésicule. Elle est alors de consistance de mucus et à peine amère. En se versant dans l'intestin, elle y constitue en grande partie le méconium, humeur d'un brun verdâtre, presque insipide et d'odeur variable, qui laisse à la calcination un résidu charbonneux assez abondant et qui paraît destinée à faire sortir du sang fœtal des matériaux qui, dans la vie extérieure, sont consommés par l'acte de la respiration.

Après la naissance, la bile éprouve des changements dans les conditions de sa formation, ainsi que dans sa composition. Le sang de la veine ombilicale, qui affluait dans le foie et qui participait du caractère artériel, est remplacé par le sang de la veine porte, lequel réagit sur la composition de la bile, où se manifestent alors des propriétés excitantes qui font que le méconium est expulsé de l'intestin. La fréquence des selles chez les enfants est le résultat des qualités nouvelles qu'acquiert la bile Le foie lui-même, commençant à recevoir les sucs alimentaires, prend une action plus énergique et sécrète une bile plus abondante. Le cours de cette humeur se modifie ; elle reflue vers la vésicule et donne à ce réservoir l'aspect pyriforme qu'il doit conserver. La bile chez les enfants est plus visqueuse et d'un jaune clair.

A mesure qu'on approche de l'âge adulte, l'activité de la sécrétion biliaire augmente ; elle est surtout très-prononcée vers l'âge de trente-cinq à quarante ans. Dans un âge plus avancé, le foie sécrète encore beaucoup de bile, quoiqu'il ait perdu l'action prédominante qu'il exerçait sur l'économie. Dans la vieillesse, l'épaisseur de la bile augmente et la coloration devient plus foncée. Enfin, dans la décrépitude, le foie qui s'atrophie, ainsi que la rate, rend la sécrétion de la bile moins abondante et lui donne une teinte noirâtre.

Le sexe n'exerce pas sur la bile des modifications assez prononcées pour qu'on puisse les apprécier par l'examen de ses qualités physiques. On n'a pas cherché à constater s'il y avait des différences chimiques ou microscopiques ; mais il est probable que les unes et les autres seraient trop peu prononcées pour qu'il fût possible de les saisir. Quelques considérations, toutefois, doivent faire supposer que l'identité n'est pas complète : les modifications que la bile imprime au tempérament sont plus prononcées dans le sexe masculin ; les femmes ont des digestions moins actives, sont plus sujettes à la constipation, aux concrétions biliaires, etc., et ces circonstances peuvent subvenir au défaut de l'observation directe pour signaler quelques caractères distinctifs.

La bile éprouve-t-elle une modification chez les races qui habitent les régions intertropicales ? Selon Virey, la bile des nègres serait plus foncée que celle des blancs ; cependant, ayant eu l'occasion d'assister à l'autopsie de quelques nègres, et nous occupant déjà de cette humeur, nous n'avons pas été frappé de la différence de couleur signalée par cet auteur.

Ce que nous venons de dire de l'état de la bile selon les races nous conduit naturellement à étudier les modifications qu'elle éprouve suivant les saisons et les climats. Nous n'avons encore à examiner ces modifications qu'autant qu'elles restent dans les limites de l'état physiologique.

L'influence des saisons sur la sécrétion biliaire est très-marquée. Les premières chaleurs du printemps l'augmentent, produisent une sorte d'état bilieux, et les vives chaleurs de l'été développent des maladies bilieuses. On peut reconnaître cette influence en opposant les maladies de la saison chaude à celles de l'hiver, celles des années sèches et chaudes à celles des années pluvieuses et froides.

Les modifications que la bile éprouve suivant les climats sont plus manifestes encore. On a observé de tout temps que l'action prolongée de la chaleur agit puissamment sur le foie et sa sécrétion. Cette glande en éprouve une excitation toute particulière. La sécrétion, déjà très-active chez les nations des climats intertropicaux, le devient bien plus encore chez les étrangers qui y arrivent des climats tempérés. Les premiers symptômes qui se manifestent chez les non-acclimatés sont l'anorexie, l'enduit jaunâtre de la langue, l'amertume de la bouche, le trouble des digestions. Malgré les précautions hygiéniques et diététiques, l'Européen, à son arrivée, éprouve des évacuations plus fréquentes ; ses fèces sont plus foncées, et ses urines sont aussi d'une couleur jaune plus prononcée ; il lui survient même quelquefois des vomissements et une diarrhée de nature bilieuse, sans que ce soit encore un véritable état de maladie. Sa figure prend une teinte jaunâtre, manifeste surtout aux ailes du nez, aux commissures des lèvres et aux conjonctives. Dans les pays de l'Inde, le moindre stimulus sur les organes digestifs réagit sympathiquement sur le foie, et la sécrétion biliaire en est considérablement augmentée. Si l'Européen continue d'y user d'une nourriture animale, de vin, de café, de liqueurs, son sang, qui est loin d'avoir les qualités aqueuses de celui des naturels, préparé déjà par l'action du climat, éprouve dans sa circulation une grande activité, et c'est le foie particulièrement qui en reçoit le contre-coup. La bile des habitants des pays chauds, en même temps qu'elle est en plus grande quantité, paraîtrait contenir plus de matière colorante, et certains auteurs croient que c'est aussi à cela qu'il faudrait attribuer la coloration spéciale de la peau, qu'il ne faut pas confondre avec celle qui dépend de l'insolation. Suivant Saunders, cette humeur serait plus amère, ce qui lui paraît une précaution de la nature, car la bile, étant de nos liquides celui qui tend le moins à se putréfier, empêche les substances ingérées de fermenter et de prendre des caractères putrides. On peut encore ici, comme pour les saisons, apprécier l'influence de la chaleur atmosphérique sur le foie et sa sécrétion, en comparant le tempérament et les diverses maladies des habitants des climats du Midi avec la constitution lymphatique et les diverses affections des habitants du Nord.

Dans la grande abondance de sécrétion biliaire qu'on remarque dans les pays chauds, la sécrétion urinaire devient moins considérable. Il n'en est pas de même de la sueur, qui est en même temps beaucoup augmentée. Mais il y a un rapport d'activité fonctionnelle entre l'exhalation pulmonaire et la sécrétion hépatique : une température élevée raréfiant l'air, l'activité de la respiration diminue, et, dans un temps donné, une moins grande quantité de carbone est éliminée de l'organisme ; le foie, dans ces circonstances, supplée au défaut de l'activité pulmonaire, et opère, sous forme de bile, la séparation de la portion de carbone qui, dans des contrées froides surtout, est entraînée par la respiration sous forme d'acide carbonique. Il est certain que, dans les pays chauds, la bile est sécrétée en proportion supérieure à celle qui est nécessaire à la digestion, et qu'il doit y avoir par suite une grande élimination de carbone; d'un autre côté, en raison de la gêne qu'éprouve la respiration et du peu d'exercice qu'on est porté à prendre, il doit résulter une diminution dans la séparation de l'acide carbonique.

Pendant le repos, il se produit moins de bile; celle de la vésicule y demeure plus longtemps. Cette stagnation est une cause d'épaississement de cette humeur et peut produire le dépôt des molécules qu'elle tient en suspension. Pendant la veille et l'exercice, au contraire, la sécrétion biliaire est plus active et la circulation de cette humeur s'opère avec plus de facilité.

La fonction sécrétoire du foie, plus peut-être que celle des autres glandes, est soumise à l'influence des passions. Nous montrerons bientôt que la bile, dans le tempérament bilieux, détermine les plus remarquables modifications sur les tendances de l'esprit; on va voir à présent ces tendances réagir à leur tour sur la sécrétion biliaire. L'empire prolongé des passions, de certaines surtout, le trouble nerveux qui en résulte, retentissent sur le foie, et la sécrétion en est diminuée, augmentée ou altérée. Les soucis, les dépits, le chagrin, la diminuent : on remarque alors la perte de l'appétit, les flatuosités, la constipation. La sécrétion biliaire est, au contraire, augmentée par la crainte, la frayeur, et cet accroissement de sécrétion est annoncé par l'amertume de la bouche, des vomissements et des selles de matières bilieuses. De tous ces états, la colère produit les effets les plus frappants : non-seulement la sécrétion de la bile est augmentée, mais on pense que cette liqueur est encore altérée dans ses qualités. Elle est versée en abondance dans le duodénum, elle regorge dans l'estomac et y agit comme un émétique; bien plus, soit par le spasme des conduits biliaires, soit en raison du trouble qui survient dans les parties hépatiques chargées d'en opérer la sécrétion, il arrive, tantôt qu'elle est ré-sorbée, tantôt que sa séparation cessant de s'opérer, elle-même en nature passe dans le sang ou que les matériaux y restent. De là, le développement de l'ictère, phénomène si fréquent après de violents accès de colère qu'il en est devenu proverbial (colère jaune).

Les substances alimentaires exercent, suivant leur na-ture, une influence différente sur la bile. Établissons d'abord l'effet que produit l'alimentation ordinaire sur la sécrétion de cette liqueur. La présence du chyme dans le duodénum excite la sécrétion de la bile et la fait arriver en plus grande abondance; celle qui est sécrétée par avance et rassemblée dans la vésicule se verse en même temps. Dans l'abstinence, au contraire, surtout si elle se prolonge, la quantité absolue de bile est diminuée; n'étant plus néces-saire pour la digestion, elle s'accumule dans la vésicule, où elle se concentre et devient très-visqueuse; elle remonte aussi alors dans l'estomac. Le séjour prolongé de cette humeur dans son réservoir donnant lieu à sa résorption, les sujets soumis à une longue abstinence offrent une colo-ration jaunâtre de la peau. Des individus morts d'inanition, qu'on a pu examiner, avaient la vésicule très-distendue, et la bile offrait une coloration très-foncée. La même re-marque a été faite sur des animaux qu'on avait fait mourir de faim. Cette distension, toutefois, a des limites, car il arrive un moment où ce réservoir se vide par regorge-ment.

En combinant certaines conditions avec une alimentation spéciale longtemps prolongée, on parvient à modifier considérablement la composition du foie et de la bile. C'est ainsi que chez les oies et les canards, que l'on condamne au repos et que l'on nourrit avec du maïs, le foie, après un certain temps, se charge de graisse, et la bile devient albumineuse. Cet effet se produit aussi chez le poulet, quoique d'une manière moins marquée.

On a dit que les aliments végétaux produisaient principalement la partie résineuse de la bile, parce que cette humeur, chez le bœuf, en contient beaucoup plus que celle de l'homme et du chien ; mais cette résine biliaire paraît se former aux dépens des matières grasses, végétales et animales, introduites dans le corps avec les aliments. Les substances animales excitent plus la sécrétion biliaire que les végétales ; cela résulte d'expériences variées, dues à Schultz, Beaumont et à MM. Sandras et Bouchardat; les huiles et les matières grasses déterminent un afflux de bile dans le duodénum et dans la vésicule.

On a cherché à déterminer les rapports qui peuvent exister entre la nature des substances alimentaires et celle de la bile. Il résulte des recherches et des conjectures de M. Liebig à cet égard, que la bile des animaux nourris avec des substances azotées se forme directement aux dépens des éléments qui ont déjà servi à la formation des tissus ; tandis que, chez les animaux qui ajoutent à l'usage d'aliments azotés des substances qui ne le sont pas, une partie du carbone de la bile provient directement de ces dernières. D'après ces données, on conçoit comment certaines substances peuvent accroître la quantité de la bile ; ainsi l'amidon, les aliments gras, les substances résineuses, que l'on considère comme des excitateurs de cette sécrétion, doivent cette propriété à la quantité de carbone qu'ils fournissent. La petite quantité d'azote nécessaire à la formation de l'acide choléique vient directement du sang ou des tissus métamorphosés.

Du tempérament bilieux. — Il est des tempéraments qui reçoivent de la bile des caractères tout particuliers, soit en raison des qualités propres de cette humeur, soit que sa sécrétion se trouve modifiée dans son mode ou dans sa quantité. Ce serait assurément chose curieuse que de rechercher, dans le cas où ces tempéraments sont très-prononcés, si le microscope ou la chimie indiqueraient dans ce produit quelques changements remarquables ; mais déjà, par l'aspect seul, on peut se convaincre qu'il a subi de notables modifications : la teinte de la bile est, en effet, plus foncée, et son épaisseur plus prononcée que dans les autres tempéraments. On a remarqué qu'elle coulait mal, qu'elle s'attachait aux parois des conduits du foie, ainsi qu'à ceux de la vésicule et de l'intestin. La bile possède sans doute alors ces qualités âcres et irritantes dont on a tant parlé, et c'est à elles qu'on doit attribuer l'activité des fonctions et même des passions qui quelquefois caractérisent à un si haut degré ces tempéraments. On le croira facilement en la comparant à celles des lymphatiques à cheveux blonds, où elle est très-aqueuse, et même à celle des autres tempéraments qui s'éloignent du bilieux, et dans lesquels sa sécrétion et son écoulement s'opèrent avec facilité.

Dans le tempérament bilieux prononcé, la sécrétion de la bile se fait rarement d'une manière normale ; tantôt elle est moindre, tantôt plus abondante que dans les autres tempéraments. Elle est sujette à de grands troubles, à des causes d'hypersécrétion. Les digestions en sont exagérées dans leur énergie ou perverties dans leur action. C'est la cause de la maigreur habituelle des individus de ce tempérament ; c'est aussi parce que leur bile coule lentement et séjourne dans les voies biliaires ou parce qu'elle est sécrétée en excès, double circonstance qui fait qu'elle est absorbée en plus grande quantité, que tous les tissus et surtout la peau contractent une coloration toute particulière. La coloration plus foncée de la bile dans ce tempérament n'indiquerait-elle pas que l'élimination du carbone du sang se ferait avec plus d'abondance par cette voie, et, par une sorte de compensation, le dépôt de la graisse dans le tissu cellulaire diminuerait-elle ?

Le tempérament bilieux ne se manifeste avec énergie que dans l'âge adulte. Il est moins commun chez les femmes. On l'observe plus fréquemment dans les régions méridionales ; dans l'île de Corse surtout, il est tellement dominant que nous l'y avons constaté sur des familles entières. Les climats chauds et secs, les pays de montagnes ne paraissent pas sans influence sur son développement.

Une habitude extérieure frappante, un état spécial des fonctions physiques, morales et intellectuelles, un genre propre de maladies, caractérisent le tempérament bilieux. Il se fond souvent avec les autres ; mais nous le prenons ici dans son développement le plus prononcé. Le teint est jaunâtre, foncé en couleur, les cheveux d'un noir de jais, le plus souvent plats, le visage sec, la physionomie hardie et prononcée, les yeux étincelants. Le système osseux est très-développé, le corps maigre, les muscles vigoureux quoique grêles, la fibre ferme. Toutes les fonctions accusent une grande activité. L'appétit est impérieux, la digestion rapide. Le moral est précoce, la sensibilité facile à émouvoir. Le caractère est ferme, inflexible ; les passions violentes, impétueuses. Les hommes de ce tempérament sont courageux, actifs, irascibles, infatigables, ambitieux, tenaces ; hardis dans la conception, ils ont de l'audace et de la constance dans l'exécution. C'est parmi eux que l'histoire nous présente les grandes idées, les grandes vertus, les actions gigantesques, les grands crimes. Ces

hommes ont fait l'effroi ou l'admiration des nations. Nous
citerons, d'après des auteurs célèbres, comme exemples
historiques, Alexandre, Brutus, César, Mahomet, Char-
les XII, le czar Pierre, Cromwell, Sixte-Quint, le cardinal
Richelieu ; nous pouvons y joindre Napoléon Ier, Casimir
Périer.

CHAPITRE TROISIÈME.

DES ALTÉRATIONS DE LA BILE ; DE LEUR INFLUENCE SUR LES MALADIES.

La bile n'éprouve pas seulement des modifications dans
les proportions de sa sécrétion ; des altérations nombreuses se manifestent aussi dans sa composition , et changent
ses caractères physiques, sa constitution chimique et ses
diverses qualités. Ces altérations ont une grande influence
sur les maladies et en développent même particulièrement
quelques-unes.

Altérations de la bile.—Les altérations physiques de la
bile portent sur la couleur, la consistance , l'odeur et la
saveur.

Nous avons dit que, dans l'état normal, la couleur
était, de tous les caractères physiques, celui qui pré-

sente le plus de variétés. Il en est de même dans l'état morbide, et la limite entre ces deux états est difficile à établir. Cependant on peut grouper en trois catégories ces altérations : dans la première, la matière colorante ou pigment biliaire semble manquer : dans la deuxième, elle est en excès ; dans la troisième, elle est altérée. Lorsque la matière colorante fait défaut, on ne trouve dans la vésicule et tous les conduits biliaires qu'une humeur transparente, quelquefois presque aussi incolore que l'eau ; cela se rencontre surtout lorsque les conduits biliaires sont obstrués depuis un certain temps. Dans les cas où la matière colorante est en excès, la bile devient d'un vert foncé, et fournit par l'évaporation un extrait abondant en principe colorant. Il est facile de s'assurer que la teinte foncée qu'on observe alors ne tient qu'à un excès de pigment biliaire ; car, en étendant la bile d'eau et en en répandant une couche légère sur un fond blanc, on reconnaît la nuance jaune-verdâtre caractéristique. Le pigment biliaire, enfin, peut s'altérer au point de manifester une coloration différente de celle qui est normale : c'est d'abord la couleur noirâtre, d'où est venu le nom d'atrabile ; on a signalé des biles bleues, rouillées, etc.

La consistance de cette humeur peut devenir pathologique de plusieurs manières. Nous l'avons vue aqueuse ou séreuse ; sa viscosité peut ressembler à celle du mucus, de l'huile ou de l'albumine ; quelquefois elle donne au toucher la sensation de grumeaux ou de granulations. On l'a trouvée si épaisse, qu'en la transvasant il fallait couper le jet pour arrêter l'écoulement ; dans quelques cas, c'était une gelée noirâtre et transparente, augmentant de solidité à mesure qu'on s'éloignait du centre, à tel point que celle qui touchait les parois avait la fermeté d'un cartilage ; dans d'autres, elle formait des couches concentriques. On a comparé sa consistance à celle du goudron, de l'extrait de réglisse, de l'argile. On l'a trouvée solide et sèche, remplissant en cet état les conduits et la vésicule.

L'odeur de la bile est faible dans l'état habituel, mais elle devient quelquefois très-prononcée dans certains états morbides. On a indiqué l'odeur de musc, une odeur fétide, putride. — Dans l'état normal, comme nous l'avons dit, sa saveur est mixte : c'est un mélange inégal de saveur sucrée et d'amertume, dans lequel cette dernière domine notablement. L'amertume naturelle peut se changer en une âcreté prononcée dont les malades accusent quelquefois la sensation pendant le vomissement ou l'éjection par l'anus. Dans d'autres cas, la saveur caractéristique de la bile s'efface d'une manière plus ou moins complète; elle devient douceâtre, insipide; cela arrive surtout dans l'hépatodémie ou état gras du foie; l'acide choléique disparaît pour faire place à l'albumine.

Ces changements morbides ne se présentent pas isolément. La décoloration se remarque avec l'absence de consistance et de saveur; la couleur noirâtre s'associe avec la consistance poisseuse, avec l'amertume intense et l'âcreté, ainsi qu'avec l'odeur forte. Quoique la cause intime de ces modifications soit inconnue, il est certain qu'elles sont la conséquence de la nature des maladies qu'elles accompagnent. En effet, dans les affections où le sang est appauvri, comme dans les hydropisies, la chlorose, la phthisie, dans celles où le foie devient gras, la bile tend à rentrer dans la classe des sécrétions séreuses. Dans les fièvres graves, au contraire, tous les caractères spéciaux de la bile s'exagèrent; la viscosité se transforme en état poisseux, l'amertume en âcreté, la couleur et l'odeur deviennent plus prononcées.

On n'a pas encore étudié, d'une manière suivie, les altérations de la bile au microscope. M. Donné a remarqué plusieurs fois, avec cet instrument, des animalcules d'une forme globulaire dans la bile de la vésicule, et M. de Blainville, des vibrions. Doit-on les considérer comme le résultat d'un état morbide ?

Les altérations chimiques de la bile ne sont pas non plus très-connues. Les incertitudes qui ont existé et existent encore sur la composition normale de cette liqueur en expliquent jusqu'à un certain point la raison. Mais, quelle que soit la pénurie de nos documents, l'examen qui vient d'être fait des altérations physiques nous a déjà mis sur la voie des différences dans l'état chimique. En effet, nous avons vu le principe colorant mixte disparaître ; nous avons constaté une trop grande ou une trop faible proportion des principes gras ; et nous avons indiqué aussi que la disparition de l'amertume annonçait la diminution de l'acide choléique. On peut espérer que la direction actuelle de la science fera disparaître les nombreuses lacunes qui existent. En attendant, exposons ce que quelques ébauches d'analyses ont fait connaître ; elles sont suffisantes pour faire admettre quelques groupes d'altérations. Ainsi, la réaction normale de la bile peut changer ; cette humeur peut être altérée dans son principe essentiel, dans ses principes accessoires ; elle peut se transformer en albumine et même en gélatine ; quelques principes nouveaux peuvent s'y développer.

Nous avons dit que l'alcalinité de la bile était peu pro‑noncée ; la bile devient quelquefois neutre ou plus ou moins acide ; d'autres fois elle prend un degré plus prononcé d'alcalinité. On a rapporté des faits pour montrer l'existence de l'acidité : la bile vomie, répandue sur le carreau, y déterminait une effervescence chez des malades affectés de fièvres remittentes bilieuses. On pourrait objecter que le liquide exhalé par l'estomac et mélangé avec la bile avait pu fournir la substance acide ; mais on a reconnu de l'acide hydrochlorique et de l'acide hydrosulfurique dans les matières du vomissement bilieux, et des essais tentés directement avec le liquide extrait de la vésicule ont montré que la bile faisait effervescence avec les carbonates. Quant à la prédominance d'alcalinité, elle se montre dans le suc intestinal chez les animaux herbivores ; on peut supposer, d'après cela, qu'elle doit exister chez les personnes qui se nourrissent de végétaux herbacés.

On a pu se convaincre que le principe essentiel de la bile (résine biliaire, picromel , biline, acide choléique), malgré le petit nombre de recherches faites sur ce point, était sujet à des altérations. Orfila lui a trouvé une saveur si âcre et si amère, chez un sujet mort d'une fièvre grave, qu'il suffisait d'en mettre une parcelle sur les lèvres pour y faire naître des ampoules très-douloureuses. Chez les cholériques, on a trouvé ce principe plus dense ; traité par les sels de plomb, il donnait un abondant précipité par l'acétate, très-peu par le sous-acétate, ce qui est le contraire dans la bile saine.

Les principes accessoires de la bile, le pigment ou matière colorante, la cholestérine et les sels, peuvent varier considérablement. Nous l'avons déjà vu pour le premier. Quant à la cholestérine, on en a constaté une plus grande quantité dans des maladies diverses, surtout chez des sujets atteints de calculs biliaires. Les sels eux-mêmes peuvent varier de quantité sous certaines influences morbides et se déposer, comme nous aurons occasion de le dire.

L'albumine existe naturellement dans la bile; mais il est des cas où elle y augmente beaucoup ; dans l'hépatodémie ou état gras du foie, la transformation de la bile en cette substance est complète quand le foie contient les cinq sixièmes de son poids de graisse. On a proposé d'appeler cette transformation *albuminocholie*. Enfin, dans une vésicule passée à l'état cartilagineux, on a trouvé une gelée

grisâtre qui offrait les caractères chimiques de la gélatine.

On croit que des principes nouveaux peuvent encore se
former dans la bile. Un des plus étranges est celui qui a
été obtenu par Bizio, dans l'analyse de la bile d'un individu
mort d'une affection du foie ; cette bile contenait une matière grasse particulière non dissoute ; évaporée, cette matière devint d'un jaune vert ; chauffée à l'air, elle se vola-
tilisa sous forme de fumée rouge, ce qui la fit appeler par
Bizio *erytrogène ;* on lui trouva, entre autres propriétés,
une puissante affinité pour l'azote, qu'elle enlevait non-
seulement à l'air, mais encore à l'ammoniaque. Dans un
autre cas, M. Lehmann a rencontré, dans la vésicule d'un
jeune homme, mort d'une maladie non caractérisée, une
bile qui, après quelques heures, dégagea une forte odeur
de sulfhydrate d'ammoniaque, dont l'existence indiquerait
que, sous l'influence de la maladie, cette liqueur tendrait
à donner plusieurs produits de la putréfaction.

Dans quelques circonstances pathologiques qu'il nous
paraît inutile d'énumérer, divers produits naturels ou
morbides peuvent se mélanger avec la bile et l'altérer :
de l'air, du sang, de la sérosité, du mucus, du pus, des
matières tuberculeuse et encéphaloïde.

Influence des altérations de la bile sur les maladies. —
Il sera question, dans le chapitre suivant, des perturbations dans la sécrétion biliaire et des maladies qui en résultent. Ici, nous n'avons à nous occuper que de l'influence
des altérations de la bile sur les maladies.

Nous avons déjà décrit les caractères particuliers du
tempérament bilieux. Ce tempérament, par suite de
l'épaississement de la bile, de la difficulté de sa circulation, des changements qui s'opèrent alors dans sa composition et de la réaction qui en résulte sur le cerveau,
devient exagéré et constitue ce qu'on appelle le *tempéra-*

ment mélancolique ou *atrabilaire*, véritable maladie du tempérament bilieux naturel. Des circonstances spéciales déterminent cet état morbide : un travail opiniâtre, un amour violent contrarié, l'abus des voluptés, les chagrins, l'adversité, l'amour-propre froissé, etc. On remarque alors la pâleur du visage, une coloration jaune plus prononcée, la tristesse de la physionomie. Les yeux sont enfoncés, la figure sombre, le corps décharné ; le pouls est habituellement dur, tardif, serré. Les mouvements sont circonspects ; toutes les excrétions sont difficiles ; la constipation est quelquefois invincible. Au moral, tout annonce également un véritable état morbide. Un sentiment continuel d'inquiétude, de défiance, de jalousie, de fureur, tourmente ces hommes. Souvent leur sens est exquis, leur tact délicat, les sentiments sont saisis par eux avec des nuances infinies. Ils s'enthousiasment pour le beau, le sublime ; leurs sensations sont vives, profondes, durables ; leurs conceptions sont riches, mais leur imagination est soucieuse et lugubre. Ils sont quelquefois timides, taciturnes; plus fréquemment ils sont sujets à de sombres emportements et joignent l'audace à la violence. Leur opiniâtreté est extrême, leurs passions éternelles. Leurs vengeances sont réfléchies, persévérantes, atroces ; leur cruauté s'exagère à mesure qu'elle s'exerce. Ils cherchent la solitude et n'ont avec les autres hommes que des rapports réservés. Ils ont une grande promptitude à se livrer à des interprétations défavorables ; ils contractent des répugnances indestructibles, des haines qui ne s'éteignent pas. L'amour, quand ils s'y livrent, se peint sous des traits tout particuliers ; il va jusqu'à l'abnégation la plus complète, jusqu'à la fureur, la cruauté. Pinel fait remarquer que l'histoire des hommes célèbres dans les lettres, les sciences, les arts et la politique fait connaître des variétés infinies de ce tempérament ; il cite, comme types divers, le Tasse, Pascal, J.-J. Rousseau, Zimmermann, Gilbert, Tibère, Sylla, Louis XI, Marat. Nous ajouterons à cette liste le malheureux et célèbre peintre Léopold Robert, dont nous avons eu occasion d'écrire l'histoire. Cet état singulier a été remarqué particulièrement aux époques où le fanatisme domine les nations : il est souvent lié à des désordres matériels dans le tissu même des divers organes contenus dans les hypochondres.

La même influence des altérations de la bile peut produire d'autres états nerveux morbides. On a vu, dans les *Considérations préliminaires*, que les maladies mentales alternaient quelquefois avec des maladies hépatiques. A celles-ci peuvent se rapporter deux affections spéciales, la mélancolie et l'hypochondrie. La première avait été considérée par les plus anciens médecins comme étant produite par la bile noire, ce qui lui a fait donner son nom, et la seconde a reçu le sien de la croyance, souvent bien fondée, que les viscères situés dans les hypochondres en sont le siége.

La *mélancolie* ou lypémanie, sans dépendre constamment des altérations de la bile, reconnaît souvent cette cause. Son délire est caractérisé par la morosité, la crainte et la tristesse prolongées. Dans le langage ordinaire, le mot mélancolie s'applique au tempérament dans lequel prédomine le système hépatique et désigne la disposition aux idées fixes et à la tristesse ; mais en pathologie, c'est un état anormal de la sensibilité physique et morale, avec délire circonscrit et fixe, qui a reçu particulièrement le nom de monomanie.

Cette affection, qui présente les phénomènes les plus étranges et les plus variés, qui embrasse toutes les mystérieuses anomalies de la sensibilité, tous les phénomènes de l'entendement humain, tous les effets de la perversion de nos penchants, tous les égarements de nos passions,

est considérée, avec raison, comme une maladie mentale.
Elle n'appartient à notre sujet que par son origine, et sa
description ne peut entrer dans le cadre que nous nous
proposons de parcourir.

L'*hypochondrie* se rapproche davantage des affections
hépatiques. La plupart des auteurs l'ont considérée comme
ayant son siége dans le foie. Dans son premier degré, suivant Louyer-Villermé, elle est localisée et ne dépend que
du désordre de cet organe. Pujol lui trouve aussi pour
cause une hépatite chronique, une dilatation variqueuse
des veines abdominales. Lieutaud signale les mêmes altérations comme résultat de nombreuses autopsies ; il assure
que, dans ces cas, on a trouvé, de plus, des calculs dans
la vésicule, le pancréas engorgé et dégénéré, et que le
sang de tous les vaisseaux était noirâtre.

C'est surtout chez les personnes d'un tempérament bilieux, à prédominance hépatique, qu'on remarque cette affection. Elle tient en général à une disposition originelle et
elle est souvent héréditaire. Il n'est pas rare de remarquer
chez ces personnes une partie des circonstances qui ont
été indiquées comme amenant l'état atrabilaire ou mélancolique. Leur tristesse est habituelle ; elles ont ressenti
outre mesure les moindres motifs de chagrin ; elles se
sont livrées avec excès à l'étude, à des veilles opiniâtres qui
ont fatigué leur système nerveux. Rien n'est plus fréquent
que de voir cette maladie se développer chez les hommes
qui ont eu de grandes occupations et qui tombent tout à
coup dans l'oisiveté. Dans ces circonstances, la circulation du sang abdominal et la sécrétion biliaire deviennent
lentes et difficiles ; on voit souvent survenir une constipation opiniâtre et des hémorrhoïdes. Le caractère s'as-
sombrit, la tristesse devient insurmontable, et quelquefois le *tædium vitæ* s'empare de l'esprit. La maladie, en
s'étendant à la rate, qui a avec le foie des fonctions con-

nexes sous le rapport de la circulation, produit le spleen ou la maladie noire commune en Angleterre, et qui se dénoue si souvent par le suicide.

Avec le temps, la maladie acquiert des caractères nouveaux. Comme dans la mélancolie, le centre cérébral est atteint, quoique d'une manière différente; un trouble nerveux général, des battements à l'épigastre et dans les hypochondres, des souffrances dans toutes les parties du corps et dans toutes les fonctions, une extrême sensibilité à tous les agents, à toutes les intempéries, etc., etc., tourmentent ces malades. Ce développement de l'affection première ne rentre plus dans notre sujet, et, cependant, même à ce degré, on a vu des malades guérir presque immédiatement après des évacuations bilieuses épaisses, provenant sans doute d'un amas anciennement formé.

Du traitement hygiénique et thérapeutique. — Examinons les moyens fournis par l'hygiène et la thérapeutique pour modifier le tempérament bilieux et s'opposer aux dangers de son exagération, ainsi qu'aux maladies que nous venons d'esquisser.

Dès l'enfance, on devra surtout se préoccuper de ce tempérament. Lorsqu'on en apercevra les premiers caractères, on s'efforcera d'empêcher que cette disposition naturelle ne prenne du développement, en évitant de livrer l'enfant, de trop bonne heure et avec trop de suite, à des études qui pourraient amener une grande activité cérébrale, et exciter en lui la sensibilité ou les passions. Par un système simple et affectueux d'éducation, par des distractions habilement ménagées, on combattra les dispositions passionnées, la tendance à la tristesse ou à la solitude, on empêchera le genre nerveux de prendre une prédominance dangereuse. La marche, l'exercice, la gymnastique, donneront aux muscles un accroissement qui contre-balancera l'activité cérébrale. Les bains fréquents,

les lotions d'eau fraîche apporteront dans l'action nerveuse
une heureuse modification. Il en sera de même du régime,
dont on exclura les viandes noires, les mets épicés, le vin
pur, le café et les liqueurs, et dans lequel on fera particulièrement entrer les viandes blanches, les légumes et les
boissons délayantes. On remédiera par des lavements, par
des purgatifs légers à la disposition à la constipation, aux
hémorrhoïdes, à l'engorgement du foie, de la rate et des
veines du système abdominal.

C'est vers l'âge adulte, où le tempérament bilieux se
prononce avec énergie et dispose aux affections hépatiques, que toutes les causes productrices de ces deux états
devront surtout être éloignées. On prescrira donc d'éviter
les attachements trop vifs, les veilles prolongées, un travail opiniâtre. On ne peut que souhaiter à ses semblables
de ne pas trouver dans l'adversité une occasion de contracter ces maladies. On se gardera de s'exposer aux chaleurs de l'été, qui prédisposent aux affections bilieuses. Si
l'on était maître de choisir sa résidence et de mettre en
usage toutes les règles de l'hygiène, on devrait quitter les
climats trop chauds, les pays où le tempérament bilieux et
exagéré est fréquent, et fuir le contact des populations où
règne un esprit fanatique.

Pour faire cesser la stase du sang dans la veine porte,
dans ses affluents abdominaux et ses divisions hépatiques,
en même temps que pour faire sécréter et couler la bile avec
plus de facilité, rien ne sera plus favorable que les boissons
alcalines. On trouve des sels de cette nature dans les infusions de chicorée, de taraxacum, de saponaire; il y en a
surtout en abondance dans certaines eaux minérales, dans
celles de Vichy en particulier; celles d'Ems en contiennent
en moindre proportion. Ces eaux, les premières surtout,
produisent sur les lieux un résultat très-favorable. Pendant l'hiver, au domicile des malades, lorsque l'habitude

de la vie est devenue sédentaire, il vaut mieux faire usage d'eaux moins chargées, telles que celles de Condillac, de Saint-Galmier, de Bussang, de Saint-Alban, de Soultz-matt, etc. En bains, prolongés assez pour que l'épiderme soit ramolli et que l'absorption ait facilement lieu, on obtient aussi, soit par les eaux de Vichy, soit par une solution de carbonate de soude et de gélatine, de très-bons effets. Les boissons agissent d'abord sur le système veineux abdominal, tandis que les bains commencent leur action par le système sanguin général.

CHAPITRE QUATRIÈME.

DES PERTURBATIONS DANS LES DIVERSES SÉCRÉTIONS DU FOIE.

Nous avons étudié, dans le chapitre premier, les diverses sécrétions du foie à leur état normal ou physiologique. Nous allons maintenant nous occuper des troubles que ces sécrétions peuvent éprouver et d'où résultent des maladies particulières. Un premier paragraphe sera consacré aux perturbations de la sécrétion biliaire, et un second à celles de la sécrétion du sucre. Nous examinerons, ensuite, si quelques manifestations pathologiques peuvent se rappor-

ter à d'autres sécrétions, encore mal déterminées, qui ont
été attribuées au foie.

§ I⁰ʳ. — DES PERTURBATIONS DANS LA SÉCRÉTION BILIAIRE.

La sécrétion de la bile peut être augmentée ou diminuée,
et ces deux états ont reçu les noms de polycholie et d'oligocholie.

De la polycholie. — Caractérisée par une augmentation
de la sécrétion biliaire, la polycholie est encore connue
sous les noms de flux hépatique, hépatirrhée, débordement de bile. On l'observe quelquefois sans qu'il y ait
aucune affection du foie proprement dite. Elle est passagère dans le mal de mer, où le foie et la vésicule rejettent
une bile abondante ; elle est passagère aussi au début d'un
grand nombre de maladies, des éruptions surtout, lesquelles sont presque constamment précédées de vomissements bilieux. Il en est encore de même dans la morsure
de la vipère, les individus chez qui cet accident a lieu
étant ordinairement pris de vomissements de bile et souvent de selles de même nature.

Une sécrétion biliaire abondante peut servir de crise
dans un assez grand nombre de maladies ; il n'est pas
rare de voir des inflammations céder à des évacuations bilieuses spontanées ; le débordement de bile, comme on
sait, est ordinairement suivi d'un état de santé prospère.
Certaines maladies, dites nerveuses, se sont quelquefois
jugées par des crises biliaires ; cela arrive surtout pour les
engorgements des gros viscères abdominaux. L'art imite
ces procédés avantageux de la nature, et, chaque jour,
les praticiens ont l'occasion de reconnaître que les médicaments qui ont pour résultat de provoquer, soit par haut,
soit par bas, des évacuations bilieuses, sont un des moyens
les plus puissants de la thérapeutique.

L'augmentation dans la sécrétion de la bile est quelquefois prolongée lors même qu'il n'y a pas de maladie du foie, cet organe ayant pris une sorte d'habitude sécrétoire ; les voies biliaires, par suite, peuvent être considérablement dilatées. Sans qu'il y ait obstacle au cours de la bile, il arrive, dans certains cas, que les canaux hépatiques prennent le volume de la veine porte, et la vésicule celui de la vessie urinaire ; la bile alors est extrêmement liquide, d'une coloration peu foncée, et le tissu du foie plus mou que de coutume. Dans les fièvres typhoïdes, où cet organe présente très-rarement des altérations, la vésicule est fréquemment deux ou trois fois plus remplie de bile qu'à l'état normal, et cette humeur, dans l'intestin, est aussi très-abondante et très-liquide, surtout si les sujets ont succombé avant le vingtième jour de leur maladie.

Les diarrhées bilieuses sont quelquefois épidémiques. Chez les pestiférés, on a trouvé les voies biliaires gonflées d'une bile épaisse et d'un beau vert noir. La même observation a été faite dans la fièvre jaune : des vomissements d'un vert jaunâtre ont lieu au début de cette maladie ; les selles sont bilieuses, et la vésicule est fréquemment distendue par une bile noire, épaisse et visqueuse.

Un grand nombre de causes, soit prédisposantes, soit occasionnelles, peuvent déterminer l'augmentation de la sécrétion de la bile. Déjà elles ont été signalées, en examinant comment les circonstances individuelles et hygiéniques modifient cette liqueur ; on a vu que la polycholie se développe plus facilement chez les individus d'un tempérament bilieux ; nous avons noté l'influence des saisons et des climats, des émotions morales, des passions, de certains aliments. Constatons, de plus, qu'elle est le résultat d'une congestion sanguine plus ou moins prononcée de l'organe hépatique.

5

Au degré le plus faible, la polycholie ne détermine que des symptômes d'embarras gastrique, l'anorexie, l'enduit jaunâtre de la langue, l'amertume de la bouche, la langueur des digestions. On remarque que la peau prend une légère couleur jaunâtre, plus marquée aux ailes du nez et aux commissures des lèvres; cette coloration est surtout visible à la conjonctive. Il y a ordinairement, en même temps, une céphalalgie sus-orbitaire plus ou moins prononcée. A un degré plus avancé, le malade éprouve un sentiment de tension, d'embarras ou de pesanteur parfois douloureux, et de la chaleur dans les régions de l'épigastre et de l'hypochondre droit. Les digestions deviennent tout à fait impossibles. Le passage de la bile dans l'intestin est accompagné de coliques. Enfin, cette humeur s'échappe plus ou moins abondamment par les selles, entraînant toutes les matières contenues dans le canal intestinal. D'une autre part, l'arrivée de la bile dans l'estomac est généralement accompagnée de nausées, de douleurs épigastriques, et son rejet par le vomissement a lieu au milieu d'angoisses très-grandes. La peau est sèche et chaude, sans qu'il y ait réellement d'état fébrile. Un trouble plus ou moins considérable suit généralement ces débordements de bile; les traits sont décomposés, les extrémités refroidies; le malade tombe dans une grande prostration. Mais peu à peu la réaction survient, et celle-ci est alors souvent fébrile.

La quantité de bile évacuée est quelquefois considérable. On en a vu rendre, successivement, par le vomissement plusieurs cuvettes d'une grande dimension, et M. le docteur Petit, de Vichy, cite un cas extraordinaire où l'on compta cinquante-huit cuvettes de matières mucoso-bilieuses expulsées par cette voie. On a peine à comprendre que le foie puisse suffire à de si grandes évacuations. La bile est, dans quelques cas, rejetée convulsivement.

Dans les climats intertropicaux, les flux biliaires ont une longue durée et sont d'une grande abondance. La bile entraîne, d'abord, les matières contenues dans les voies digestives, puis elle est rendue pure, et finit par se trouver mêlée à des mucosités intestinales. Elle donne lieu à une résorption plus prononcée, ce qui rend la peau jaunâtre et quelquefois ictérique. Au rebours de ce qui existe dans la plupart de ces cas, l'ictère s'accompagne de selles colorées et chargées de bile; mais l'urine prend l'aspect qui est propre à cette affection. Lorsque le flux est de longue durée, il altère la santé, produit l'amaigrissement et l'épuisement. Le passage répété de la bile sur les intestins peut enflammer leur membrane muqueuse, par suite peut-être des qualités irritantes qu'acquiert cette humeur. Le sang se dépouille d'une partie de ses éléments, les tissus s'affaissent, la mort survient enfin.

Dans ces climats, les flux biliaires deviennent l'origine de beaucoup de maladies du foie. M. Levacher va jusqu'à dire qu'il est peu d'habitants de nos colonies qui n'en soient plus ou moins atteints.

Quand le flux biliaire est passager, les infusions aromatiques, celles de tilleul, de camomille, de thé, suffisent ordinairement; on peut utilement aussi mettre en usage l'eau de Seltz. Lorsqu'il y a de vives douleurs, il faut avoir recours aux sangsues, aux adoucissants de toute espèce, aux préparations calmantes. Des vomissements abondants seraient combattus par la potion de Rivière et la glace; l'opium serait d'un grand secours. Les douleurs apaisées, la bile quelquefois ne semble portée dans l'estomac et vomie que par suite d'un mouvement antipéristaltique; dans ce cas, un purgatif peut rendre à ce mouvement sa direction normale. Parmi les moyens qui agiraient de même, nous devons noter la rhubarbe, qui a, en même temps, une vertu tonique. On doit se garder des émétiques, qui augmentent l'irritation du système hépatique et ont l'inconvénient d'appeler la bile dans l'estomac. Lorsque le flux biliaire persiste, les astringents deviennent nécessaires ; le quinquina, le cachou, le kino, le ratanhia, sont des moyens par excellence ; on peut leur associer l'opium avec avantage. Les boissons acidules conviennent assez souvent. Dans quelques cas, les préparations ferrugineuses rendent un bon service. Lorsque la maladie résiste, un exutoire établi à la cuisse peut être très-utile.

Pour prévenir la supersécrétion biliaire, les moyens hygiéniques ne devront pas être négligés. L'Européen, qui se sera transporté dans les climats chauds, devra renoncer à son régime habituel et se conformer à celui des indigènes. . On évitera toutes les causes qui peuvent donner lieu au flux biliaire, ou l'on s'efforcera de les amoindrir. On proscrira les spiritueux, une nourriture échauffante, la pâtisserie, les fritures, etc. L'eau rougie sera la boisson ordinaire ; on permettra les fruits bien mûrs en petite quantité. Les aliments de facile digestion ne seront même pris qu'avec modération. On s'est quelquefois bien trouvé des bains prolongés et réitérés. Saunders, pour détruire la tendance à la sécrétion de la bile chez les individus qui ont été atteints de polycholie, conseille l'eau tiède seule ou contenant en solution une faible proportion de sels neutres, les eaux de Bath ou de Cheltenham. On obtiendrait les mêmes effets de nos eaux alcalines du continent. Nous ajouterons qu'après l'usage des eaux minérales surtout, l'habitude des vêtements chauds, de la flanelle à même la peau, est une précaution essentielle.

De l'oligocholie. — Nous avons moins de choses à dire sur l'oligocholie ou diminution de la quantité de la bile. Elle peut être essentielle ou dépendre de quelque affection hépatique. Elle présente de nombreux degrés, depuis la simple diminution normale jusqu'à la plus grande diminution par cause pathologique. On a parlé de l'acholie ou suppression complète de la bile, mais la preuve n'en a pas été fournie.

Les causes qui produisent la diminution de la bile sont opposées à celles qui déterminent son augmentation : ainsi les saisons froides, les climats du Nord, les professions sédentaires, le repos habituel, les passions concentrées. L'oligocholie existe jusqu'à un certain point chez les sujets faibles, lymphatiques, chez les femmes dont l'alimentation est trop modérée. Il faut compter au nombre des causes qui diminuent la sécrétion de la bile, l'abus des substances acides, astringentes, narcotiques ; il en est de même des jeûnes prolongés. Dans certaines maladies, la sécrétion biliaire est diminuée, dans la chlorose, dans les lésions organiques du foie, telles que les kystes, l'hépatodémie. La rareté de la bile peut aussi tenir à un vice dans le sang qui en fournit les matériaux.

Quelle que soit la cause, il en résulte plusieurs symptômes qui varient suivant les degrés de la diminution de la bile : c'est la dyspepsie, la lenteur dans les digestions, la constipation. Les digestions, dans un plus haut degré, sont presque nulles ; l'assimilation ne se faisant pas, la circulation languit, la maigreur arrive. On a quelquefois remarqué qu'une sécrétion supplémentaire s'était opérée par les reins et la peau. Le sang du système veineux abdominal étant moins employé à la sécrétion biliaire, engorge les vaisseaux, ce qui peut être l'occasion d'hémorrhoïdes.

Le traitement devra rationnellement consister à combattre les causes qui ont été indiquées : ainsi, retourner aux climats tempérés, se préserver du froid de l'hiver, faire de l'exercice, corriger par des toniques et des ferrugineux la constitution des personnes faibles et chlorotiques, fluidifier la bile et le sang par l'usage modéré des boissons

alcalines, ne pas jeûner ni user des acides et des astringents. Les médecins anglais ne se contentent pas de ces
simples moyens, ils emploient et préconisent certains
purgatifs, surtout le calomel, qui, suivant eux, aurait
pour cela une vertu toute spéciale. Sans doute, administré
par des mains habiles, il peut être utile, mais on doit se
garder d'aller jusqu'à la salivation. On conseille, avec
raison, dans le même but, les substances amères, unies,
suivant le besoin, à la rhubarbe et à l'aloès. On recommandera la régularité des repas et un régime fortifiant.
Les voyages sur mer ont paru favorables.

§ II. — DES PERTURBATIONS DANS LA SÉCRÉTION DU SUCRE.

Le sucre, qui se produit de toutes pièces dans le foie,
peut être augmenté ou diminué dans sa sécrétion. Ces
deux circonstances méritent au plus haut degré de fixer
l'attention.

On ne peut plus douter, aujourd'hui, que le diabète sucré, ou pour mieux dire la glycosurie, ne dépende d'une
exagération dans la sécrétion du sucre hépatique. Nous
avons rapporté les preuves physiologiques qu'on peut in-
voquer à cet égard, et qui sont données par M. Bernard,
avec une certitude en quelque sorte mathématique, au
moyen de ses expériences sur les animaux.

De l'augmentation dans la sécrétion du sucre, ou *du
diabète.* — Le sucre du foie, comme nous l'avons dit en
traitant des fonctions de cette glande, versé dans le torrent
circulatoire, entraîné à travers le cœur et les poumons,
est détruit dans ces derniers organes. Chez les phthisiques,
qui opèrent incomplétement sa destruction, une partie
notable de ce sucre passe dans leur sang, et on y en rencontre plus que chez les individus sains. Par la proportion plus grande du sucre contenu dans le sang extrait

des veines du bras, il a même été possible de reconnaître une phthisie commençante. Mais le développement seul du diabète, trouvant des poumons parfaitement intacts, les rend habituellement malades, en raison de la quantité énorme de sucre qui se présente à eux pour être détruit. On ne doit pas s'étonner que l'excès de fatigue qu'ils éprouvent, en travaillant à décomposer cette substance, ne produise dans leur tissu de profondes altérations.

Le sucre qui n'est pas détruit par la respiration passe dans le sang, où il achève de se consommer; mais, lorsque la quantité que le foie en sécrète est très-considérable, il s'échappe par les urines et les diverses excrétions.

Cette sécrétion anormale du sucre est quelquefois si énorme dans cette maladie, qu'on en a trouvé dans l'urine 135 grammes par litre et plusieurs kilogrammes en vingt-quatre heures. On en rencontre alors aussi dans les crachats, les matières du vomissement, les fèces, les sueurs, etc. Au lieu de s'échapper principalement par l'urine, on a vu le sucre prendre presque uniquement la voie de la sueur. Le foie hypertrophié d'un diabétique contenait lui-même 57 grammes de sucre, tandis qu'il n'y en a qu'environ 23 grammes dans celui d'un adulte sain.

M. Semmola pense que, sans que la quantité de sucre sécrétée par le foie soit augmentée, il peut se montrer en grande abondance dans les excrétions, par suite d'un défaut de l'action oxydante de la respiration, et que ce serait à cette circonstance qu'il faudrait attribuer les débordements de sucre qui ont été constatés dans l'épilepsie et dans quelques autres maladies nerveuses.

Quoi qu'il en soit, le travail de la sécrétion anormale du sucre dans le foie détermine, en même temps, une surexcitation dans toute l'économie. Aussi, remarque-t-on que, pour réparer les pertes qu'elle fait, il se développe une soif excessive, un appétit vorace, et que les digestions deviennent très-actives. Mais, par suite de cette activité générale, l'insomnie survient, les forces s'épuisent, et l'on voit successivement arriver l'affaiblissement de la vue, la perte de la puissance génératrice, le trouble des fonctions cérébrales. La langue et la bouche deviennent sèches, la salive s'épaissit, l'appétit se perd, la peau cesse de transpirer. Le malade tombe, enfin, dans l'amaigrissement et la consomption, et succombe quelquefois avec une extrême rapidité.

D'après les expériences de M. Bernard, on dut être porté à se demander si la cause du diabète ne consisterait pas dans une excitation de l'origine ou du trajet des nerfs pneumogastriques. Cette cause, que, dans des circonstances toutes spéciales, on ne pouvait révoquer en doute, est cependant bien loin de se montrer, lorsqu'on recherche quelles sont les conditions dans lesquelles la glycosurie se manifeste chez l'homme.

Si, sous ce rapport, nous consultons les auteurs, nous trouvons qu'elle se développe principalement dans les pays humides et froids, sans cependant que les pays chauds en soient exempts. Maintenant qu'on sait la reconnaître de très-bonne heure, on en trouve en France une très-grande quantité.

Elle paraît un peu plus fréquente dans le sexe féminin. Rare dans l'enfance, elle devient commune de trente à quarante ans, et décroît ensuite de fréquence. Tous les tempéraments y sont sujets. L'hérédité a une grande influence sur sa production. Une nourriture insuffisante, végétale, y contribue beaucoup ; on croit qu'il en est de même des boissons aqueuses et chaudes. Les végétaux féculents et sucrés augmentent la maladie quand une fois elle est produite. On a invoqué l'affaiblissement qui résulte des saignées, des hémorrhagies, des purgatifs et des suppurations, les diverses suppressions et les maladies de la moelle épinière.

On ne trouve donc, dans les causes indiquées par les auteurs, rien qui montre l'influence directe du système nerveux sur le développement du diabète, comme cela a lieu dans les expérimentations sur les animaux, à moins qu'on ne veuille y rattacher les affections de la moelle épinière ; mais toutes ces causes peuvent, jusqu'à un certain point, se lier, en ce sens qu'elles produisent un trouble dans l'assimilation, et par conséquent dans les fonctions du foie. Il faut noter encore que c'est dans l'âge moyen, époque à laquelle surviennent les maladies hépatiques, que se développe particulièrement le diabète.

Mais il ne suffit pas de dire que la glycosurie consiste dans une trop grande sécrétion de sucre de la part des granulations hépatiques ; il faudrait encore montrer que cette supersécrétion est caractérisée par quelque altération particulière de ces parties. Si, pour élucider cette importante question, nous avons recours aux travaux des anciens observateurs, nous trouvons qu'ils ont souvent constaté une hypertrophie du foie. C'est ce qu'attestent encore beaucoup de praticiens. M. Bernard lui-même, dans ses leçons, a fait mention de plusieurs cas d'hypertrophie considérable du foie chez des diabétiques observés par lui dans les salles de M. Rayer.

Ce n'est pas seulement l'augmentation de volume à laquelle il conviendrait de s'attacher ; il serait aussi nécessaire de connaître si la texture même du foie a subi une altération spéciale. D'après cinq ouvertures de corps faites par M. Andral, ce savant professeur a reconnu une altération qui toujours a été la même. C'était une coloration d'un rouge brun tellement prononcée, que le foie, au lieu de présenter l'apparence de deux substances qu'on trouve habituellement, l'une jaune et l'autre rouge, n'offrait plus,

5.

dans toute son étendue, qu'une teinte rouge parfaitement
uniforme. Il y avait tous les caractères d'une hyperhémie
fort intense et d'un autre aspect que les hyperhémies ordinaires du foie, hyperhémies qui, sous l'influence de causes
très-diverses, se produisent si facilement et si fréquemment dans cet organe. Chez les diabétiques, le foie se fait
remarquer par la très-grande quantité de sang qui, partout, gorge son tissu. La constance de ce fait est la preuve
de son importance, et le foie sécrétant du sucre, il est lo-
gique d'admettre que l'hyperhémie de cet organe, chez les
diabétiques, est le signe anatomique d'une suractivité développée dans sa fonction glycogénique.

Toute congestion hépatique n'est pas suivie d'une augmentation dans la production du sucre ; son effet le plus
fréquent est sans doute de répandre dans toutes les parties
de l'organisme les matériaux de la bile. Cependant on
trouvera, dit M. Andral, la raison de ce que ces faits paraissent avoir d'étrange dans la différence du siége de la
congestion ; car il serait possible que, suivant que tel ou
tel élément anatomique du foie, que tel ou tel ordre de
vaisseaux capillaires de cet organe sera plus spécialement
congestionné, il survînt tantôt une altération de la sécrétion de la bile, tantôt une altération de la sécrétion du sucre, tantôt une modification de telle autre action organique, dont le foie pourrait encore être l'instrument.

On ne peut pas dire que la nourriture substantielle et
fortement azotée, qu'on donne aux diabétiques, soit la cause
de cette hyperhémie, car elle existait sur des sujets dont
l'alimentation n'avait rien eu de particulier.

La découverte du sucre hépatique a porté atteinte aux
théories régnantes. Il n'est plus possible d'admettre, avec
M. Bouchardat, que le sucre des urines vienne uniquement
de la transformation de la fécule en glycose. Il est bien vrai
que plus les diabétiques prennent d'aliments féculents, plus

il y a de sucre dans leurs urines; mais il est certain aussi que la privation absolue des féculents ne suffit pas pour faire cesser le diabète. M. Mialhe a soutenu, de son côté, que la glycosurie tenait à ce que le sang n'étant pas suffisamment alcalin, il ne pouvait décomposer le sucre et le laissait passer dans l'urine. Bien que les boissons alcalines rendent de grands services aux diabétiques, cela ne prouve pas en faveur de cette théorie ; car le sang, peu alcalin dans son état naturel, ne devient pas acide dans le diabète, et, d'ailleurs, une liqueur plus alcaline que lui ne décompose pas le glycose.

De la diminution dans la sécrétion du sucre. — Nous avons déjà noté qu'il y avait des circonstances où la sécrétion sucrée du foie diminue de quantité, comme après une douleur vive qui épuise le système nerveux ; ajoutons que cette constatation a eu lieu à la suite de maladies aiguës, d'une diarrhée abondante, d'une longue abstinence, etc. N'y aurait-il pas certaines affections qui dépendraient de cette diminution dans la sécrétion du sucre ? Cette remarque peut se déduire des circonstances physiologiques relatives à sa destruction. Le sucre, en effet, vient donner lieu, dans les poumons, à un dégagement d'acide carbonique ; il se détruit ensuite dans le sang. La respiration et le sang, ne recevant plus ce principe, utile sans doute à leurs fonctions, ne doivent-ils pas en souffrir ? Une telle étude n'est pas possible pendant la vie, car si l'augmentation du sucre peut être constatée dans l'urine, il n'en serait plus de même dans le cas de sa diminution.

Du traitement du diabète. — Comme il est bien constaté que l'usage des aliments amylacés et sucrés augmente notablement la quantité du sucre qui se produit dans cette maladie, on en a naturellement déduit qu'il fallait, autant que possible, les supprimer et les remplacer par des substances grasses qui ne fournissent aucun élément sucré à la sécrétion. Ainsi, l'on conseille le régime suivant : viandes de toute nature, blanches ou autres, bouillies, grillées ou rôties, accommodées encore de toute façon, pourvu que la farine n'y entre pas ; poissons d'eau douce ou de mer ; œufs sous toutes les formes ; lait et fromages ; légumes, tels que chicorée, laitue, oseille, épinards, asperges, haricots verts, choux de Bruxelles et ordinaires, en ayant soin d'y mêler l'huile, le beurre ou la graisse, en quantité plus élevée que de coutume ; salades de laitue, de cresson, de pissenlit, de mâche, assaisonnées de même ; fruits oléagineux, comme olives, amandes, noisettes et noix ; les fruits suivants en quantité modérée : pommes, poires, cerises, groseilles, framboises, fraises, raisins et ananas. La privation du pain étant vivement sentie par les malades, M. Bouchardat, auteur de ce régime, en a fait préparer un avec le gluten ; il n'y entre qu'un cinquième de farine ; il est très-léger et d'une saveur agréable. Les malades, toutefois, ne s'arrangeant pas toujours de cette préparation, nous la faisons remplacer par de petits pains composés presque uniquement de croûte que l'on fait griller ; les sels alcalins, qui se manifestent alors, annihilent le peu de fécule que contient cette croûte.

Pour boissons, on doit préférer les vins vieux rouges de Bourgogne ou de Bordeaux, en assez bonne quantité, le bouillon gras, les infusions amères, les eaux de Seltz, de Spa ou de Vichy ; ces deux dernières peuvent être suppléées par toute autre eau ferrugineuse ou alcaline. On usera de café noir, d'un peu de rhum, d'eau-de-vie ou de kirsch.

On recommande les vêtements de laine contre les refroidissements, ainsi que pour entretenir les fonctions de la peau, et, dans ce dernier but, ainsi que pour rétablir les forces, on insistera sur l'exercice. Les bains de mer et les bains alcalins sont très-utiles ; les bains de vapeur sont indiqués pour rétablir la transpiration.

Les agents pharmaceutiques qui paraissent le mieux réussir sont les alcalins. M. Bouchardat, que nous venons de citer, attribue, dans les cas rebelles, une grande efficacité au carbonate d'ammoniaque, qu'il conseille sous cette formule : Carbonate d'ammoniaque, 5 grammes ; rhum, 20 grammes ; eau, 100 grammes ; prendre de cette potion une cuillerée à bouche, une demi-heure avant chaque repas. En bols, la composition suivante peut être avantageusement administrée : Carbonate d'ammoniaque et thériaque, de chacun 20 grammes ; on fait des bols de 25 centigrammes, et l'on en prend un ou deux, une demi-heure avant chaque repas. Le bicarbonate de soude est généralement préféré : aussi fait-on prendre l'eau de Vichy et envoie-t-on les malades à cet établissement thermal.

Ce régime et ce traitement, tout en produisant des effets favorables, ne font pas disparaître toujours, d'une manière complète, le sucre de l'urine. Cependant les diabétiques ne manquent guère d'en éprouver du soulagement ; ils cessent d'être tourmentés par une soif ardente, et l'on voit aussi les autres symptômes s'amender. Il faut dire, du reste, que bien des médicaments, tels que les opiacés, les évacuants, les astringents, les toniques, les ferrugineux, les acides même, ont produit aussi des améliorations, quoique plus passagères ; et qu'on peut encore observer de bons résultats, ne fussent-ils que moraux, par tous les moyens perturbateurs.

Cette redoutable affection, facile, par les moyens ci-dessus, à arrêter dans son principe, résiste d'autant plus au traitement qu'elle est plus ancienne. Lorsqu'on a attendu trop longtemps pour la combattre, elle a amené de telles altérations dans les organes qu'elle ne cède plus à aucun remède. Ses rechutes étant fréquentes, les soins doivent être continués longtemps encore après que les symptômes de la maladie ont disparu. On doit surtout varier les moyens thérapeutiques, car notre nature s'accoutume à tous les médicaments comme à toutes les impressions, et finit par n'en plus ressentir aucun effet.

Nous conseillons aux malades d'apprendre à constater eux-mêmes l'état de leur urine, et de se procurer, dans ce but, un appareil simple qui leur permettra de reconnaître si elle contient du sucre.

§ III. — DES PERTURBATIONS DANS QUELQUES AUTRES SÉCRÉTIONS DU FOIE, ENCORE INCOMPLÉTEMENT DÉTERMINÉES.

Nous avons dit comment des analyses comparées du sang porte et du sang des veines hépatiques, dues à M. Lehmann, venaient faire modifier quelques théories professées par M. Bernard, au sujet de plusieurs autres sécrétions du foie. S'il est bien vrai, d'une part, que le premier sang contient plus de graisse que le second, et, d'une autre part, qu'il y a une notable quantité de fibrine dans le sang porte, tandis qu'il n'y en a pas dans le sang des veines hépatiques, comment pourrait-on continuer de dire que le foie sécrète de la graisse et refait la fibrine? Comment surtout pourrait-on tirer, de faits qui ne paraissent plus exister, des conséquences pathologiques? Cependant, tout en retirant des déductions que nous avions établies dans une précédente publication, nous exposerons quelques considérations qui peuvent encore trouver place dans ce paragraphe.

Existe-t-il une sécrétion graisseuse morbide dans le foie? — On a vu que, dans l'engraissement des animaux, il était difficile de supposer que toute la graisse qu'ils acquièrent vînt uniquement des aliments; que l'ingestion exclusive de substances grasses ne produisait pas une véritable graisse ; que le foie, pendant la digestion, en contenait une plus grande quantité ; que cette graisse hépatique était surtout abondante pendant la lactation des femelles, et qu'elle pouvait alors être isolée par l'éther ; que, dans ces circonstances surtout, elle passait dans le sang et se déposait dans les cellules adipeuses ; enfin, que cette production de graisse paraissait être sous l'influence nerveuse, et qu'en la déterminant artificiellement, elle se trouvait en opposition avec celle du sucre.

Si, en raison des analyses de M. Lehmann, on n'ose plus admettre que, dans l'état ordinaire, de la graisse est sécrétée dans le foie, la dénégation du moins ne paraît pas possible dans les circonstances accidentelles que nous venons de rappeler. Dès lors, serait-il irrationnel de penser que, dans certains états pathologiques, cette graisse hépatique pût être augmentée ou diminuée, et qu'il en résultât des troubles, à divers degrés, dans l'économie ?

Si cette graisse se dépose en excès dans les vésicules adipeuses, on voit survenir l'obésité, ce qui déjà cesse d'être l'état de santé. Mais, de plus, il est des cas où le sang, se surchargeant de graisse, la laisse échapper par la sécrétion urinaire, comme on vient de le voir pour le sucre. Il se produit alors ce qu'on appelle des urines chyleuses ou graisseuses, et l'on peut dire qu'il se développe un diabète graisseux, comme il en existe un sucré. Dans l'urine sucrée il y a des traces de matières grasses ; mais, dans quelques états morbides, on a trouvé ces matières en si grande quantité dans l'urine que ce liquide avait l'opacité et les caractères du chyle. La matière grasse a été rencontrée dans quelques calculs urinaires. Selon M. Rayer, toutes les urines qui contiennent des matières grasses sont en même temps albumineuses.

Les circonstances dans lesquelles la graisse a été trouvée dans l'urine en même temps qu'elle était en abondance dans le sang, sont encore peu déterminées. Il est quelquefois possible de relier cet état du sang à une altération du foie; on l'a remarqué dans certains cas d'hépatite, dans le rhumatisme aigu, dans l'asthme, après un épistaxis. On a dit que, chez les Européens gras qui passent dans les Antilles, leur graisse fondait sous l'influence du climat, était résorbée, et qu'on la voyait dans les urines et les déjections; mais cette assertion n'a pas été étayée de preuves suffisantes.

De l'état gras du foie ou *hépatodémie*. — Nous avons dit que dans les utricules, qui sont, au sein des granulations, l'origine des conduits biliaires, il existait des granules graisseuses. La dégénération graisseuse du foie, d'après M. Lereboullet, serait due à l'accumulation de la graisse dans ces utricules biliaires, ce qui les fait augmenter de volume et anéantit la sécrétion de la bile. A quoi tient cette altération? Les considérations que nous allons présenter feront voir qu'elle reconnaît pour cause un défaut dans l'action pulmonaire, laquelle action, cessant de détruire la graisse, occasionne son accumulation.

Établissons, d'abord, dans quelles circonstances on rencontre le foie gras. Il se montre chez le tiers des phthisiques; dans les autres maladies, soit aiguës, soit chroniques, il n'existe que dans la proportion d'environ 4 pour 100. On l'a trouvé, en général, dans celles où il se manifeste un ralentissement ou un dérangement dans le travail nutritif, comme dans le pemphigus chronique et dans quelques maladies cutanées aiguës (variole, rougeole, scarlatine), dans la fièvre typhoïde, la diarrhée chronique, la tuberculisation générale, le cancer, etc. L'état gras du foie est plus fréquent dans le sexe féminin. Il peut se montrer à tous les âges; on l'a observé après soixante-dix ans; mais, soit chez l'adulte, soit dans l'enfance, il est plus commun dans l'âge le moins avancé ; chez l'adulte, c'est de vingt à trente ans qu'on le rencontre le plus souvent. Chez les jeunes sujets, d'après MM. Rillet et Barthez, on le constaterait beaucoup plus souvent chez ceux qui sont peu ou pas tuberculeux que chez ceux qui sont très-tuberculeux.

Maintenant, pour chercher à expliquer la production du foie gras, il est nécessaire d'établir quelques données physiologiques. On a considéré, depuis longtemps, que la sécrétion biliaire est un auxiliaire de la respiration. Chez le fœtus, en l'absence de cette fonction, la sécrétion biliaire soutire du sang les principes carbonés, et le méconium peut être considéré comme le carbone du sang, extrait sous forme liquide, carbone qui, après la naissance, est éliminé sous forme gazeuse. On peut établir des rapports inverses d'activité entre le foie et les organes respiratoires dans les divers âges de la vie, suivant les degrés de l'échelle animale et dans les divers climats. La fréquence de la respiration dans l'enfance détermine, par la surface pulmonaire, une grande émission d'acide carbonique ; dans cette même époque de la vie, la bile, qui est d'un jaune clair, montre bien que les principes carbonés y sont en minorité. A mesure qu'on prend des années, la respiration, au contraire, devient de moins en moins active; et la bile, d'autre part, se fonçant en couleur et devenant plus épaisse, trahit au premier coup d'œil le progrès des dépôts carbonés. Dans l'échelle animale, on constate, chez tous les vertébrés, le développement inverse du foie avec celui des poumons ; ce remarquable antagonisme existe surtout chez les poissons. Dans certaines espèces de serpents, la bile est très-abondante, comme si sa sécrétion devait suppléer à leur respiration imparfaite. Quant aux climats, lorsqu'une température élevée raréfie l'air, l'activité de la respiration devient moindre ; dans un temps donné, une plus faible quantité de carbone es éliminée de l'organisme par cette voie, et l'on sait que, dans les pays chauds, la bile est sécrétée en abondance.

Si l'on applique ces considérations au développement du foie gras, on voit que, dans la phthisie pulmonaire, la quantité d'oxygène absorbée par les poumons est plus faible que dans l'état normal, et que le carbone, de son côté, se trouvant éliminé moins abondamment, se dépose dans le foie, en raison des rapports établis ci-dessus entre la respiration et la sécrétion biliaire. Mais, par suite de combinaisons dont nous ne pouvons nous rendre compte, au lieu de soutirer les principes carbonés sous forme de bile, les cellules ou utricules biliaires les laissent alors s'accumuler sous forme de gouttes graisseuses. De là le développement du foie gras.

A ceux qui s'étonneraient de ce que cette altération ait été observée dans les maladies cutanées, on peut répondre qu'il existe, d'une part, des rapports sympathiques entre le foie et la peau ; et, d'autre part, qu'en recouvrant la peau d'un enduit imperméable, on fait mourir les animaux par asphyxie ; enfin que, dans la fièvre typhoïde, dans le cancer, la diarrhée, etc., il survient un dérangement, un ralentissement dans la nutrition, d'où résulte également une moins grande exhalation d'acide carbonique par les poumons, et, par contre, un dépôt plus considérable de principes carbonés au sein du foie.

Quant au développement rapide du foie gras chez certains animaux, par suite de l'usage exclusif et excessif d'une nourriture féculente, voici ce qu'on en peut dire. On a vu que les substances féculentes ou amidonnées sont, en partie, transformées en sucre dans les voies digestives ; on sait, d'un autre côté, que le sucre est une substance qui contient une notable quantité de carbone, et enfin que le sucre du foie tend à se détruire dans les poumons.

Que doit-il arriver, d'après cela, lorsque tous ces principes carbonés se présentent à ces organes? Ceux-ci, évidemment alors, ne peuvent les détruire. Un mouvement exagéré de nutrition s'établit d'abord, et toutes les parties du corps commencent par se charger de graisse. Mais, lorsque l'action respiratoire devient impuissante, en raison de la charge de plus en plus considérable qui lui est imposée, les principes carbonés cessent d'être détruits, restent dans le sang porte et dans le foie, et, se déposant dans les cellules biliaires, y forment les amas qui constituent les foies gras.

Ce n'est pas seulement avec les féculents que l'on peut obtenir la transformation graisseuse du foie. Nous avons dit que Magendie, ayant nourri des animaux avec du beurre ou de la graisse exclusivement, avait remarqué, à l'autopsie, que les cellules adipeuses de ces animaux n'étaient pas remplies de véritable graisse ; au lieu de s'accumuler dans ces cellules, c'était dans le foie qu'elle s'était déposée. Ce célèbre physiologiste a obtenu un résultat bien plus singulier : c'est qu'une injection d'huile dans le système veineux abdominal produit très-rapidement, chez les chiens, un état analogue au foie gras, si ce n'est cet état lui-même.

La conclusion de tout ce qui précède, c'est que, dans l'état gras du foie, la graisse, cessant d'être détruite dans les poumons, s'accumule dans les utricules biliaires, et en quantité d'autant plus grande que les poumons sont plus ou moins altérés ou fonctionnent d'une manière plus ou moins incomplète. On n'a pas encore constaté chimiquement si, dans ces circonstances, le sang des veines hépatiques contient aussi plus de graisse que de coutume ; mais on peut rationnellement le penser. Cet amas considérable de graisse, qui finit par envahir le parenchyme en-

tier du foie, en prive, par suite, l'économie, et c'est là sans
doute une des causes de la maigreur extrême qui est un
des tristes apanages de la consomption pulmonaire.

Nous indiquerons, ici, les caractères du foie gras, car
cette altération n'est jamais une affection primitive ; elle
dépend toujours de la lésion d'un autre organe. Il n'y a
pas, d'ailleurs, d'intérêt à la ranger parmi les autres maladies hépatiques, ses symptômes, sauf ceux qui dépendent
de l'accroissement de volume, étant peu marqués, et son
traitement nul. — Chez l'homme, la graisse se réunit dans
les utricules hépatiques en gouttes de plus en plus volumineuses, et finit, le plus souvent, par former une grosse
goutte unique qui les distend ; chez les animaux dont le
foie est engraissé, elle reste sous forme de gouttelettes distinctes. La stéarine paraît constituer principalement l'accumulation graisseuse. La décoloration de la granulation
hépatique, produite par ce dépôt, marchant de la périphérie vers le centre, on doit en déduire qu'il arrive par la
veine porte.

Le foie gras, vu en masse, offre, à l'intérieur comme à
l'extérieur, une couleur fauve peu foncée. Il est anémique
et en même temps piqueté de rouge. Il conserve sa forme
et l'aspect lisse qui lui est propre. Son volume est presque
constamment augmenté, quelquefois doublé ; dans quelques
cas rares, il est énorme, descend au pubis et remplit
presque toute la cavité abdominale. La dégénération
graisseuse du foie est ordinairement générale ; cependant
l'augmentation de volume est plus particulièrement due
au lobe droit. La dégénération graisseuse partielle est assez
rare ; la matière adipeuse forme alors des masses dans l'intérieur du parenchyme, surtout le long des vaisseaux ; à la
surface du viscère, ces masses peuvent s'élever en tumeurs;
de même, à son intérieur, on a vu des sortes de lipômes
enkystés ou des masses grises refoulant autour d'elles le

parenchyme et présentant, à l'œil et au toucher, toutes les propriétés de la graisse ; mais ces formes sont exceptionnelles.

La consistance du foie gras n'est pas aussi grande que dans l'état naturel ; elle est pâteuse ; cet organe quelquefois est très-mou et se rompt facilement. Il n'a aucune élasticité et conserve l'impression du doigt qui le comprime. Chez les enfants, cependant, on lui a trouvé une densité plus considérable qu'à l'état normal. Sa pesanteur spécifique est moindre que celle des foies sains, et cela arrive même malgré l'augmentation de son volume.

L'instrument qui coupe le foie gras est terni et graissé. Les mains qui le touchent sont elles-mêmes graissées comme avec de la graisse ordinaire. Un morceau mis sur un charbon allumé brûle comme cette dernière ; soumis à l'action de la chaleur, même modérée, il fournit une huile abondante qui s'enflamme à la lumière d'une bougie ; un faible degré de chaleur opère la fusion d'une petite quantité de cette graisse, qui imprègne aussitôt le papier et décèle sa présence.

Le foie gras ne produit aucune douleur à l'hypochondre droit ; la pression qu'on y exerce, quand il dépasse le rebord des côtes, n'en détermine même pas. L'augmentation de volume est le seul signe que l'on puisse constater. En parlant de l'influence de l'alimentation sur la bile, nous avons indiqué quel est l'état de cette humeur dans l'hépatodémie. Cette altération secondaire de la bile, qui fait perdre à cette liqueur ses propriétés actives, ne paraît pas, chez des malades toujours affaiblis, amener une grande gêne dans la digestion. — Le développement du foie gras peut être assez rapide, car on l'a observé dans des cas où la phthisie pulmonaire avait parcouru ses périodes en moins de deux mois ; chez les enfants, ce développement est encore plus prompt.

Des phénomènes morbides peuvent-ils résulter de ce que le foie ne fournit plus au sang des veines hépatiques les principes qui le font coaguler? — Quoique la chimie ne démontre pas de fibrine dans le sang des veines hépatiques, il n'en est pas moins vrai, comme on l'a vu plus haut, que ce sang se coagule mieux que celui de la veine porte, que son caillot est beaucoup plus abondant, qu'il contient moins d'eau et plus de matériaux solides. L'albumine, au contraire, se trouve en plus grande quantité dans le sang porte. On peut, d'après cela, se demander ce qui arrive lorsque le foie, troublé dans ses fonctions ou altéré dans son tissu, ne modifie plus qu'incomplétement cette albumine.

Lorsque Breight appela l'attention sur une espèce d'anasarque qui s'accompagne d'urines albumineuses, on ne connaissait encore que le premier mot de la grande question de l'albuminurie. Des faits nouveaux ne tardèrent pas à surgir de toutes parts. On découvrit que, dans un grand nombre d'autres maladies, l'urine contenait de l'albumine, que sa pesanteur diminuait par suite de la moindre proportion de ses sels et de son urée, et que la pesanteur spécifique du sérum s'abaissait aussi. Aux yeux d'un grand nombre de médecins, les altérations des reins, si bien décrites par M. Rayer, n'expliquaient pas suffisamment ni les urines albumineuses, ni l'anasarque, ni l'ensemble des symptômes. On trouvait, d'ailleurs, les mêmes altérations sans urines albumineuses, ou l'albumine disparaissait des urines lorsque ces altérations persistaient. D'une autre part, les urines albumineuses qu'on rencontre si fréquemment dans la scarlatine, qui se voient aussi, quoique moins souvent, dans la rougeole, la variole, dans plusieurs autres maladies, telles que les scrofules, le cancer, les affections syphilitiques invétérées, etc., ne pouvaient trouver leur motif d'existence dans l'état morbide des reins. On pouvait, en outre, dire que, dans beaucoup de cas où l'on a cru voir une néphrite albumineuse, les symptômes inflammatoires faisaient complétement défaut.

Il fallait donc des interprétations nouvelles. On s'est demandé si l'on ne devait pas rapporter l'albuminurie à une altération primitive du sang. Mais, aujourd'hui, en raison de l'immense importance des fonctions attribuées au foie, n'y a-t-il pas à examiner tout ce qui peut résulter du défaut d'action de cet organe? Si l'albumine, qui est plus abondante dans la veine porte, cesse d'être transformée par le foie d'une manière convenable, si le sang porte ne peut plus prendre dans cet organe ses principes de coagulation, la composition du sang général en sera altérée et celui-ci laissera échapper son albumine : de là, les urines albumineuses, l'anasarque et le dépérissement. On sait, en effet, par les nombreuses expériences de Magendie, que le sang qui se coagule mal n'est plus aussi propre à la circulation ; qu'au lieu de traverser facilement les capillaires, il transsude à travers leurs parois et produit l'œdème du tissu cellulaire, des épanchements dans les cavités séreuses et l'infiltration de tous les organes. Ces considérations ne sont-elles pas de nature à faire attribuer au foie au moins une partie des symptômes qui sont considérés, assez généralement aujourd'hui, comme étant sous la dépendance de l'altération des reins? Dans un grand nombre de cas, les altérations de ces deux glandes ne sont, selon toute apparence, que consécutives, par suite de la fatigue qu'elles éprouvent dans l'émission d'une très-grande quantité d'albumine, absolument comme elles le sont dans le diabète, en raison du passage d'une grande quantité de sucre à travers leur tissu.

Mais, dans l'affection albuminurique, trouve-t-on le foie malade? D'après M. Brachet, il serait altéré dans un cinquième des cas, et sa lésion consisterait le plus souvent en une sorte de cirrhose granuleuse. M. Rayer, lui-même, dit aussi qu'on trouve des lésions du foie et en particulier des cirrhoses, dont l'origine paraît *aussi ancienne* ou *plus ancienne* que celle de l'affection des reins. On pourrait même se demander si le foie ne peut pas être atteint dans ses diverses fonctions sécrétoires, sans qu'il en résulte une altération bien appréciable de son tissu.

L'œdème de l'albuminurie ne ressemble pas à l'œdème passif des maladies organiques ; le sérum en est moins fluide ; son aspect lactescent tient à ce qu'il renferme des matières grasses, qu'il est possible d'isoler par l'éther. M. Rayer a constaté en même temps, comme on l'a vu, des matières grasses dans l'urine. N'est-il pas permis, en raison de ces deux circonstances, de supposer qu'il peut y avoir concomitamment une augmentation dans la sécrétion graisseuse du foie ? Cependant, à mesure que la maladie fait des progrès, le sérum du sang finit par diminuer de densité, l'albumine s'échappant de plus en plus avec l'urine et se portant dans les divers épanchements. Les globules rouges du sang diminuent, les blancs augmentent ; le sang s'appauvrit, et la cachexie séreuse s'établit complétement.

Si, à présent, nous jetons un regard sur la marche et sur les symptômes généraux de la maladie, nous verrons qu'on y peut trouver une explication plus satisfaisante, en l'attribuant de préférence à une perturbation dans l'action du foie qu'à une perturbation dans celle des reins. Si ce trouble est léger, il n'y aura qu'une faible quantité d'albumine dans les urines ; cette quantité augmentera avec un trouble plus prononcé. A un degré plus avancé, on verra l'anasarque se montrer et s'étendre ; la dyspnée, les symptômes cérébraux s'augmenter à mesure que des infiltrations et des épanchements s'opéreront dans les viscères et dans leurs enveloppes ; enfin, la cachexie séreuse et le dépérissement général entraîneront, plus ou moins promptement, suivant les complications, les malades au tombeau. Les formes aiguës ou chroniques, les troubles digestifs, l'absence de transpiration, la variété de la durée, la facilité de la guérison dans certains cas, de même que la résistance plus fréquente à tous les remèdes, la disposition aux rechutes, etc., trouvent encore une interprétation, selon nous, plus facile.

Les urines albumineuses qui se rencontrent dans les fièvres éruptives, et particulièrement dans la scarlatine, en raison sans doute de ce que la peau, découverte de son épiderme, se trouve plus accessible à l'action des causes, ne peuvent dépendre d'une affection des reins, ni d'une affection du foie ; mais on a vu combien les fonctions et les maladies de la peau influent sur celles des organes pulmonaire et hépatique. Quant aux autres maladies où les urines de cette nature ont été constatées, la production de l'albumine paraît être sous la dépendance d'un vice dans l'assimilation. Les causes qui sont indiquées comme produisant habituellement l'albuminurie n'agissent-elles pas toutes sur cette importante fonction ? telles sont l'action prolongée du froid, de l'humidité, des changements brusques de température, d'une nourriture mauvaise ou insuffisante, des alcooliques, de l'onanisme, etc. Cette action se fait encore mieux sentir sur le foie que sur les reins, c'est-à-dire sur les fonctions assimilatrices ; elle se fait remarquer dans toutes les affections chroniques du système hépatique. La fonction du foie dont nous venons d'examiner les altérations, étant sans doute, comme les précédentes, sous l'influence nerveuse, on comprend comment les chagrins et les passions tristes peuvent également contribuer à amener les symptômes dont nous cherchons ici à expliquer l'existence.

Si nous avons pu donner quelques conseils utiles aux

6

malades atteints du diabète, nous ne serons pas aussi heureux pour ceux qui sont affectés d'urines chyleuses ou d'hépatodémie, ni pour ceux qui sont atteints d'albuminurie hépatique. Ces questions sont encore si obscures, que nous ne les avons traitées, pour ainsi dire, qu'en théorie. Nous ne pouvons que recommander aux médecins et aux malades de porter la plus grande attention sur le développement des premiers symptômes, et de remplir, avec suite, toutes les indications générales qui pourront se présenter à leur esprit.

CHAPITRE CINQUIÈME.

DES NÉVRALGIES HÉPATIQUES.

Les nerfs du foie peuvent être atteints primitivement de douleurs qui portent le trouble dans les fonctions de ce viscère, comme cela a lieu pour ceux de l'estomac. Cette maladie est désignée sous les noms de névralgie hépatique ou d'hépatalgie.

La pratique médicale nous montre, tous les jours, des souffrances du foie qui se développent sous l'influence nerveuse. Lorsqu'un ictère se manifeste presque subitement à la suite d'une vive impression morale, les nerfs de cet organe n'ont-ils pas déterminé dans les conduits biliaires ce spasme, qui, arrêtant le cours de la bile, la fait refluer dans le torrent circulatoire? La frayeur, qui produit quelquefois une si abondante sécrétion biliaire, ne met-elle pas encore en jeu le même appareil nerveux hépatique? Portal n'a-t-il pas mentionné les souffrances nerveuses du foie dans un grand nombre de maladies aiguës, souffrances qui, fréquemment, se traduisent, à leur début, par des vomissements bilieux plus ou moins abondants et par une douleur à l'hypochondre droit ainsi qu'à l'épigastre?

L'extension que prennent les douleurs, dans certaines maladies hépatiques, vient démontrer jusqu'à quel point les nerfs de ce viscère sont susceptibles de transmettre au loin le principe névralgique. La fréquence et la variété des troubles qu'éprouve l'innervation dans ces maladies, sont très-grandes. Dans les *Considérations préliminaires*, il a déjà été question des douleurs à l'épaule droite et même à la gauche, à la base du cou et près de la clavicule ; nous les avons expliquées par la lésion des nerfs diaphragmatiques ; nous avons dit qu'elles se portaient aussi à la tête et qu'elles produisaient divers symptômes sympathiques. Elles peuvent encore se faire sentir dans les bras, assez vivement même parfois pour détourner l'attention de l'altération qui siége dans le foie. Des malades atteints d'affections de cet organe ont présenté des contractions convulsives du diaphragme ou des symptômes analogues à l'asthme. La plus légère pression de la main sur la région du foie détermine, dans quelques cas, une exaspération excessive de ses douleurs et en même temps des douleurs sympathiques très-vives à la tête avec un trouble dans les idées, phénomène qui disparaît à l'instant même où la pression n'a plus lieu. On a rapporté le cas singulier d'un homme de vingt-cinq ans qui ressentait une douleur si vive, dès qu'on appuyait le doigt sur le foie, qu'il lui survenait sur-le-champ une attaque d'une maladie convulsive semblable à l'épilepsie. Les douleurs éloignées tiennent sans doute à ce que les nerfs du foie ont des correspondances avec les nerfs des parties où elles se font sentir.

Mais il arrive également que des douleurs violentes se développent dans le foie sans que son parenchyme soit le siége d'aucune altération. Tantôt elles sont fixes, vives, lancinantes, tantôt diffuses et sourdes. Quelquefois, après avoir été sourdes, elles deviennent aiguës, intolérables et gênent la respiration, la parole et le mouvement; d'autres fois, elles persistent au même degré, et sont caractérisées par un sentiment de pression, de chaleur ou de déchirure. Jamais elles ne s'accompagnent de fièvre. Elles peuvent se faire sentir sur divers points, sur les fausses côtes, au dos, à la région de la vésicule, à l'hypochondre gauche, dans tout l'hypochondre droit. Il n'est pas rare, malgré l'exemple extraordinaire que nous avons cité, que la pression les soulage. Elles produisent parfois un ictère. Lorsqu'elles se sont réitérées, il peut survenir un engorgement du foie.

Les hépatalgies se montrent quelquefois par accès et avec des intermittences plus ou moins égales. Chez des femmes, on les a vues se manifester régulièrement avant ou après l'époque menstruelle. Elles augmentent parfois après les repas, pendant les digestions; elles se font particulièrement sentir pendant la nuit. On les voit cesser subitement pour se porter sur une autre partie : le cœur, les nerfs intercostaux, les reins, les testicules, etc. Elles durent plus ou moins de temps.

Cette affection est commune chez les sujets névropathiques, chez les jeunes filles chlorotiques ou chloro-anémiques; on la remarque encore chez les goutteux et les rhumatisants. De même qu'elle disparaît pour faire place

à d'autres névralgies, on la voit se développer à la suite
des gastralgies, des entéralgies, des cystalgies, des car-
dialgies, etc.; elle alterne avec ces diverses viscéralgies.
Il suffit quelquefois d'une faible congestion sanguine dans
le foie ou de simples grumeaux biliaires dans le canal cystique pour réagir sur le système nerveux et retentir même
sur l'organisme entier.

Le traitement de l'hépatalgie consistera, d'abord, en
bains émollients, en topiques composés avec des substances narcotiques, en boissons et potions antispasmodiques
et calmantes. Les émissions de sang par les sangsues ou
autrement sont rarement suivies d'un résultat favorable.
Les purgatifs obtiennent plutôt quelque succès. Les pilules
de chlorhydrate de morphine, d'extraits de belladone, d'a-
conit, amènent ordinairement de la sédation. Il en est de
même du cyanure de potassium *intus et extra*. L'association de l'opium avec le fer et le quinquina a réussi dans
beaucoup de cas. Les praticiens emploient avec avantage
la morphine, par la méthode endermique, sur le point où
se fait particulièrement ressentir la douleur. On a recours,
enfin, aux douches et bains de vapeur, aux bains russes, aux
bains sulfureux et alcalins, gélatineux en même temps, pris
alternativement, à l'hydrothérapie. Pour se préserver des
rechutes, pour combattre aussi la disposition névropathique générale, on devra recommander, pendant plusieurs
années, une saison d'eaux minérales, salines, alcalines, et
particulièrement celles qui sont sulfureuses à un haut degré, comme Bagnères-de-Luchon.

CHAPITRE SIXIÈME.

DES VICES DE CONFORMATION ; DES HERNIES ; DES

DÉPLACEMENTS ET DES DÉFORMATIONS DU FOIE.

Le foie peut éprouver plusieurs vices de conformation. Il est sujet à des hernies qui, le plus souvent, sont originelles. Par suite de quelques circonstances particulières, on le trouve aussi déplacé en divers sens. L'étude de ces différents états va constituer trois paragraphes.

§ Ier. — DES VICES DE CONFORMATION DU FOIE.

Le foie peut manquer ou être diversement déformé ; il est quelquefois transposé ; deux foies peuvent être réunis en un seul.

De l'absence et de diverses déformations du foie. — Dans l'acéphalie, le foie manque habituellement ou il n'a qu'une composition incomplète ; mais Gaspard Bauhin prétend que, chez un fœtus d'ailleurs bien conformé, il manquait complétement ; une veine ombilicale se portait dans la veine cave, et l'autre se divisait en ramifications infinies qui se terminaient en culs-de-sac, sans qu'il y eût aucune trace de veines hépatiques. Dans d'autres circonstances, le foie offre des déformations diverses ; on y a trouvé des scissures plus ou moins profondes, le lobe gauche prolongé en languette jusque sur la rate et l'estomac, le petit lobe comme détaché, la surface supérieure offrant une proéminence considérable. Quelquefois, le foie était presque rond, sans distinction de lobes ou presque aplati uniformément ; d'autres fois, il était formé de deux parties très-distinctes. La vésicule biliaire, dans quelques cas rares, n'existait pas.

Il est une autre anomalie bien remarquable : c'est celle où la veine porte ne traverse pas le foie et se jette directement dans la veine cave. Il y en a un certain nombre d'exemples avérés. Dans quelques-uns de ces cas, la veine ombilicale conservée remplissait le rôle de la veine porte.

De la transposition du foie. — La transposition du foie n'a jamais lieu seule ; il y a, en même temps, transposition de tous les autres viscères. Le foie est alors situé dans l'hypochondre gauche, tandis que le cœur et la rate sont à droite, etc. La conformation générale de l'organe hépatique est d'ailleurs la même. Pendant la vie, le diagnostic est facile à établir par l'absence de matité dans l'hypochondre droit, et son existence dans le gauche. On est mis sur la voie par les battements du cœur qui se font entendre dans la portion droite du thorax.

Des hépatodymes. — Dans une espèce de monstres doubles, où deux enfants sont réunis en un seul au niveau de l'ombilic, et dénommés hépatodymes complexes, on trouve deux foies confondus en un seul. Ce foie complexe devient un centre autour duquel se rallient les viscères thoraciques et abdominaux. C'est l'organe dont la disposition nouvelle s'éloigne le plus de l'état normal. Le foie et les autres viscères ont gardé leur position ordinaire chez l'un des enfants, tandis que, chez l'autre enfant, ils sont transposés pour pouvoir se joindre à ceux du côté opposé. L'observation la plus remarquable en ce genre est celle de *Ritta-Christina*, qui a été recueillie avec soin par M. le professeur Serres.

§ II. — DES HERNIES DU FOIE OU HÉPATOCÈLES.

L'histoire des hépatocèles ou hernies du foie se lie, en grande partie, aux vices de conformation, car presque tous les cas ont été observés dès la naissance, et avaient été produits pendant la vie intra-utérine. Tantôt une partie du foie seulement était engagée, tantôt ce viscère était passé tout entier dans la hernie. D'autres organes s'y trouvaient quelquefois en même temps, comme une portion d'épiploon ou des intestins grêles, ou même l'estomac, la rate, le gros intestin, etc. On comprend combien de tels changements doivent apporter de troubles dans l'ensemble des fonctions : aussi les enfants chez lesquels ces infirmités ont été observées n'ont, en général, vécu que très-peu de temps ; cependant quelques cas plus simples ne sont pas incompatibles avec la vie.

On peut distinguer plusieurs espèces d'hépatocèles : les unes ont lieu par les parois abdominales, les autres par le diaphragme.

Hépatocèle des parois abdominales. — Elle s'opère tantôt par l'ombilic et tantôt par une ouverture accidentelle.

Il résulte des cinq faits détaillés qui existent dans la science, et qui sont dus à Méry, Bucholtz, Haller, M. Léon de Kilmalcolm et à M. Lécorché-Colombe, que l'hépatocèle *ombilicale* est presque toujours congéniale ; que la poche qui renferme les parties herniées est formée par le cordon ombilical distendu, ce qui est, en effet, indispensable ; car, avant la naissance et quelques jours après, la peau, laissant à ces parties une ouverture facile, ne peut être entraînée par elles ; que cette poche doit, en outre,

être constituée intérieurement par le péritoine, si cette
membrane n'a pas été rompue ; que cette hépatocèle peut
être énorme, puisque son diamètre a été trouvé de 18 à
20 centimètres ; que non-seulement le foie peut y être
contenu tout entier, mais qu'on y a trouvé encore la rate,
l'estomac, l'épiploon et tous les intestins ; que, dans la
plupart des cas, le foie, échappé par l'ombilic longtemps
avant la naissance, avait pris son accroissement dans le sac
lui-même ; mais que, quand une partie seulement de cet
organe est engagée, la tumeur peut ne se produire qu'a-
près la naissance. La forme présentée par ces tumeurs
était variable suivant les parties qui y étaient contenues, et
celles-ci, par le palper et même à l'œil, pouvaient, jusqu'à
un certain point, y être reconnues, à cause de la demi-
transparence de l'enveloppe. La réduction de ces hernies a
été le plus souvent impossible, en raison surtout de l'étroitesse de l'anneau ombilical et des adhérences que les parties avaient contractées. Des tentatives, faites même avec
prudence, ont déterminé l'inflammation, la suppuration,
ce qui ne doit pas encourager à s'y livrer. L'infirmité, du
reste, abandonnée à elle-même, ne tarde pas à faire succomber les enfants.

Dans l'hépatocèle *ventrale*, ce n'est plus par l'ombilic
que s'engage le foie, mais par une ouverture accidentelle,
à travers ou entre les muscles de l'abdomen. Il n'existe
que trois exemples de ce genre d'hépatocèle. Ils sont trop
dissemblables pour qu'on puisse les rapprocher et les
comparer entre eux.

Un des cas, publié par Burdach, peut être considéré
comme une véritable hernie : chez un jeune homme de
vingt-deux ans, un abcès du foie s'était fait jour, pendant
l'enfance, au côté gauche du ventre, et y avait laissé une
cicatrice mince qui, plus tard, se souleva peu à peu ; ce
jeune homme, ayant fait un effort, éprouva une vive dou-

leur et un déchirement au niveau de la cicatrice; peu à près, il survint des vomissements et de la tuméfaction au ventre; une incision ayant été pratiquée sur cette cicatrice, on arriva sur un corps mou, qui n'était autre chose que le lobe gauche du foie; ce lobe fut repoussé, et le malade fut soulagé; la cicatrice redevint si solide qu'un bandage fut jugé inutile.

Les deux autres cas doivent être rapportés à des arrêts de développement. Dans le premier, transmis par Morgagni, un enfant naquit avec une tumeur de la grosseur du poing, située à droite et un peu au-dessus de l'ombilic; cette tumeur était dénuée de peau, celle-ci se terminant tout alentour en un rebord un peu plus saillant; elle était inégale et cédait au toucher; déjà un peu de couleur livide, elle fut bientôt frappée de gangrène, et l'enfant mourut le trente-cinquième jour après sa naissance. La dissection fit voir qu'il y avait un double foie : l'un à la place ordinaire, assez petit et divisé en lobes très-longs; l'autre, plus volumineux, informe, contenu dans la hernie; ces deux foies étaient unis par une membrane épaisse. Dans le second cas de vice de conformation, qu'on doit encore à Méry, un fœtus n'avait pas de muscles au ventre, et, par l'ouverture qui résultait de leur absence, il sortait une tumeur qui contenait les viscères, parmi lesquels était le foie; le péritoine la recouvrait.

Hépatocèle diaphragmatique. — Ces hépatocèles sont également très-rares. Nous n'en connaissons que six observations. Elles sont rapportées par Conrad Becker, Vicq d'Azyr. Portal, M. Destrées, M. Cruveilhier et M. Lambron. Dans deux cas, l'hépatocèle diaphragmatique existait chez des fœtus monstrueux; le premier, venu à cinq mois et demi, le deuxième n'ayant vécu que cinq minutes. Deux autres enfants étaient morts aussi peu d'heures après leur naissance. Un autre avait vécu cinq ans. Dans l'observation bien plus remarquable de M. Lambron, il s'agissait d'une femme de soixante-dix-sept ans.

Les parties du diaphragme par lesquelles s'était opérée la hernie étaient différentes. Dans une des observations, cette cloison musculeuse n'offrait aucune ouverture anormale, les parties déplacées ayant été en quelque sorte formées dans le thorax ; dans une autre, le foie s'engageait à travers les fibres droites du diaphragme ; dans la troisième, c'était dans l'intervalle que comprend le ligament coronaire ; et, dans la quatrième, il y avait une large ouverture à la partie moyenne du diaphragme. Chez la femme de soixante-dix-sept ans, toute l'aile droite du centre phrénique était ouverte circulairement, de manière que le poing pouvait y passer. Un des cas ne précise pas le lieu de l'ouverture.

Dans une observation, il est dit que le foie faisait une saillie considérable dans la cavité droite du thorax. Chez la femme de soixante-dix-sept ans, sa grosse extrémité, y compris la vésicule, était entraînée dans l'ouverture diaphragmatique, ainsi que l'angle formé par la réunion des colons ascendant et transverse. Dans une autre observation, le lobe gauche du foie occupait la partie inférieure et antérieure de la cavité gauche du thorax ; l'estomac, le paquet des intestins grêles, le cœcum, le colon, ainsi que la rate, étaient en même temps dans cette cavité. Ailleurs, deux portions du foie étaient dans la poitrine, et ne tenaient au reste de l'organe que par un pédicule grêle ; une portion était dans la cavité droite, et l'autre dans la cavité gauche du thorax ; dans cette dernière cavité se trouvait en même temps une assez grande partie des intestins grêles et du gros intestin, ainsi que le cœcum. Ailleurs encore, le foie était tout entier dans la poitrine, ainsi que la rate et l'estomac. — Les parties déplacées ne paraissent pas avoir été toujours contenues dans un sac herniaire ;

tantôt il n'en est pas question, tantôt il n'est que mentionné, et tantôt aussi il est décrit avec soin.

Comment se rendre compte de ces hernies? Dans un
cas, le fœtus se trouvant courbé en arrière, on suppose que
les organes ont dû être entraînés par une sorte de traction.
Chez la vieille femme, le diamètre du lobe droit hernié,
plus grand que celui de l'ouverture diaphragmatique,
semble indiquer que le foie s'est accru dans le sac ; or, le
lobe droit, prenant un développement proportionnellement
plus considérable après la naissance, on peut admettre que
la hernie datait de la vie intra-utérine. Dans la plupart
des cas, cette hernie du foie ayant eu lieu à droite, il
semble qu'elle soit plus facile de ce côté ; en effet, avant
la naissance, le lobe droit du foie est moins volumineux
que le gauche, et, malgré la prédominance du lobe gauche, cette glande est toujours plus dans l'hypochondre
droit que dans l'hypochondre gauche.

Le diagnostic de l'hépatocèle diaphragmatique complète
serait difficile à établir si les malades pouvaient vivre ;
toutefois, l'absence du foie de sa place ordinaire porterait
à faire soupçonner un vice de conformation semblable à
ceux dont il a été question. Quoique ces lésions ne paraissent guère compatibles avec la vie, on a vu cependant une
femme chez laquelle, il est vrai, la hernie était bornée à
une portion du foie, arriver à un âge très-avancé ; les seuls
troubles fonctionnels qu'elle eût éprouvés ne consistaient
qu'en une dyspnée habituelle.

Bien que, de l'étude de ces faits, il ne résulte d'application pratique que pour quelques-uns d'entre eux, il était
convenable cependant de présenter leurs variétés et leurs
rapports ; car, dans des cas analogues, le diagnostic et le
pronostic pourront non-seulement en être éclairés, mais
encore le médecin jugera, avec plus de sûreté, les cir-

constances dans lesquelles il devra s'abstenir et celles où quelques tentatives pourraient être utiles.

§ III.— DES DÉPLACEMENTS ET DES DÉFORMATIONS DU FOIE.

Le foie peut éprouver des déplacements dans diverses directions et des déformations très-variées, par suite de maladies siégeant dans d'autres organes, par l'effet des courbures du rachis et par des compressions extérieures.

Déplacements par des maladies siégeant dans d'autres organes. — Le foie est quelquefois porté en haut par des collections considérables de sérosité, de pus, de sang dans le péritoine, par une grande abondance de gaz développés dans l'estomac, dans les intestins, et principalement dans le colon transverse, par des kystes de diverses natures formés dans d'autres organes de l'abdomen, par une hydro-néphrose, par une accumulation de fèces dans le gros intestin, etc. On a vu, par ces causes, la vésicule vidée et aplatie. Le foie peut être également refoulé en bas par des épanchements séreux, purulents, sanguins, gazeux, ayant leur siége dans les plèvres, surtout dans la droite, par l'hé-patisation du poumon droit, par des poches hydatiques à la base des poumons ou au-dessous du diaphragme, par un gros cœur, un hydropéricarde, un amas de graisse entre le foie et les replis péritonéaux, par l'interposition d'une portion intestinale entre le foie et le diaphragme, etc. L'in-tumescence considérable de la rate repousse le foie à droite et en même temps un peu en haut ; il en est de même de diverses tumeurs développées dans le flanc gauche. Le refoulement peut encore s'opérer vers le côté gauche, mais dans des cas plus rares : c'est ainsi qu'on a vu une tumeur enkystée, grosse comme la tête d'un fœtus, ayant son origine dans le péritoine, située entre le rein droit et la face concave du foie, faire subir à cet organe un mou-

7

vement de bascule qui l'avait chassé de l'hypochondre
droit et porté dans l'épigastre et l'hypochondre gauche.

*Déplacements et déformations par des courbures du ra-
chis.* — Ces courbures font éprouver au foie des changements de position, suivant le sens dans lequel elles ont
lieu. Voici l'analyse de quelques notes que notre confrère
et ami M. le docteur Bouvier a bien voulu nous communiquer. Les diverses lésions qui en résultent peuvent se
rapporter aux trois ordres suivants : changements de volume, changements de position, déformations diverses.

Chez les rachitiques, qui offrent ordinairement des courbures de la colonne vertébrale, le foie est en général d'un
volume considérable. Dans quelques cas, c'est dans le sens
transversal qu'il a acquis ce volume ; il envahit alors l'hypochondre gauche et s'étend au-dessus de la rate ; son diamètre vertical étant diminué, il gagne en longueur ce qu'il
a perdu en hauteur. Dans d'autres cas, au contraire, il a
beaucoup augmenté d'épaisseur et son diamètre transversal est diminué; le foie paraît court et ramassé ; il occupe
toute la capacité de l'hypochondre droit et déborde même
les fausses côtes. Dans un petit nombre de cas, cet organe
est atrophié dans sa totalité ou dans un de ses lobes.

Le foie, souvent resserré par l'obliquité que subissent
les côtes, soit à droite, soit à gauche, éprouve un changement de position. Quelquefois son lobe droit, porté en haut,
refoule le diaphragme; d'autres fois, ce qui est plus commun, il descend près de la fosse iliaque du même côté, et
même dans cette fosse; dans quelques cas, il est logé plus
ou moins profondément dans une courbure postérieure de
l'épine. On a trouvé, chez un sujet, l'obliquité du foie telle,
que son extrémité gauche touchait au cardia, tandis que la
droite était appuyée contre la fosse iliaque correspondante;
chez un autre, la face inférieure de l'organe était tournée

en arrière et se trouvait en contact avec le rein droit, ainsi qu'avec la crête et le muscle iliaques.

Enfin, il existe fréquemment des impressions sur le foie : elles n'offrent parfois que de légères traces ; mais d'autres fois ce sont des sillons plus ou moins larges ou profonds, et même de véritables anfractuosités circonscrites par de fortes saillies. Les dépressions et les sillons se voient plus communément à la face supérieure et surtout à la partie droite et antérieure de celle-ci. Ils sont le plus souvent produits par les côtes déplacées et déformées, et spécialement par les côtes droites, ce qui explique pourquoi leur direction est oblique d'arrière en avant et de dehors en dedans. Les côtes, cependant, produisent aussi des impressions dans le sens transversal ; les sixième, huitième, neuvième, dixième, onzième et douzième côtes droites sont indiquées comme les ayant déterminées. Des dépressions considérables sont dues, dans quelques cas, à leur rebord cartilagineux. A la face inférieure du foie, au lieu de dépressions et de sillons, on trouve, principalement à droite, des inégalités et des bosselures séparées par des lignes anfractueuses, altérations qui paraissent tenir à la compression de la face supérieure du foie, et à ce que la nutrition, par suite, est augmentée dans le plan inférieur de l'organe. Les bords du foie eux-mêmes offrent quelquefois des déformations qui consistent en saillies et retraits successifs, de manière à leur faire figurer des contours.

On a observé dans l'ensemble du foie des déformations singulières. Dans un cas, il avait pris la forme bizarre d'un cœur de cartes à jouer ; il offrait trois bords s'unissant à angles arrondis. Dans d'autres cas, la déformation n'était que partielle, comme un lobe atrophié et formant une languette très-mince.

Déplacements et déformations par des compressions extérieures. — Des effets non moins fâcheux que ceux qui

proviennent des courbures du rachis ont lieu sur le foie
par suite de la pression qu'y exercent les *corsets baleinés,*
chez les femmes qui en abusent. Ces déformations, communes surtout parmi les personnes de la société, peuvent
être quelquefois constatées par des autopsies. La pression
circulaire du corset, s'exerçant essentiellement sur les dernières côtes, resserre la base de la poitrine ; ce resserrement s'établit avec facilité chez les jeunes filles, dont les
côtes ont une grande souplesse. Les viscères abdominaux
sont refoulés en bas, et, par suite, le ventre devient plus
saillant. Le foie en reçoit l'influence la plus directe : comme
il est solidement fixé en arrière, c'est sa partie antérieure
qui s'abaisse ; on le trouve allongé de haut en bas, aplati
d'avant en arrière ; sa face supérieure devient presque verticale et antérieure, et s'allonge beaucoup, surtout dans
son lobe droit, de manière à représenter un cône dont la
base regarde en haut et le sommet en bas ; il gagne en
hauteur ce qu'il perd en largeur et en épaisseur, ses diamètres transversal et antéro-postérieur diminuant et le
vertical s'allongeant. Cet organe déborde souvent alors la
base du thorax, et il n'est même pas rare de le voir atteindre par son grand lobe la fosse iliaque droite et descendre
près du détroit supérieur du bassin, tandis que le lobe
moyen déborde à peine le thorax. La partie du foie abais-
sée, se trouvant à l'aise, a d'autant plus de tendance à se
développer en bas. Le rebord costal qui rentre assez souvent en dedans d'une manière très-saillante, produit une
dépression transversale plus ou moins marquée ; le foie
semble parfois divisé en deux parties sur sa face antérieure;
son lobe droit, dépassant seul le plus ordinairement le rebord costal, seul aussi reçoit cette impression ; cependant
on l'observe quelquefois en même temps sur le lobe gauche, lorsqu'il dépasse les côtes. Tantôt la dépression présente une interruption au niveau de l'échancrure du rebord

costal, tantôt elle s'élève de droite à gauche d'une manière continue. Ces compressions ont lieu en même temps sur l'estomac et convertissent ce viscère en un véritable bissac. Les côtes elles-mêmes, comme dans les courbures du rachis, déterminent sur le foie des impressions transversales, obliques et même presque verticales, suivant qu'elles sont redressées par suite de la contraction qu'elles éprouvent. Dans quelques cas, le corset étant fortement serré dans sa partie inférieure, c'est par en haut que le foie est refoulé; il soulève alors le diaphragme, et peut atteindre par sa convexité la cinquième et même la quatrième côte.

D'autres causes peuvent encore produire des dépressions à la surface du foie : elles sont une compression par diverses tumeurs, par des fausses membranes épaisses et dures, par des collections de liquides, etc. ; quelquefois ces dépressions sont dues à des replis du diaphragme ou à des brides intestinales.

Toutes les compressions, tous les frottements anormaux déterminent sur les membranes qui enveloppent le foie des épaississements plus ou moins marqués ; le péritoine devient nacré ; mais c'est la membrane fibro-cellulaire qui en est plus particulièrement le siége. Cette membrane qui, à l'état normal, est presque transparente, devient alors d'un blanc-grisâtre ; elle paraît formée de fibres entrecroisées et condensées ; elle jette entre les granulations hépatiques des prolongements très-visibles. En général, la surface du foie reste lisse. Rien n'est plus commun que de rencontrer ces épaississements. On les trouve par stries, par plaques plus ou moins étendues. Leur forme est quelquefois stellaire, et le centre est le siége d'un léger froncement et même d'une dépression plus ou moins marquée ; dans ce point, l'épaississement est plus considérable ; c'est à tort qu'on a cru qu'ils étaient le résultat d'abcès du foie

cicatrisés. Ces épaississements sont quelquefois de plusieurs millimètres ; ils peuvent devenir cartilagineux et
même s'incruster de matières calcaires. Le tissu sous-jacent
du foie acquiert de la densité, devient comme fibreux ; ses
vaisseaux s'oblitèrent ; il est atrophié.

Symptômes et traitement. — Ces altérations ne produisent pas, en général, une douleur assez vive pour en révéler
l'existence ; comme elles ne se forment qu'avec une extrême lenteur, les malades n'éprouvent qu'un sentiment
de malaise et de gêne. On a vu, cependant, dans un cas
où il y avait dans les conduits des concrétions biliaires, un
abcès se former dans le tissu du foie et entraîner la mort.
Quand le déplacement est considérable, la palpation peut
le constater.

Comme on le prévoit facilement, l'art est impuissant
contre les vices de conformation. Quant aux déplacements
du foie, produits soit par des épanchements ou des tumeurs, soit par les déviations du rachis ou par des compressions diverses, ils ne peuvent être diminués qu'en s'occupant de traiter les maladies qui les occasionnent ou de
faire cesser les causes extérieures qui les produisent.

CHAPITRE SEPTIÈME.

DES LÉSIONS TRAUMATIQUES OU DES BLESSURES DU FOIE.

Les lésions traumatiques du foie diffèrent essentiellement de celles qui viennent d'être étudiées à la fin du chapitre précédent ; mais elles peuvent en être rapprochées, en ce sens qu'elles sont également produites par des causes qui agissent en dehors du foie. Le volume de cet organe, sa position superficielle, le rendent accessible à l'action des corps extérieurs, malgré la protection que lui fournissent les dernières côtes et les parois de l'abdomen. Ces lésions se rapportent à la commotion, à la contusion et aux plaies.

De la commotion du foie. — La commotion du foie est l'ébranlement général et moléculaire de cet organe. Elle est quelquefois suivie d'un trouble dans sa sécrétion et sa circulation, d'ictère, d'un sentiment de gêne et de pesanteur dans l'hypochondre droit. Par elle-même, elle ne semble constituer ordinairement qu'un accident léger ; cependant elle peut devenir une source féconde et souvent inaperçue d'altérations organiques consécutives très-graves.

Elle est le plus souvent le résultat d'un saut d'un lieu élevé sur la plante des pieds, les jarrets étant tendus, d'une chute sur les genoux, sur les tubérosités de l'ischion, d'une forte projection du corps sur le sol, etc.

La commotion du foie exige la saignée, si cet organe est le siége de douleurs et surtout s'il survient de la fièvre ; il serait même prudent, dans tous les cas, de pratiquer par précaution une émission sanguine. Des applications émollientes, résolutives, des bains, l'usage intérieur de boissons antispasmodiques, vulnéraires, le repos, constituent le reste du traitement.

De la contusion du foie. — La contusion du foie peut aussi tenir aux causes précédentes, lorsqu'elles agissent avec une grande violence ; elle est alors produite par les organes avec lesquels le foie est en contact et desquels il reçoit une compression plus ou moins forte ; mais elle résulte, le plus ordinairement, de chocs directs, lesquels peuvent avoir lieu par des corps qui agissent sur une surface plus ou moins étendue. Si le tronc vient à être comprimé entre deux corps très-résistants, la partie du foie qui répond à la colonne vertébrale est le siége de la plus forte contusion : cela arrive quand un cavalier tombe sous son cheval, lorsqu'une roue de voiture passe sur le corps, lorsqu'un ouvrier est emporté avec un échafaudage, etc. Il arrive souvent que le foie éprouve les plus grands désordres sans que la cause ait laissé de traces extérieures. L'état de maigreur rend le foie moins protégé contre l'action des corps contondants. Le ramollissement de ce viscère favorise sa déchirure. Chez le fœtus à terme, le foie, débordant beaucoup les côtes, est plus exposé aux compressions quelconques ; dans l'accouchement, la pression, opérée par les parties seules de la mère, suffit pour le contondre.

La contusion du foie peut se borner à produire la déchirure de quelques petits vaisseaux, une coloration noirâtre plus ou moins étendue et un ramollissement du tissu hépatique. Mais le corps vulnérant agit quelquefois avec assez de force pour déterminer des séparations profondes dans l'organe ; dans ce cas, il se forme des foyers sanguins, soit au sein du parenchyme, soit dans le péritoine. La grande vascularité du foie rend compte de ces épanchements. Des épanchements de bile peuvent avoir lieu en même temps. L'hépatite et des abcès se développent souvent après les contusions du foie. La péritonite est presque inévitable, lorsque ces épanchements, surtout ceux de bile, s'opèrent dans le péritoine. Par cette dernière cause, la péritonite est promptement mortelle, malgré le traitement antiphlogistique le plus actif. La bile imprime sa coloration au sang qui s'épanche en même temps qu'elle, ainsi qu'aux fausses membranes s'il se forme une péritonite. La mort arrive souvent avant le développement de l'inflammation, peu d'heures après l'accident ; le malade alors tombe en syncope, ses extrémités se refroidissent, son pouls devient filiforme, ses traits se décomposent, la peau se couvre d'une sueur froide, le ventre se tend et acquiert une grande sensibilité ; on remarque parfois des nausées et des vomissements.

Le traitement des contusions du foie, lesquelles constituent presque toujours un état très-grave, doit avoir pour but de prévenir l'inflammation qui en est souvent le résultat : il est donc essentiellement antiphlogistique. Son énergie sera proportionnée à la violence de la contusion et à l'intensité de la douleur. La moindre réaction devra éveiller l'attention du médecin, comme indiquant un commencement ou un renouvellement de phlegmasie. Outre la saignée générale et les sangsues plus ou moins réitérées sur les parties douloureuses, on mettra en usage les applications de linges imbibés d'eau froide, de décoctions émollientes et calmantes. Lorsque les douleurs seront apaisées, on emploiera les résolutifs ; le repos prolongé sera indispensable.

7.

Des plaies du foie. — Les plaies du foie peuvent être produites par des instruments piquants, tranchants ou contondants. La plaie diffère de la contusion en ce que, dans le premier cas, l'instrument vulnérant est toujours en contact avec l'organe blessé.

Les plaies du foie par instruments piquants sont ordinairement produites par des coups d'épée, de fleuret, ou par des pointes plus minces ; celles par instruments tranchants, proviennent de coups de sabre, de poignard, de lance, etc. ; enfin, les plaies par instruments contondants sont le plus ordinairement le résultat de projectiles lancés par des armes à feu, balles, éclats de grenade, de bombe, de bois, etc.

Le foie est atteint à des profondeurs diverses et dans une étendue plus ou moins considérable. Le corps vulnérant, si c'est un instrument piquant ou un projectile, peut le traverser de part en part ; ce dernier reste quelquefois au milieu de l'organe. Des épanchements de sang et de bile, surtout dans les blessures par instrument tranchant, ont fréquemment lieu dans le péritoine ; les uns et les autres peuvent être considérables. Ces plaies sont souvent compliquées de la blessure d'autres parties, de la fracture des côtes, de la lésion des artères intercostales, etc. On a vu de larges plaies être accompagnées de l'issue d'une portion du foie blessé lui-même et répandant son sang au dehors ; on prétend même qu'on en a excisé une certaine quantité sans que cela ait empêché la guérison d'avoir lieu.

Quelque superficielle que soit la plaie du foie, il survient promptement un grand trouble dans l'économie. Nous avons déjà indiqué les symptômes qui résultent d'un déchirement avec épanchement de sang, par suite de la contusion de cet organe ; ce sont à peu près les mêmes qui se présentent dans le cas actuel ; ajoutons le hoquet, des angoisses,

l'irrégularité du pouls, la respiration laborieuse, l'extinc-
tion de la voix, quelquefois une teinte ictérique avec des
urines bilieuses. Si le blessé survit à ces premiers accidents,
d'autres symptômes seront bientôt à redouter : ainsi, une
inflammation du foie lui-même, et, par suite, des abcès, la
péritonite, la gangrène, et beaucoup d'autres complications.
Ces plaies sont donc toujours très-graves.

Le traitement des plaies du foie présente quelques indications particulières. Si la plaie est produite par un instrument piquant, il faut, dans le cas où il y est resté, le
retirer avec précaution. Il pourra être convenable d'opérer, avec prudence, des débridements, si la plaie est déterminée par une arme à feu, pour retirer les fragments
de côtes et les corps étrangers. Si du sang et de la bile s'é-
panchent, comme le danger sera moins grand par son
écoulement au dehors, on devra, par une position appropriée du blessé, chercher à faciliter cet écoulement. On
comprend qu'une circonstance favorable à cet égard serait, comme dans les plaies des poumons, une adhérence
qui existerait entre le foie et les parois abdominales. On a
essayé de modérer l'intensité de la péritonite, produite
par l'épanchement du sang, et surtout de la bile, en injectant de l'eau tiède dans le péritoine. Ce moyen, auquel
on a été encouragé par le résultat d'expériences sur les
animaux dans le péritoine desquels on avait injecté de la
bile, puis de l'eau tiède, a paru empêcher la rapidité et la
violence de la péritonite. Cependant l'épanchement de
sang n'est pas toujours aussi dangereux qu'on pourrait le
croire ; car ce liquide peut s'absorber, et la guérison avoir
lieu. Loin de s'exposer à fatiguer considérablement le
blessé en cherchant à retirer ce sang au moyen de ventouses, peut-être vaut-il mieux l'abandonner à lui-même.

Le traitement général ne sera pas négligé. On pratiquera la saignée du bras, si les forces le permettent ; on

fera mettre des sangsues ou des ventouses scarifiées dans le cas de symptômes d'inflammation ; on recouvrira la plaie d'applications froides et émollientes. Des boissons acidules froides seront administrées, et l'on prescrira le repos le plus absolu.

CHAPITRE HUITIÈME.

DES CONGESTIONS SANGUINES DU FOIE.

Les congestions sanguines du foie peuvent être générales ou partielles.

Lorsqu'elles sont *générales*, le foie augmente plus ou moins de volume. Il dépasse le rebord des côtes, descend quelquefois au niveau de l'ombilic et même au-dessous ; son lobe gauche se porte vers la rate et occupe la totalité de l'épigastre. En haut, il refoule le diaphragme et s'élève, dans quelques cas, jusqu'à la quatrième côte.

A l'extérieur et à l'intérieur, le tissu hépatique est d'un rouge uniforme plus ou moins foncé, et parfois même livide. Sa consistance est augmentée, égale partout, et d'autant plus grande que le foie a pris un volume plus considérable. Si l'on trouve le parenchyme d'une consistance moindre que dans l'état normal, cela tient à ce qu'il commence à s'altérer ou bien à ce que la congestion a lieu dans un foie déjà malade, ainsi que cela s'observe chez les scorbutiques, etc.

Le sang qui gorge le foie s'écoule abondamment à l'incision ; il est noir, un peu épais, quelquefois légèrement onctueux. Les granulations sont gonflées, turgescentes et comme formées d'un tissu érectile. Tous les vaisseaux sont distendus, et, dans les cas où le refoulement sanguin a été la suite d'un obstacle dans la circulation du cœur, on trouve les veines hépatiques énormément dilatées et offrant des courbures. La congestion peut être portée à un tel point, que le sang s'échappe des vaisseaux non-seulement par une sorte de transsudation, mais encore par la rupture de branches veineuses considérables, ainsi qu'on le verra dans le chapitre suivant. Chez les enfants naissants, cette transsudation est commune ; ceux qui meurent dans un état d'asphyxie ont tout le système veineux gorgé de sang, et le foie surtout en est si fortement distendu, que ce liquide exsude, se répand sous les membranes enveloppantes, quelquefois même les traverse et s'épanche dans le péritoine ; il suinte même dans la vésicule, et, au lieu de bile, on y a trouvé du sang noir et poisseux. Chez l'adulte, l'exhalation sanguine a été également observée dans les canaux excréteurs de la bile.

Nous avons dit que les congestions sanguines du foie étaient aussi *partielles*. Il n'est pas rare de trouver, à l'intérieur ou même à l'extérieur de cette glande, un plus ou moins grand nombre de taches rouges, variables en forme et en grandeur, entourées d'un parenchyme normal ; de ces parties hyperhémiées, il s'écoule aussi beaucoup de sang à l'incision. — La congestion sanguine peut

encore être *incomplète*. Celle-ci peut se former de deux manières, par les veines hépatiques ou par la veine porte :
dans le premier cas, c'est la partie centrale des granulations qui est injectée, tandis que, dans le second, c'est
leur périphérie. La première forme se remarque après la
mort et dans les congestions qui dépendent d'un obstacle
au passage du sang dans le cœur ; la seconde forme, plus
rare, n'a guère lieu que chez les enfants.

Sous le rapport des causes, on peut distinguer les congestions sanguines du foie en actives ou en passives.

Les congestions *actives* sont le résultat d'un stimulus,
dont on ne peut souvent déterminer la raison d'être, et
qui agit tantôt sur la totalité et tantôt sur une partie seulement de l'organe hépatique, sans aller jusqu'à y produire
l'inflammation ; cependant, comme elles passent dans un
assez grand nombre de cas à l'état inflammatoire, elles
doivent reconnaître à peu près les mêmes influences que
l'hépatite. Comme celle-ci, la congestion sanguine du foie
proviendra de violences extérieures, d'une agitation extraordinaire, d'une grande commotion morale, de la suppression de la transpiration, d'un flux habituel, etc. On a
vu qu'elle pouvait être due à des névralgies du foie. Elle
se forme parfois à la suite de la phlegmasie d'un organe
voisin, de l'estomac, du duodénum surtout, etc. Elle peut
accompagner une autre affection du foie, comme cela se
remarque si souvent dans le cancer de cet organe. Pendant les accès de fièvre intermittente, le foie, comme la
rate, se congestionne, et ces viscères restent engorgés
quelquefois au point d'occuper une grande partie de la
cavité abdominale ; c'est ce qu'on observe dans les pays
où ces maladies sont endémiques. Dans les cas de suppression des menstrues, on a vu le foie devenir chaque
mois gonflé et douloureux. Il est des individus qui ont une
disposition singulière à ces congestions. Le foie se conges-

tionne aussi dans certaines maladies des climats chauds, dans la peste et la fièvre jaune.

Les congestions *passives* du foie tiennent, au contraire, à une cause purement mécanique. Elles occupent ordinairement la totalité du parenchyme. Dans l'état physiologique, elles ont lieu jusqu'à un certain point; pendant les mouvements respiratoires, le sang est repoussé dans les veines jusqu'au système capillaire des organes : ainsi les cris, les contractions musculaires, la course, les passions violentes, etc., gonflent le foie en y faisant refluer le sang veineux. Dans l'état pathologique, ces congestions ont lieu surtout dans le cours des affections organiques du cœur. Dans ces circonstances, de même que dans celles où les poumons sont engoués ou enflammés, dans les asphyxies, dans celles particulièrement des enfants qui viennent au monde, il y a obstacle au libre cours du sang ; l'oreillette droite du cœur se distend considérablement, le sang reflue vers les vaisseaux hépatiques ; et comme ce liquide, toujours amené d'autre part par la veine porte, ne peut traverser le foie, cet organe se remplit et se tuméfie.

Les congestions actives du foie peuvent se manifester à tous les âges. On a vu que, pendant la vie intra-utérine, cet organe en était déjà le siége ; mais c'est surtout dans l'âge adulte qu'elles se manifestent plus particulièrement. Nous avons dit également que les congestions passives se manifestaient à la naissance et à l'âge où l'on observe le plus souvent les maladies du cœur, c'est-à-dire à partir de l'âge adulte jusque dans la vieillesse.

Les *symptômes* varient suivant que les congestions sont actives ou passives.

Dans le premier cas, il y a une douleur plus ou moins marquée à l'hypochondre droit et à l'épigastre, plus ou moins de fièvre, et une réaction sympathique sur les autres organes ; l'intensité de celle-ci est proportionnée à celle de la congestion. La réaction sur le système digestif est quelquefois telle, que le malade ne peut supporter les boissons, qu'il survient du ballonnement à l'abdomen, etc. La sécrétion biliaire est généralement augmentée, probablement même modifiée. Lorsqu'une exhalation de sang a lieu dans les voies biliaires, ce sang, transporté par suite dans le tube digestif, est rejeté par le vomissement ou par les selles. Quand le gonflement de foie est considérable et surtout s'il se forme avec rapidité, la respiration est très-gênée par le refoulement subit des poumons et du cœur. Le visage et même le corps offrent généralement une teinte jaune, et quelquefois il se manifeste un ictère véritable. Dans les congestions qui suivent les accès de fièvres intermittentes rebelles, on observe parfois aussi l'ictère, et celui-ci est même très-opiniâtre.

Dans la congestion passive du foie, les symptômes généraux ne sont pas autant prononcés. Au lieu d'une douleur plus ou moins vive, le malade n'éprouve qu'un sentiment de poids et de gêne dans la région hypochondriaque droite; quelquefois cependant il ne peut remuer sans beaucoup souffrir. Le trouble des organes digestifs est plus faible ; mais la respiration est très-gênée, en raison de l'embarras que le sang éprouve à passer dans le cœur et les poumons. L'ictère ne s'observe pas aussi souvent que dans les congestions passives.

Que les congestions soient actives ou passives, la palpation fait reconnaître dans l'hypochondre droit et à l'épigastre une tension plus ou moins grande; assez souvent elle permet de constater que le bord antérieur du foie est arrondi. On suit facilement, par ce moyen, les progrès de cet organe, lorsqu'il déborde les côtes et occupe l'épigastre, lorsque surtout il descend à l'ombilic et même plus bas. La percussion médiate fait découvrir jusqu'à quelle hauteur le foie s'élève vers le thorax, jusqu'à quel point il se prolonge dans l'hypochondre gauche, et, en général, les dimensions qu'il acquiert en divers sens.

Les congestions sanguines du foie se produisent quelquefois très-rapidement et disparaissent de même, surtout à la suite d'émissions sanguines. Cela se remarque particulièrement dans celles qui sont passives ; dans certaines affections organiques du cœur, en effet, il arrive que, à chaque augmentation de la dyspnée, la tumeur hépatique reparaisse, et qu'on cesse assez brusquement de la sentir lorsque la circulation est moins troublée ; l'ictère, dans ces cas, revient quelquefois en même temps que la congestion. Ces congestions passives peuvent alterner avec celles des poumons ; aux symptômes des premières, on voit alors succéder la dyspnée, la toux, l'hémoptysie, les douleurs thoraciques, etc.

Si les congestions actives ou passives se dissipent en quelques jours ou en peu de temps, lorsque leur cause est passagère, il n'en est plus de même dans les cas où elles se sont reproduites un grand nombre de fois, et dans ceux surtout où leur cause est persistante. La tumeur alors ne disparaît plus et s'accroît encore à chaque recrudescence de la maladie. La gravité de ces congestions dépend de la nature de l'affection organique qui les produit. Par sa durée, la congestion, de passive qu'elle était, peut devenir active et passer à l'état inflammatoire. Cette accumulation de sang devient souvent l'occasion de diverses dégénérations, qui, en effet, sont très-communes chez les individus atteints de maladies du cœur. Dans ces circonstances, les digestions languissent et s'altèrent ; les changements que subit la bile contribuent à ce résultat ; il survient quelquefois des vomissements et de la diarrhée ; une petite fièvre, avec exacerbation le soir, se manifeste ; le malade maigrit, dépérit progressivement ; il finit par tomber dans le marasme et par succomber.

La congestion active du foie, lorsqu'elle se développe avec les symptômes les plus intenses, ressemble beaucoup au premier degré de l'hépatite aiguë, si toutefois on peut trouver de véritables différences entre ces deux états; l'hépatite aiguë, arrêtée par un traitement énergique, ne serait donc qu'une congestion sanguine active. La congestion passive ne peut donner lieu à un semblable doute, car on parvient généralement à reconnaître la lésion organique dont elle n'est que la conséquence. La congestion active du foie est toujours une maladie assez sérieuse, surtout en raison des récidives auxquelles on reste exposé. On a vu la mort survenir dans l'état le plus aigu de cette congestion, par suite d'une violente réaction sur le système nerveux.

Le *traitement* de la congestion active du foie exige, en général, la saignée du bras. Les sangsues, mises au siége, viennent ensuite contribuer à opérer le dégorgement de la glande; placées de cette manière, elles ont un effet plus prompt que sur l'hypochondre droit. Dans les congestions passives, il suffit habituellement d'une ou deux de ces applications pour faire disparaître le volume qu'avait pris le foie ; en quelques heures, il a quelquefois notablement diminué. Ces moyens seront plus ou moins réitérés, suivant les forces du sujet et l'intensité de la congestion. Les boissons délayantes, calmantes, les bains, les embrocations émollientes, narcotiques, viendront en aide aux émissions sanguines.

Après avoir fait usage des moyens précédents, il est utile d'administrer, si toutefois la fièvre a cessé complétement, quelques purgatifs salins, ainsi que les eaux alcalines de Vichy ou autres analogues plus légères, telles que celles d'Ems, de Saint-Galmier, de Soultzmatt, de Condillac, etc. Les eaux de Carlsbad agissent dans le même sens que les eaux de Vichy, mais avec plus de puissance. D'anciens engorgements du foie ont cédé quelquefois à des selles bilieuses ou bilioso-sanguines spontanées, à l'issue d'une bile noire, épaisse, et qui devait sans doute sa coloration à un suintement sanguin. Quoique les observateurs fassent mention de faits semblables, il faut peu compter sur ces efforts heureux de la nature. Des traitements très-longs sont souvent nécessaires pour dissoudre des engorgements dont la date est ancienne. Il nous est arrivé d'en faire disparaître par l'usage des bains alcalins gélatineux, entremêlés de bains de Baréges également gélatineux ; ces deux médications semblent avoir, par leur association, une plus grande puissance. L'iodure de potassium, à dose croissante, et mêlé à des sirops résolutifs ou amers, tels que ceux de saponaire, de fumeterre, d'écorce d'orange, de gentiane, etc., nous ont été aussi d'un grand secours.

Une condition de succès nous paraît résider dans la variété des moyens thérapeutiques. A ceux qui ont été indiqués, on pourra joindre, suivant le cas, les contro-stimulants; mais le kermès et le tartre stibié ne seront administrés qu'avec prudence. Les ferrugineux ont été quelquefois suivis de résultats favorables, surtout dans les pays marécageux. Quelques traitements heureux ont été faits avec l'hydrothérapie, au moyen surtout de douches d'eau froide sur l'hypochondre droit et la partie correspondante du dos, etc.

CHAPITRE NEUVIÈME.

DES HÉMORRHAGIES DU FOIE.

Les hémorrhagies du foie trouvent naturellement leur place à la suite des congestions sanguines qui les produisent fréquemment. Le double système veineux qui existe dans le foie, et qui fait qu'aucun organe n'est pourvu d'un aussi grand nombre de vaisseaux sanguins, explique la facilité et la fréquence de ces hémorrhagies. Nous diviserons celles-ci en trois grandes classes. Les vaisseaux hépatiques sont quelquefois engorgés d'une si grande quantité de sang que, sans se rompre, ils laissent exhaler ce liquide à travers leurs parois : de là les hémorrhagies par transsudation. Ces vaisseaux, malgré leur structure solide et élastique, peuvent se rompre, soit par l'excès de distension, soit par l'effet de diverses altérations ; il en résulte des hémorrhagies brusques, considérables et souvent promptement mortelles : nous les appelons hémorrhagies par rupture. Enfin, les hémorrhagies traumatiques se distinguent des deux autres par des caractères particuliers.

Des hémorrhagies par transsudation. — Ces hémorrhagies sont les plus communes ; toutes les parties de l'organe hépatique peuvent en être le siége. Elles se présentent

sous des aspects différents et tiennent à des causes très-
diverses. On ne trouve quelquefois que des pétéchies ou
des ecchymoses produites par du sang infiltré, soit au
milieu du tissu hépatique, soit dans les membranes d'enveloppe ou les parois des vaisseaux. Cet état diffère essentiellement de la congestion sanguine en ce que, dans celle-
ci, les vaisseaux ne sont que distendus. L'infiltration du
sang n'est pas toujours aussi limitée ; elle peut même être
générale ; le foie est alors noirâtre, ramolli au point que le
doigt y pénètre facilement. Dans les pays chauds, on l'a
vu converti en une espèce de gelée, où l'on remarquait à
peine un canevas celluleux.

L'hémorrhagie du foie affecte parfois une forme singulière : on rencontre dans le parenchyme de cette glande
des masses noueuses, ordinairement arrondies, d'un noir
foncé, formées de sang infiltré. Elles sont souvent, ainsi
que celles qu'on trouve en même temps dans les poumons, la rate, les reins, le cerveau, etc., le prélude des
abcès métastatiques. L'analogie est surtout grande avec
ce que Laennec a appelé apoplexie pulmonaire, ce qui
fait que le nom d'*apoplexie hépatique* peut aussi leur convenir. Les tumeurs formées par ces infiltrations sanguines, en général multiples et quelquefois en très-grand
nombre, peuvent occuper toutes les parties du foie. Elles
sont susceptibles d'un assez grand accroissement, mais
leur volume le plus commun varie de celui d'une noisette
à une noix ; on leur a trouvé, dans quelques cas, celui
d'un œuf. Du sang liquide se rencontre parfois à leur intérieur. D'abord spongieuses et rougeâtres, elles acquièrent
de la consistance, deviennent jaunâtres et friables. Elles
s'entourent d'une membrane plus ou moins distincte, qui
peut devenir fibreuse, et qui, après avoir mis un obstacle à leur accroissement, contribue aussi à rendre leur présence moins nuisible. Lorsque ces infiltrations de sang cir-

conscrites sont dues à une infection purulente, il a coutume
de se former du pus dans leur intérieur; elles peuvent
quelquefois aussi dégénérer en masses carcinomateuses.

De cette forme des hémorrhagies hépatiques, on peut
rapprocher les altérations décrites sous le nom de *tissu
érectile*. Rares dans le foie, quoique moins peut-être que
dans les autres viscères, elles sont uniques ou multiples, et,
comme les précédentes, du volume d'une noisette à celui
d'une noix; elles prennent, dans quelques cas, un assez
grand développement. Elles sont assez souvent placées sur
les bords du foie. On peut constater qu'elles sont formées
aux dépens d'un nombre plus ou moins considérable de granulations et qu'elles offrent une structure aréolaire. Leurs
cellules, lacérées, se montrent gorgées de sang noir. On
aperçoit quelquefois au centre de ces tumeurs du tissu fibreux, d'où partent des prolongements dans toutes les directions. Elles sont, dans quelques cas, liées à une tumeur
carcinomateuse. On remarque autour d'elles une enveloppe
fibreuse distincte. On a trouvé parfois un vaisseau qui s'y
rendait et semblait en former les cellules en s'épanouissant.
La macération dans l'alcool rend ces cellules plus distinctes
et analogues à celles du corps caverneux du pénis. — Rien,
en général, ne fait soupçonner pendant la vie l'existence
de ces tumeurs.

Dans d'autres circonstances, le sang suinte en certaine
quantité, non-seulement à la surface du foie, entre le parenchyme et la capsule, mais encore, traversant celle-ci, il
s'épanche dans le péritoine. Il transsude aussi à l'intérieur
des conduits biliaires et de la vésicule; ce réservoir peut
en contenir une plus ou moins grande quantité, en être
rempli et même distendu; ce sang peut s'y coaguler, s'y
altérer et obstruer les conduits; mais le plus ordinairement il prend son cours dans le duodénum et est rejeté par
le vomissement ou les garde-robes. La quantité du sang

qui provient de cette source, même quand il n'y a qu'exhalation, peut être considérable.

Les hémorrhagies de cette classe se produisent sous l'influence de diverses causes ; elles peuvent être essentielles ou symptomatiques.

Il est rare qu'elles soient *essentielles*, c'est-à-dire qu'elles aient lieu sans aucune lésion, soit du foie, soit d'un autre organe, comme dans la pléthore, par exemple. Cependant on croit pouvoir rattacher à cette catégorie quelques hémorrhagies hépatiques supplémentaires ou critiques ; c'est ainsi que, chez certaines personnes dont les règles étaient supprimées ou qui avaient cessé d'avoir un flux hémorrhoïdal, on a observé, à la suite de pesanteur ou de tension à l'hypochondre droit, une hématémèse ou un méléna qui paraissaient remplacer l'écoulement naturel. Elles peuvent aussi se manifester sur la fin d'une hépatite et en diminuer la violence.

Les hémorrhagies *symptomatiques* du foie sont, au contraire, fréquentes. Tantôt elles tiennent à une affection du foie lui-même, tantôt à celle d'un organe plus ou moins éloigné ; d'autres fois, elles sont le résultat d'une affection générale.

Les causes qui résident *dans le foie* sont très-nombreuses. Au premier rang il faut ranger les congestions actives et l'hépatite, le cancer du foie, surtout l'hématode. Le développement d'une tumeur, d'un kyste, au milieu du tissu hépatique, peut produire le même résultat, mais à un moindre degré, par le refoulement du sang qui en résulte. On a vu de petites hémorrhagies qui provenaient du passage des concrétions biliaires dans les conduits. Les causes qui sont *en dehors du foie* ne sont pas les moins énergiques. Dans certaines maladies du cœur, lorsque le sang traverse difficilement l'oreillette droite, ce liquide, refluant dans les veines hépatiques, suinte dans les voies biliaires. Cette transsudation, comme nous l'avons vu en parlant des congestions, est surtout commune et abondante chez les enfants naissants, qui succombent dans un état d'asphyxie ; tout leur système veineux, et le foie principalement, sont tellement distendus, que le sang se répand non-seulement dans les voies biliaires, mais encore sous les membranes d'enveloppe; il les traverse même quelquefois pour s'épancher dans le péritoine. La congestion peut s'opérer aussi par les vaisseaux du système veineux abdominal, et l'on a vu par cette cause un suintement de sang grumeleux et comme putréfié avoir lieu dans la vésicule et être rejeté par le vomissement. Des tumeurs formées dans divers organes, les reins, la rate, l'épiploon, etc., en se portant sur le foie, peuvent en exprimer du sang. Il pourrait sans doute en être de même dans la grossesse, et par suite de ceintures ou de corsets trop serrés.

Nous avons dit que ces hémorrhagies se montraient quelquefois sous l'influence d'une affection générale. Cela arrive, en effet, dans les fièvres éruptives malignes, telles que la variole et la scarlatine hémorrhagiques, le purpura, dans le scorbut, dans certaines fièvres des pays chauds, où la congestion est si rapide et si violente dans le foie (ainsi que dans la rate, où cela est encore plus commun), qu'en peu de temps cet organe est converti, comme on l'a vu plus haut, en une masse de sang extravasé. Dans nos climats, on peut rencontrer aussi, chez certains sujets, des dispositions hémorrhagiques tellement générales, que le sang est versé par presque toutes les membranes muqueuses ; il serait difficile alors d'admettre que le foie ne contribue pas également à le fournir.

Une cause toute spéciale peut encore donner lieu à ces hémorrhagies : nous voulons parler de certains poisons. Il résulte de diverses observations que des individus, ayant succombé pour avoir mangé des boudins exposés à l'action

de la fumée, avaient offert, parmi d'autres altérations, un
foie infiltré de sang noir. D'une autre part, on a vu, chez
des chiens empoisonnés avec de l'émétique, les conduits
biliaires remplis de sang coagulé. De ces faits on peut rapprocher le résultat de quelques expériences qui montrent,
d'une manière plus directe, les lésions hémorrhagiques que
les substances toxiques produisent dans le foie : du mercure
métallique, injecté dans les veines d'un chien, détermine,
entre autres désordres, de petites tumeurs sanguines, semblables à celles que nous avons décrites sous le nom d'a-
poplexie ; cet effet est encore plus marqué si l'injection est
poussée par les veines mésentériques. Les injections avec
le sublimé, l'acétate de plomb, l'eau putride produisent
aussi, dans le parenchyme hépatique, des ecchymoses
nombreuses et une infiltration sanguine presque générale.

Des hémorrhagies par rupture.—Ces hémorrhagies, qui
constituent la seconde classe, sont, heureusement, beaucoup plus rares que celles par transsudation, puisqu'elles
sont infiniment plus graves. Il y en a plusieurs espèces,
et les causes qui les produisent ne sont pas non plus toujours les mêmes.

Le sang, dans ces hémorrhagies, s'épanche au milieu du
tissu hépatique ou dans la cavité d'un abcès. Il peut prendre son cours par les conduits biliaires ou perforer l'intestin pour s'y introduire. Il peut aussi se répandre sous les
membranes, les rompre et s'épancher dans le péritoine.
Tantôt il provient des branches de la veine porte, tantôt
des veines hépatiques ou même de l'artère hépatique.

Le sang, s'échappant peu à peu d'un vaisseau veineux
dont la paroi a cédé, refoule ou détruit les granulations
du foie, s'amasse et forme un foyer plus ou moins considérable. La résistance variable du tissu de cet organe
limite diversement ces épanchements. Plusieurs ont quelquefois lieu dans le même foie. Il n'est pas toujours pos-

8

sible de constater la rupture des vaisseaux; mais on ne peut la révoquer en doute, en raison de la forme que prend l'épanchement. L'état de ce sang varie suivant l'époque depuis laquelle il s'est échappé des vaisseaux. Si l'épanchement est récent, le sang est liquide, noirâtre, visqueux; un peu plus tard, il est à demi coagulé, semblable à de la gelée de groseille, parfois mêlé à des détritus hépatiques; Plus tard encore, ce n'est plus que de la fibrine décolorée, ayant l'aspect et la consistance des caillots blanchâtres et durs du cœur et des artères. Cette décoloration n'est pas toujours générale, et alors les caillots peuvent offrir un mélange de teinte rougeâtre, jaunâtre, verdâtre, grisâtre, etc. Le sang qu'on trouve dans les vaisseaux aboutissants a quelquefois pris des caractères semblables. Dans quelques cas, on peut suivre sur le même individu tous les degrés qui conduisent de l'épanchement récent de ce liquide à l'époque où l'absorption en a débarrassé presque complétement l'organe. Le sang de ces épanchements est parfois disposé par couches concentriques, et la cavité qui le contient tapissée d'une fausse membrane. Enfin, par suite de sa stagnation, il peut s'altérer complétement et devenir le siége de tubercules, d'encéphaloïdes, de fongus, etc.

Il n'est pas rare de trouver du sang dans le foyer d'un abcès hépatique. Si, dans quelques cas, cette hémorrhagie se fait par exhalation et se borne à donner au pus l'aspect d'une crème au chocolat ou de la lie de vin, dans d'autres cas, elle peut devenir considérable et être due à la déchirure de quelques vaisseaux, déchirure qui est d'autant plus facile à comprendre que, dans les abcès hépatiques, ces vaisseaux sont en quelque sorte disséqués.

Que l'épanchement de sang se soit formé au milieu du tissu du foie ou dans la cavité d'un abcès de ce viscère, il peut perforer quelques canaux biliaires, s'y écouler, et de là se verser dans les voies digestives, pour être ensuite porté au dehors. C'est à l'un des médecins qui ont le plus contribué à répandre parmi nous la méthode rigoureuse des observations, que je vais emprunter un exemple de cette espèce d'épanchement. Je veux parler de M. Louis et de la triste histoire qu'il a publiée d'un étudiant en médecine qui, après avoir épuisé ses ressources, fut obligé d'entrer à l'hôpital de la Charité, où il finit par succomber. L'autopsie fit reconnaître, au-dessus du sillon transversal du foie, une cavité du volume d'une noix, remplie d'un caillot fibrineux et tapissée par une double fausse membrane. Les détails de la maladie indiquent que cette cavité devait dater au moins de trente-cinq jours. Un mois avant la mort, 4 à 5 kilogrammes de sang noirâtre, ayant la forme moulée des fèces, avaient été évacués par les garde-robes en huit jours. Quoiqu'on n'ait pas pu constater de communication entre la cavité hémorrhagique, les vaisseaux sanguins et les conduits biliaires, elle avait dû exister, car aucune autre lésion ne pouvait expliquer une aussi grande perte de sang.

Ce n'est pas toujours au moyen des conduits biliaires que s'écoule l'épanchement du sang qui s'est opéré au milieu du parenchyme hépatique. Une *communication artificielle avec les voies digestives* peut s'établir à cet effet. La rareté des faits nous oblige de citer ceux qui sont dans la science.

On doit à M. Rayer l'observation d'une dame de cinquante-six ans qui, par suite d'un écart de régime, éprouva une affection gastro-intestinale aiguë, entée sur une chronique, et qui mourut très-rapidement, après avoir rendu d'abondantes selles de caillots noirs, flottant dans un liquide sanguinolent. On trouva, à l'autopsie, près de la face inférieure du lobe droit du foie, une excavation qui aurait pu contenir une grosse orange et qui était remplie de concrétions fibrineuses; son intérieur offrait deux ouvertures assez considérables qui communiquaient avec deux branches de la veine porte. Le tronc de cette veine, ses principales branches et ses rameaux étaient vides de sang; il en était de même des veines hépatiques, caves, rénales, etc., tant l'hémorrhagie avait été abondante. Le *duodénum* avait pris adhérence à la face inférieure du foie; là, toute l'épaisseur de cet intestin étant détruite dans une étendue de plus d'un centimètre, l'excavation communiquait avec les voies digestives. Un caillot de sang noirâtre remplissait l'estomac, en avait pris la forme et pouvait être évalué à 500 grammes; les petits et les gros intestins contenaient aussi des caillots et des mucosités sanguinolentes. Le *colon transverse*, qui adhérait également au bord correspondant du foie, offrait lui-même une petite perforation qui établissait une autre communication avec l'ulcère du foie. — Une observation analogue a été recueillie par M. le docteur Guibout : Un journalier de trente et un ans éprouvait, depuis deux mois et demi, une douleur fixe à l'épigastre; il eut ensuite un vomissement de matières noirâtres et une selle analogue; huit jours plus tard, il vomit, subitement et avec violence, environ 2 litres de sang liquide et rutilant; il mourut peu après. A l'autopsie, on trouva, à la face inférieure du foie, une tumeur plus volumineuse que le poing d'un adulte, creusée dans l'épaisseur du parenchyme, et complétée à sa partie inférieure par une enveloppe membraneuse adhérente au duodénum; celui-ci, par l'intermédiaire d'une ulcération de 3 à 4 centimètres, communiquait avec la cavité de la tumeur; cette cavité était remplie d'un énorme caillot de sang, et, dans l'un des points de sa surface, on voyait les orifices béants des vaisseaux hépatiques qui avaient fourni l'hémorrhagie.

Nous avons annoncé que l'épanchement de sang, en se portant en dehors du foie, pouvait soulever les membranes d'enveloppe et s'épancher sous elles, les rompre ensuite et se répandre dans le péritoine. Cet épanchement peut également se produire d'une manière directe. Voici des exemples de ces trois circonstances, les seuls qui, à ma connaissance, aient été publiés : — 1° Chez une dame de trente-cinq ans, délicate, qui avait passé plusieurs années dans l'Inde et mourut peu après être accouchée, le docteur Abercrombie trouva une vaste poche à la partie supérieure et antérieure du foie ; elle contenait environ 1 kilogramme de sang, en partie liquide, en partie coagulé. A la surface de cet organe, il s'était formé deux petites déchirures, éloignées l'une de l'autre de 2 centimètres. Par ces ouvertures, le sang s'était échappé du foie, avait détaché et soulevé ses tuniques pour s'épancher au-dessous d'elles. Ce viscère était, du reste, d'une mollesse inaccoutumée, et la moindre pression du doigt suffisait pour l'écraser. — 2° Voici un autre fait dans lequel l'enveloppe du foie, après avoir été soulevée par le sang, s'est déchirée et a donné lieu à l'épanchement de ce liquide dans le péritoine. M. Guérard jeune, médecin à Elberfeld, rapporte qu'un stucateur, qui paraissait convalescent du typhus et qui était arrivé au vingt-neuvième jour de cette maladie, mourut presque subitement, sans avoir éprouvé aucune violence extérieure. A l'examen du corps, on trouva que l'une des veines hépatiques, qui avait le volume d'un gros tuyau de plume, s'était crevée ; le sang qu'elle avait fourni s'était creusé deux cavités, dans chacune desquelles on trouva 50 à 60 grammes de sang coagulé. Sur le côté droit du ligament suspenseur, la substance du foie était crevassée dans l'étendue de 2 centimètres, de devant en arrière ; le péritoine, près de ce ligament, était soulevé de la substance du foie, dans une grande étendue, par du sang coagulé. L'ampoule formée par cette membrane s'étendait transversalement jusqu'à l'extrémité obtuse du foie, et, dans cet endroit, présentait une rupture antéro-postérieure, longue d'environ 5 centimètres. 3 kilogrammes à peu près de sang, fluide ou coagulé, s'étaient épanchés par cette voie dans le péritoine ; l'hypochondre droit en contenait la plus grande partie et les intervalles des intestins en étaient remplis. — 3° C'est dans la *Clinique médicale* de M. Andral que nous trouvons un exemple de la troisième circonstance. Un des administrateurs de la Monnaie, paraissant jouir d'une bonne santé et n'ayant jamais présenté de symptômes de maladie hépatique, fut trouvé mort dans son lit. L'autopsie montra, dans la partie moyenne du lobe droit du foie, une cavité assez ample pour admettre un œuf de poule et remplie de sang. Sur le même lobe, il s'était formé une ouverture directe, où pouvait pénétrer l'extrémité du petit doigt ; le péritoine était rempli d'une grande quantité de sang noir, coagulé en partie ; beaucoup de caillots étaient accumulés entre le diaphragme et la face convexe du foie. On constata qu'une des principales branches de *la veine porte* était rompue et avait donné lieu à cet épanchement de sang. Le parenchyme du foie était, du reste, dans un état sain.

Enfin, le *tronc* lui-même *de la veine porte* peut se rompre avant son entrée dans le foie. Vésale raconte qu'un célèbre jurisconsulte, dont la santé était depuis longtemps languissante, se plaignit, en soupant, d'une grande défaillance, et mourut deux heures après. On trouva le tronc de la veine porte rompu ; tout le sang du corps, encore chaud, était épanché dans le péritoine. Le foie était rempli de tubercules.

La source des hémorrhagies du foie peut encore se trouver dans l'*artère hépatique*. Nous ne connaissons non plus à cet égard que le fait suivant publié par le docteur Treille. Cet habile chirurgien avait fait l'amputation du bras droit, dans l'articulation scapulo-humérale, à un personnage distingué. La mort survint presque subitement

le dixième jour qui suivit l'opération. L'autopsie fit trouver une grande quantité de sang dans l'estomac et surtout
dans le duodénum ; ce liquide s'était échappé par une
ulcération de la partie pylorique de l'estomac, laquelle
avait pénétré dans l'artère hépatique, qui était adhérente
à ce viscère. — Un anévrisme de cette artère, présenté par
M. Sestié à la Société anatomique, indique que l'hémorrhagie pourrait encore s'opérer de cette manière.

Les causes de cette dernière classe d'hémorrhagies sont
en général les mêmes que pour les autres classes : des
ramollissements du tissu hépatique, une dégénération quelconque, des ulcérations, des violences extérieures, etc.
Il faut remarquer, dans l'observation du docteur Abercrombie, l'habitation dans l'Inde et la parturition, prédispositions qui se retrouvent encore dans quelques autres observations. On comprend que lorsque le foie a perdu sa
consistance, le moindre effort, provenant du sang ou de
l'extérieur, puisse en déterminer l'épanchement au sein du
tissu hépatique ou en dehors de lui.

Des hémorrhagies traumatiques. — D'après ce que nous
avons dit des blessures du foie, il ne nous reste plus que
quelques mots à ajouter sur les hémorrhagies par causes
traumatiques. On a vu que les contusions de cette glande
volumineuse donnent fréquemment lieu à des déchirures
plus ou moins profondes, d'où il résulte une hémorrhagie
qui se répand presque toujours dans le péritoine ; que les
plaies par divers instruments donnent infailliblement lieu
à des épanchements de sang, et de bile en même temps,
dans cette cavité ; que, s'il y avait adhérence entre la séreuse hépatique et celle des parois abdominales, l'hémorrhagie pourrait ne se produire qu'à l'extérieur ; que, dans
certains cas, le foie blessé faisait hernie et répandait son
sang au dehors. Dans la plupart de ces circonstances, le
sang s'épanchant dans le péritoine en quantité très-grande,

quelquefois énorme, une mort rapide peut en résulter. De la bile se mêle à ce sang et répand au milieu de lui une coloration jaunâtre. La péritonite résulte de ces épanchements, quand ils ne sont pas assez considérables pour déterminer presque instantanément la mort. Cette péritonite, si souvent mortelle, est quelquefois pour les malades, dans des hémorrhagies restreintes, un moyen de salut ; car les fausses membranes qu'elle produit peuvent entourer l'épanchement, l'isoler, et apporter ainsi quelque chance de guérison.

De grandes hémorrhagies hépatiques n'entraînent pas toujours la mort. Nous rappellerons, à ce sujet, un savant rapport, fait à l'Académie de médecine par M. le professeur Gerdy, sur une observation de M. le docteur Roux, observation dans laquelle un domestique avait reçu, dans le flanc droit, un grand coup de couteau de cuisine, qui avait blessé le foie ; il s'en était suivi une hémorrhagie telle, que la suture, la compression et la glace eurent peine à y mettre obstacle ; cependant la guérison fut obtenue en un mois. Si ce fait, accompagné de toutes les circonstances nécessaires pour inspirer une entière confiance, mérite de prendre place dans la science, en sera-t-il de même d'un autre fait rapporté par Cabrol, bien que Sabatier ait cru devoir l'insérer dans sa *Médecine opératoire ?* Dans ce fait, une grande hémorrhagie s'était produite dans le péritoine, par suite d'un coup d'épée qui avait atteint le foie. En raison de la mauvaise odeur qui se répandait, on crut devoir faire une ouverture pour vider le sang, et on le retira, est-il dit, « avec une cuiller à grande queue, à grands plats tout pleins, deux fois et même trois fois le jour. » Ces circonstances n'auraient pas empêché la guérison d'avoir lieu.

CHAPITRE DIXIÈME.

DE LA PÉRITONITE HÉPATIQUE.

Jusqu'ici nous n'avons étudié que des troubles dans les fonctions du foie ou des altérations qui se sont développées avec lenteur. La congestion sanguine seulement a servi, en quelque sorte, d'introduction aux deux phlegmasies que nous allons décrire dans ce chapitre et dans le suivant : celle de l'enveloppe séreuse du foie et celle du parenchyme même de cet organe.

L'enveloppe séreuse du foie peut être atteinte isolément d'inflammation dans quelques-unes de ses parties, ou même dans son ensemble.

Altérations. — Il se produit alors, comme cela a lieu pour les autres membranes séreuses, une sécrétion plus ou moins considérable d'une humeur limpide ou trouble, dont une partie, et quelquefois la totalité, se change bientôt en une substance molle, d'un blanc jaunâtre, qu'on désigne sous le nom de fausse ou de pseudo-membrane. Peu à peu ces productions morbides prennent plus de densité et de résistance : il s'y forme des aréoles dont les parois sont constituées par des filaments entre-croisés en tous sens, et dont la cavité contient un liquide quelquefois purulent, qu'il est facile d'exprimer par la moindre pression.

Enfin, ces fausses membranes, d'abord inorganiques, sont insensiblement pénétrées et rougies par du sang, qui, tantôt paraît provenir de la membrane séreuse, tantôt se former de toutes pièces ; leur vascularisation commence à des époques très-variables. Plus ou moins de temps après qu'une circulation s'y est établie, elles perdent leur coloration, et les vaisseaux y deviennent aussi moins apparents; les aréoles ne contiennent plus de sérosité et s'appliquent les unes sur les autres. La pseudo-membrane a pris alors l'aspect d'une portion de tissu cellulaire et son organisation peut être considérée comme achevée. A cette époque, ne constituant plus un état morbide, elle ne saurait éveiller une réaction pathologique. Après un certain temps d'existence, elle s'atrophie et peut même disparaître en partie. Ces productions morbides, dans la première période de leur formation, n'empêchent pas les deux feuillets péritonéaux de glisser l'un sur l'autre ; mais peu à peu elles les agglutinent et les font adhérer.

Rien n'est plus commun que de trouver, dans les autopsies, des adhérences du foie au diaphragme, au colon transverse, au pylore et au corps de l'estomac, au duodénum, à l'épiploon, à la rate, aux parois abdominales. Ces adhérences ne consistent le plus souvent qu'en des lames celluleuses minces, plus ou moins grandes, tantôt lâches et extensibles, tantôt condensées et très-fermes. Elles forment quelquefois des filandres, des cordons plus ou moins allongés et résistants, altérations qui ont dû, dans le principe, occuper un bien plus grand espace. Dans quelques cas, ces fausses membranes enveloppent entièrement le foie, ainsi que la vésicule, les lient et même les confondent avec tous les autres organes en rapport avec eux. Elles forment parfois autour du foie des couches plus ou moins considérables, qui peuvent acquérir plusieurs centimètres d'épaisseur, qui le rapetissent, l'entraînent vers le diaphragme, et le font en quelque sorte disparaître. Le plus souvent, elles s'étendent en même temps au péritoine qui enveloppe les autres organes. Elles ont passé, avant d'arriver à ces différents états, par les phases que nous avons décrites en commençant. La capsule propre du foie participe plus ou moins au travail inflammatoire ; elle s'épaissit, et ses prolongements entre les granulations deviennent plus visibles. On trouve parfois en même temps des épanchements séreux dans le péritoine.

Le produit inflammatoire de la séreuse hépatique ne se montre pas constamment sous la forme de fausses membranes. Il est d'autres cas où il se développe en beaucoup de points, ou même sur toute la surface du foie et des autres viscères abdominaux, des petits corps durs, comme perlés, qui donnent à la membrane séreuse un aspect rugueux. Ces granulations, réunies par une trame celluleuse très-mince, se pénètrent souvent de petits vaisseaux qui leur donnent une teinte rosée. Le grattage peut enlever cette trame et ces granulations. On rencontre encore quelquefois, à la surface du foie, des excroissances molles, rougeâtres, dont la composition est cellulo-vasculaire, et qui sont aussi un produit inflammatoire. Ces granulations et ces excroissances s'affaissent et disparaissent aussi en partie par l'absorption, lorsque le travail inflammatoire a complétement disparu.

Les fausses membranes, dont il a été question plus haut, peuvent devenir le siége de diverses altérations. On y a observé des plaques cartilagineuses et même osseuses. Elles peuvent s'hyperhémier, exhaler du sang, se mélanoser, produire à leur tour de nouvelles pseudo-membranes, sécréter du pus. Ce pus, quelquefois contenu dans de larges aréoles séparées, peut former des collections considérables qui dépriment ou soulèvent le foie, de manière à faire croire qu'elles ont leur siége au milieu de cet organe. On a vu ce pus se faire jour dans la vésicule. Au milieu de ces fausses membranes, on a observé des poches, parfois très-considérables, contenant de la matière tuberculeuse, cancéreuse, d'autres matières ressemblant à de la gelée de viande, à du miel, à du suif. Ces poches offrent à leur intérieur des brides, des cloisons, et, s'élevant à un plus haut degré d'organisation, elles prennent de la ressemblance avec une cavité séreuse ou muqueuse. On y a rencontré des hydatides plus ou moins altérées ou détruites par la suppuration.

Causes. — A quelles causes faut-il rapporter cette grande fréquence de la péritonite hépatique? On la remarque principalement dans l'âge adulte. Les femmes y paraissent moins sujettes. Toutes les violences extérieures peuvent la déterminer, mais on ne connaît pas bien l'influence des causes dites internes. On peut y rattacher toutes celles des phlegmasies aiguës en général, particulièrement l'impression brusque du froid sur le corps étant en sueur. Dans l'Inde, où elle est commune, on la dit occasionnée par un exercice trop violent pendant la chaleur, en même temps qu'on est exposé à l'humidité. Les diverses affections du parenchyme hépatique, lorsqu'elles se portent à la périphérie, déterminent l'inflammation de l'enveloppe séreuse. Les tumeurs cancéreuses superficielles produisent d'ordinaire une irritation sourde qui, le plus souvent, est bornée à la partie de cette membrane qui recouvre les tumeurs, mais qui peut aussi se transmettre à une grande partie de cette enveloppe. Il en résulte des adhérences partielles plus ou moins étendues, et quelquefois un épanchement séreux. Mais si du pus, de la matière cancéreuse, de la sérosité hydatide, du sang, de la bile surtout, s'échappent de quelques points du foie, il se développe une inflammation des plus aiguës et plus ou moins étendue.

Symptômes. — La péritonite hépatique débute, en général, par un frisson plus ou moins marqué, un brisement des membres, des vomissements de mucosités et de bile, où le rejet des aliments que l'estomac contient. A ces premiers symptômes succède bientôt une douleur à l'hypochondre droit, plus ou moins étendue ou superficielle, suivant le siége de l'inflammation. Elle est ordinairement très-aiguë, pongitive ; dans quelques cas, c'est une sensation de chaleur vive. Cette douleur débute parfois avec tant de vivacité, que le malade est obligé de s'aliter immédiatement. La moindre pression l'augmente à tel point, que le contact des vêtements ou des couvertures ne peut être supporté. Elle s'étend souvent à l'épaule, plus rarement au cou et à la clavicule, du côté droit. Elle s'exaspère par les moindres mouvements. L'hypochondre droit est tendu, les muscles abdominaux sont rétractés ou se raidissent dès que le médecin veut y porter la main. La respiration est courte, accélérée, et ne se fait pour ainsi dire pas à droite. Les malades se couchent instinctivement sur ce côté, les membres inférieurs fléchis sur le ventre, de manière à relâcher le plus possible les muscles de cette cavité.

Une fièvre vive accompagne la douleur ; le pouls est fréquent et petit ; les traits sont grippés. L'anxiété et la souffrance empêchent le sommeil. La langue est souvent saburrale ; la soif est vive, et le malade n'ose la satisfaire de peur de vomir aussi ses boissons. Les vomissements se continuent assez longtemps, surtout dans les cas où l'inflammation, siégeant à la face inférieure du foie, se trouve en contact avec l'estomac, dont la séreuse ne peut manquer d'y participer. Quelquefois la sécrétion biliaire augmente, et, la vésicule se vidant, le malade rejette par la bouche une bile abondante, verdâtre, comme par fusées, sans effort et sans contraction apparente des muscles abdominaux. Il peut y avoir en même temps des selles bilieuses. L'urine est rare et rouge. La respiration reste fré-

quente, petite, comme interrompue, surtout si l'inflammation occupe la face convexe, l'abaissement du diaphragme
produisant une pression douloureuse sur les parties affectées. Le malade, dans ce cas, éprouve fréquemment aussi
de la disposition à une petite toux sèche, ce qui annonce
que la plèvre participe à la maladie, soit sympathiquement,
soit par contiguïté. La peau, surtout dans quelques points
du visage, offre ordinairement une teinte jaunâtre; mais
on observe fréquemment aussi un ictère véritable. On
s'est demandé s'il tient à ce qu'une portion particulière
du péritoine est phlegmasiée, ou à ce que cette phlegmasie
s'étend au parenchyme du foie. Il nous paraît plus rationnel
de l'attribuer à l'intensité de la péritonite, et surtout à la
susceptibilité nerveuse de l'individu : double circonstance
qui peut produire dans la fonction sécrétoire du foie un
trouble qui y met momentanément obstacle ; dans ce cas,
en effet, l'ictère n'est que passager. Il n'est guère possible
de constater sur le foie la sensation toute spéciale de crépitation qui est perçue au palper dans l'inflammation du
péritoine intestinal, lorsque les fausses membranes sont en
voie de formation ; la surface supérieure de ce viscère,
cachée par les côtes, et l'inférieure, située profondément,
ne se trouvent pas dans des conditions propres à laisser
reconnaître cette sensation.

Dans les cas les plus aigus, les symptômes, surtout s'ils
ont été combattus convenablement, perdent de leur intensité, après avoir été quelque peu stationnaires. La douleur
et la dyspnée diminuent, puis disparaissent ; la fièvre
tombe ; la physionomie reprend son expression naturelle;
l'ictère se dissipe. Rarement il se manifeste une crise notable par les selles et les sueurs. Mais il est une foule de
cas dans lesquels cette affection prend dans le principe
une marche lente. Cela se voit surtout lorsqu'elle est bornée à une petite surface, lorsqu'elle est la suite d'une ir-

ritation continue qu'une maladie chronique détermine sur la surface péritonéale. Alors elle ne se produit souvent que du malaise, une douleur sourde, profonde, et qui ne se traduit que par suite de la pression. Cet état peut succéder aussi à une péritonite aiguë.

Même quand elle est exempte de complications, la durée de la péritonite hépatique est variable. Si elle est aiguë, elle se termine en huit à douze jours, laissant de fausses membranes qui peu à peu s'organisent. Mais si, au milieu de ces fausses membranes, il se forme des collections purulentes, les symptômes pourront se prolonger pendant un ou plusieurs mois. Lorsque ces fausses membranes sont épaisses, elles laissent, pendant un temps indéfini, un sentiment de malaise dans l'hypochondre droit, et même une gêne dans les fonctions du foie. Il en est de même des petites granulations qui se forment à sa surface.

Diverses maladies pourraient, jusqu'à un certain point, en imposer pour la maladie qui vient d'être décrite : par exemple, un rhumatisme du diaphragme et des muscles abdominaux, les névralgies dont il a été déjà question, la pleurésie diaphragmatique. Sans vouloir mettre en opposition les symptômes de ces diverses affections, il suffira de dire que, dans les deux premières, il n'y a pas d'état fébrile et que les douleurs n'ont ni la même persistance ni la même fixité ; et que, dans la dernière, la douleur est plus élevée, qu'il y a une toux fréquente et des signes d'épanchement dans la plèvre. Nous verrons que l'hépatite, qui pourrait aussi simuler la péritonite, a des symptômes différents.—On comprend facilement que le danger plus ou moins grand de la péritonite hépatique dépendra de son extension, de son intensité et de ses complications.

Traitement. — Le traitement doit être essentiellement antiphlogistique. Si le sujet est pléthorique, on pratiquera une saignée du bras, puis on appliquera sur les points les plus douloureux un nombre de sangsues ou de ventouses scarifiées proportionné à l'intensité de la douleur et à l'état des forces. On reviendra même à ce moyen jusqu'à ce que la douleur ait perdu de son acuité. Si l'extension de cette douleur fait craindre que l'inflammation ne se propage au reste du péritoine, il faudra la poursuivre, en quelque sorte, par de nouvelles émissions sanguines locales. On placera ensuite, sur les points douloureux, des topiques émollients et narcotiques. Les bains pourront être employés avec avantage. On administrera, en même temps, des boissons tempérantes, des potions calmantes, des lavements adoucissants.

Sous l'influence de ce traitement, les principaux symptômes diminuent, et une moiteur qui soulage le malade annonce que l'inflammation commence à céder. On fera disparaître les derniers symptômes par l'application successive de vésicatoires volants, plus ou moins étendus, suivant l'extension elle-même de la douleur. On ne négligera pas les dérivatifs, au moyen des cataplasmes sinapisés aux extrémités inférieures. Pour calmer les vomissements, on aura recours à l'eau de Seltz, aux potions effervescentes, à la glace, aux applications sur l'épigastre de thériaque laudanisée. On a conseillé contre l'état saburral, accompagné de vomituritions, l'emploi de l'ipécacuanha ; ce moyen peut sans doute réussir, mais il a l'inconvénient de fatiguer la partie malade par les efforts du vomissement qui en résulte. Nous préférons les laxatifs légers, le calomel à la dose de 25 à 30 centigrammes, puis un sel neutre en lavage ; on obtient ainsi une révulsion suffisante sur le canal intestinal.

En même temps, on mettra en usage les fondants, tels que l'onguent napolitain en frictions sur l'hypochondre droit, et associé à l'extrait de belladone, s'il y a encore un reste de douleur. Dans la suite, on tirera un grand parti, pour terminer les derniers malaises, des bains sulfureux, ou des bains de Baréges aux sources mêmes. Dans le cas où un abcès ou une poche hydatique tendrait à s'ouvrir au dehors, la manière d'agir ne différerait pas de celle à observer dans les abcès et les kystes hydatiques du foie lui-même, dont nous parlerons dans d'autres chapitres.

CHAPITRE ONZIÈME.

DE L'HÉPATITE AIGUË.

Nous avons dit que la congestion sanguine, lorsqu'elle était intense, n'était, en quelque sorte, que le premier degré de l'hépatite aiguë. Ces deux affections se joignent donc de la manière la plus intime.

Altérations. — Considérée anatomiquement, l'hépatite aiguë ne se présente pas toujours sous la même forme. Quand elle succède à la congestion sanguine active, la coloration du foie devient plus intense et plus uniforme ; elle peut aussi former des marbrures d'une coloration foncée. Le foie prend dans son ensemble un volume plus considérable. Cette hyperhémie, en se prolongeant, désorganise les granulations ; le tissu hépatique se ramollit, soit dans sa totalité, soit dans un lobe seulement ; ce ramollissement peut être porté à un tel point, que la moindre pression écrase et réduit en pulpe ce tissu ; on ne peut retirer le foie de l'abdomen que par lambeaux ; sa couleur est devenue lie de vin. Dans un degré plus avancé de ce ramollissement inflammato're, le foie se décolore, devient grisâtre, couleur feuille-morte ; son sang paraît avoir perdu sa matière colorante.

Il est une autre forme plus franchement inflammatoire et qui est caractérisée par la présence du pus. Ce produit n'est d'abord qu'infiltré. Rarement cette infiltration est générale ou presque générale ; le plus souvent, on observe des plaques plus ou moins étendues où le tissu du foie, induré ou ramolli, a pris une teinte grisâtre. En passant le scalpel à la surface de ces altérations, on en exprime une humeur purulente qui a reçu du sang une teinte rosée. L'infiltration ne persiste pas, et le pus, détruisant ou repoussant les granulations, se réunit en un ou plusieurs foyers de formes et de dimensions variables. Ces foyers constituent les abcès du foie, auxquels nous réservons un chapitre spécial.

La bile, dans ces deux formes de l'hépatite, est sécrétée en plus grande abondance et acquiert une coloration plus foncée ; on la trouve quelquefois sanguinolente.

Causes. — Elles sont prédisposantes ou directes.

Les premières tiennent aux circonstances dans lesquelles se trouvent les individus et dépendent du climat, du sexe, de l'âge, de la constitution, du tempérament et des dispositions individuelles.

L'hépatite aiguë, sans être une maladie commune dans notre climat, n'y est cependant pas rare ; à Paris, on ne la remarque pas plus souvent dans l'été que dans l'hiver, bien qu'elle soit, comme on va le voir, une maladie propre aux pays chauds. Les extrêmes de la température sembleraient favoriser son développement, car, d'après un rapport de M. Gaymard, elle serait fréquente en Islande. Cette maladie est comme endémique dans les Indes et dans tous les pays intertropicaux. Dans notre expédition d'Égypte, on l'observait souvent, et nos médecins militaires ont de nombreuses occasions de la traiter en Algérie ; d'après l'un d'eux, elle serait aussi habituelle dans la province d'Oran que dans l'Inde.

Les hommes en sont plus souvent atteints que les femmes, sans doute parce qu'ils sont plus exposés aux intempéries et peut-être aussi en raison de leurs passions plus violentes. La parturition et l'âge critique paraissent être, chez les femmes, des causes prédisposantes. Rare dans l'enfance, l'hépatite cesse de l'être à mesure que l'on s'avance vers l'âge adulte ; elle redevient rare dans la vieillesse. Elle atteint dans une même proportion les individus forts et ceux d'une faible complexion. Sa fréquence paraît plus grande dans le tempérament bilieux et mélancolique. Elle se développe plus facilement chez les personnes dont les digestions sont pénibles ; quelques-unes ont le foie tellement susceptible d'irritation, que le plus petit excès de table, la moindre émotion morale, la percussion la plus légère sur l'hypochondre droit, etc., suffisent, non-seulement pour y déterminer une congestion, mais encore des symptômes inflammatoires.

Parmi les causes directes, il faut mettre au premier rang les violences extérieures, même lorsqu'elles n'ont pas laissé de traces au dehors ; l'hépatite est, en effet, très-fréquente à la suite d'un coup sur l'hypochondre droit. L'abcès est presque inévitable, lorsque le foie a été piqué, coupé ou déchiré ; on l'a observé aussi à la suite des commotions de cet organe. Une compression prolongée et surtout brusque, par une ceinture, un corset, etc., peut amener le même résultat. La rétention de la bile dans les

voies où circule cette humeur, la présence de calculs dans
la vésicule ou dans le foie, surtout leur engagement dans
le canal cystique, des phlegmasies siégeant dans les organes contigus au foie, l'emploi intempestif des émétiques et
des purgatifs drastiques, l'usage abondant et prolongé des
viandes noires, des mets trop assaisonnés, des vins excitants, une forte indigestion, les lavements composés avec
des drogues irritantes, etc., etc., sont autant de causes
d'hépatite. L'immersion brusque du corps dans l'eau froide
l'a quelquefois déterminée. Il faut, enfin, ajouter à cette
liste la répercussion des diverses éruptions, la suppression
des flux menstruel et hémorrhoïdal, d'anciennes diarrhées,
celle des exutoires sans précautions convenables, etc.

Les causes qui viennent d'être énumérées n'agissent pas
toutes de la même manière sur le foie. Les unes sont mé-
caniques et ont un effet immédiat ; les autres se transmet-
tent par contiguïté de tissu, ou par l'absorption intestinale
et les vaisseaux portes.

Symptômes. — Trois séries de symptômes caractérisent
l'hépatite franchement aiguë : 1° frissons, nausées et vomissements ; 2° douleur à l'hypochondre droit et fièvre
vive ; 3° tuméfaction du foie et ictère. Mais, dans ses
symptômes, cette inflammation présente de nombreuses
variétés, selon l'âge, le sexe, le tempérament, la force
et la faiblesse de la constitution ; elle offre, en outre, les
degrés les plus divers, suivant l'intensité phlegmasique.
Des différences remarquables sont encore produites par
les complications qui surviennent si fréquemment, ou lorsque l'hépatite se développe dans le cours d'une autre maladie.

Le début de l'hépatite aiguë est annoncé par du malaise,
de l'anxiété, de l'agitation, des nausées, et des vomissements, quelquefois violents, de bile ou de mucosités.
Très-souvent le frisson s'y joint, et il annonce que l'in-

flammation sera vive ; il survient brusquement ; il est long et suivi d'une chaleur forte et quelquefois visqueuse. Dans d'autres cas, ce symptôme est moins tranché et ne consiste qu'en frissonnements irréguliers, ou en un simple sentiment de froid, qui peut même être borné aux extrémités.

Vient ensuite, ou en même temps, la douleur ; elle est constante et se fait le plus souvent sentir dans l'hypochondre droit ; quelquefois elle est obtuse, d'autres fois vive et lancinante ; parfois elle ne consiste qu'en un sentiment douloureux de constriction. La pression l'augmente, ainsi que les mouvements de la respiration, surtout si l'hépatite occupe la convexité de l'organe ; il en est de même de la toux. Les malades se tiennent sur le dos ou un peu inclinés sur le côté droit ; ils ne peuvent prendre la position verticale et penchent leur tronc du côté du foie. Il arrive que la douleur, de même que quelques autres symptômes, se montre à diverses reprises, ce qui dépend du développement successif de plusieurs points phlegmasiques. Tantôt cette douleur occupe l'hypochondre droit, tantôt elle est circonscrite à l'épigastre ou vers le rebord des côtes. Elle s'irradie plus ou moins loin, spécialement en arrière, le long du rachis, et retentit assez souvent jusque dans l'épaule, à la clavicule, à la base du cou, du côté droit, ce qu'on explique, comme nous l'avons déjà dit, par le nerf diaphragmatique, lequel a quelques rapports avec le ligament coronaire du foie.

L'hépatite aiguë s'accompagne d'une fièvre vive ; dès le début, le pouls s'accélère, puis acquiert de la force et de l'ampleur ; rarement on le trouve déprimé et irrégulier. Quoique cette fièvre soit généralement continue, elle se montre quelquefois sous forme d'accès et peut simuler une fièvre intermittente ou rémittente.

On ne tarde pas à constater que le foie a acquis un vo-

lume plus considérable ; cette augmentation n'est pourtant
pas constante. Le palper découvre à la région hypochondriaque droite ou à l'épigastre une tension et une élévation
insolites. On sent le foie dépassant le rebord costal ; il
peut être tuméfié au point de s'étendre jusqu'à l'ombilic,
à la crête iliaque droite ou dans l'hypochondre gauche. Le
bord antérieur, qui s'est beaucoup épaissi, donne au toucher la sensation d'un corps arrondi. Cependant il n'est pas
rare de voir des foies qui, quoique ayant pris un volume
considérable, ne font pourtant aucune saillie au-dessous des
côtes ; dans ces cas, le développement de l'organe s'opère
de bas en haut, aux dépens du côté droit de la poitrine ;
et c'est alors par la percussion seule ou aidée de l'auscultation qu'on détermine le degré de saillie qu'il forme
dans cette cavité. L'augmentation de volume peut d'ailleurs
être partielle ou générale. Elle explique le sentiment de
pesanteur que la plupart des malades éprouvent en même
temps que la douleur, sentiment qu'ils rapportent au ster-
num, à l'épigastre et aux attaches du diaphragme.

La sécrétion biliaire est très-fréquemment modifiée ;
on a vu, au début, des vomissements de bile ; souvent, peu
de temps après, il se manifeste une teinte ictérique générale ; celle-ci devient quelquefois très-intense en peu d'heures ; mais c'est plutôt pendant le cours de l'hépatite qu'au
début qu'elle se développe. Dans des circonstances, en apparence les mêmes, on ne trouve pas toujours l'ictère.
C'est à tort qu'on a prétendu qu'il ne se formait que dans
l'inflammation de la face concave ; on l'a observé aussi
lorsqu'elle résidait dans les autres parties. L'ictère est ordinairement général et très-prononcé ; mais, dans quelques
cas, il reste à un faible degré et ne consiste qu'en une simple coloration en jaune des conjonctives, du pourtour des
lèvres et des ailes du nez. Il arrive quelquefois que les urines deviennent jaunes sans qu'il y ait d'ictère ; de même

aussi, on remarque des selles bilieuses en même temps que l'ictère, ce qui tient à ce que la sécrétion de la bile se fait en partie ou commence à revenir.

Indépendamment de ces troubles, la langue est blanchâtre ou jaunâtre ; il y a une saveur amère dans la bouche ; la soif est assez vive ; on remarque des hoquets. Les vomissements se continuent quelquefois. La constipation est plus habituelle que la diarrhée ; les selles sont, dans quelques cas, noirâtres et comme sanguinolentes. Les urines ictériques sont moins abondantes que les urines ordinaires. Beaucoup de malades toussent, se plaignent de dyspnée, ce qui tient au refoulement du diaphragme, à la compression du poumon et à la dilatation incomplète du côté droit du thorax. Le système nerveux éprouve le contre-coup de toutes ces souffrances, comme le prouvent la céphalalgie, l'abattement, l'agitation, l'insomnie et quelquefois même le délire.

Le siége de la maladie et quelques autres circonstances déterminent la manifestation ou la prédominance de divers symptômes. Lorsque l'inflammation occupe la face convexe du foie, la douleur et les troubles respiratoires prédominent; il y a plus souvent des hoquets, tandis que les souffrances gastriques sont moins marquées. Le contraire arrive dans l'hépatite de la concavité, qui est remarquable par la tension épigastrique, par une plus forte teinte ictérique, par les nausées et les vomissements. L'hépatite bornée au centre d'un lobe ne produit que des symptômes locaux assez peu marqués ; la maladie est quelquefois alors comme latente ; mais si elle occupe la surface, elle se propage souvent au feuillet correspondant du péritoine, et l'on observe alors des symptômes de péritonite, qui peuvent masquer ceux qui appartiennent à l'hépatite elle-même. Ces circonstances influent non-seulement sur la physionomie de la maladie, mais encore sur sa marche et sur sa durée. Il en est surtout de même des complications nombreuses et variées qui peuvent survenir dans le cours de l'hépatite. Toutefois la durée ordinaire ne dépasse pas en général trois semaines.

Terminaisons. — L'hépatite aiguë peut se terminer par résolution, ou être suivie de suppuration. Nous examinerons, dans des chapitres à part, ses terminaisons par gangrène et par l'état chronique.

La résolution est la terminaison la plus désirable, et heureusement la plus fréquente. Elle s'opère communément du cinquième au septième jour ; mais elle n'est complète que du dixième au quinzième. Elle coïncide, parfois, avec une crise qui se manifeste par des sueurs, une diarrhée bilieuse, une abondante expectoration, des urines bourbeuses, un épistaxis, un flux hémorrhoïdal, etc. Les symptômes perdent peu à peu de leur intensité et disparaissent graduellement. Il en est qui persistent plus ou moins de temps : ainsi l'ictère peut ne se dissiper que lentement ; une douleur sourde peut rester longtemps fixée dans l'hypochondre droit. La marche de l'hépatite est plus rapide dans les pays chauds. Lorsque l'inflammation s'est propagée aux parties voisines, les symptômes de ces complications ne cessent qu'après ceux de l'hépatite. Par suite d'adhérences établies entre les deux feuillets opposés du péritoine, quelques malades conservent de la gêne et des tiraillements lorsqu'ils veulent redresser le tronc.

La suppuration est aussi une terminaison fréquente de l'hépatite. Quoiqu'elle ait quelquefois lieu dans des cas où les symptômes inflammatoires sont peu prononcés, on doit en général la redouter lorsqu'ils ont été très-intenses, et surtout s'ils persistent au delà du temps où la résolution aurait dû s'opérer. Ils ne diminuent que pour faire place à un autre ordre de symptômes. Lorsque le pus se forme, la douleur diminue, devient gravative, pulsative dans quelques cas, cesse dans d'autres. L'hypochondre est moins tendu et comme empâté. Il y a souvent des frissons erratiques, quelques sueurs nocturnes et des redoublements fébriles irréguliers. On remarque quelquefois une chaleur âcre, qui se fait sentir par bouffées, qui se développe surtout à la paume des mains, à la plante des pieds, et qui peut être suivie d'une sueur visqueuse. Dans d'autres circonstances, on n'observe qu'une petite fièvre continue, avec redoublement à l'entrée de la nuit. Divers symptômes ont quelquefois accompagné le développement de la suppuration : par exemple, l'irrégularité du pouls, des syncopes, des nausées et des vomituritions, la diarrhée, l'altération des traits, la bouffissure du visage, l'œdème de la main droite et des pieds. Dans les cas où l'hépatite, n'ayant donné presque aucun signe de son existence, se termine néanmoins par suppuration, on ne peut, comme on le pense bien, saisir l'indice de cette terminaison. Du pus s'est formé, dans des conditions exceptionnelles, lorsque l'hépatite, paraissant chronique, existait depuis plusieurs mois et même une année. Mais c'est, en général, vers le dixième ou le douzième jour que la suppuration se forme. Il est aussi des cas où elle se manifeste avec plus de rapidité, et on l'a vue même réunie en foyer dès le cinquième jour.

Traitement. — L'hépatite étant toujours une maladie grave, on ne doit pas perdre un instant pour la traiter, dans le but surtout de prévenir la terminaison par suppuration. Si le sujet est jeune et pléthorique, on pratiquera une abondante saignée du bras ; on la répétera même plusieurs fois, si le pouls reste fort et si les symptômes inflammatoires ne cèdent pas. Dans l'hépatite traumatique surtout, la saignée doit être employée énergiquement. La saignée locale sera en même temps mise en usage, au moyen de sangsues qui seront placées sur le lieu même où se fera sentir la douleur ; on favorisera et l'on prolongera

l'écoulement du sang, au moyen de lotions émollientes
et de cataplasmes de même nature. Les applications de
sangsues seront réitérées en proportion de la persistance
et de l'intensité de la douleur. Les ventouses scarifiées
peuvent, jusqu'à un certain point, remplacer les sangsues;
mais elles ont l'inconvénient de fatiguer les malades et de
ne pas tirer autant de sang. Les sangsues mises aussi à
l'anus peuvent être utiles; dans ce cas, toutefois, elles
n'ont pas un effet aussi avantageux que dans les congestions
simples.

On devra entretenir, sur le côté malade, des topiques
émollients et calmants; si le poids des cataplasmes fatigue,
on les remplacera par des fomentations de même nature.
Les cataplasmes seront utilement arrosés avec des teintu-
res d'opium, de belladone, de safran, mêlées d'éther. Un
taffetas gommé, appliqué à l'extérieur, empêchera l'évaporation de ces substances et maintiendra une douce chaleur.
Les boissons seront adoucissantes, relâchantes; on.pourra
les aciduler pour enlever le mauvais goût et l'empâtement
de la bouche; quelques centigrammes de nitrate de potasse
les rendront tempérantes et plus diurétiques. Des potions
calmantes et antispasmodiques devront aussi être données
par cuillerées pour diminuer l'excitation nerveuse. Après
tous ces moyens, quelques bains tièdes, auxquels on ajoutera du son ou diverses décoctions mucilagineuses, pourront être favorables. La liberté du ventre sera entretenue
par des lavements avec des décoctions émollientes, et mieux
encore par l'administration de laxatifs doux, comme l'huile
de ricin ou quelques sels neutres en lavage.

Lorsque les symptômes aigus seront dissipés, on aura
recours à la médication contro-stimulante, au moyen de
préparations antimoniales, qu'on donnera à des doses propres à produire et à entretenir un certain degré de mollesse et de moiteur de la peau; le kermès pourra être as-

socié à l'extrait de digitale, et 5 centigrammes de chacune de ces substances pourront être donnés toutes les deux ou trois heures. Suivant Saunders, les préparations antimoniales auraient l'avantage d'empêcher la tendance à la suppuration. A la même époque, on se servira aussi, suivant les indications, des préparations mercurielles : des frictions avec l'onguent napolitain seront faites sur l'hypochondre droit et l'épigastre, et l'on administrera, à l'intérieur, le calomel, à doses fractionnées, 30 centigrammes toutes les quatre ou six heures, selon les symptômes; on en a donné jusqu'à 3 et 4 grammes dans les vingt-quatre heures. On sait la confiance qu'ont les médecins anglais dans les mercuriaux ; le calomel, dans leurs idées, aurait une efficacité toute spéciale dans l'inflammation du foie ; il dispenserait de réitérer la saignée pour calmer les symptômes aigus. Il y a, enfin, un moyen très-employé en France et qui ne devra pas être négligé : c'est le vésicatoire, qui est indiqué quand les douleurs persistent, et qui réussit parfaitement à les faire disparaître. On ne l'entretiendra pas, et l'on pourra même, si besoin est, y revenir à plusieurs reprises.

CHAPITRE DOUZIÈME.

DE LA GANGRÈNE DU FOIE.

La gangrène du foie est très-rare. Elle peut survenir dans plusieurs circonstances. Nous avons déjà vu, en traitant de l'hépatite aiguë, qu'elle peut être le résultat d'une inflammation excessive ; on l'a aussi observée à la suite de l'hépatite chronique. Mais elle tient plus fréquemment à l'action d'une cause délétère ; c'est ce qui a été observé dans certaines épidémies. Dans la fameuse peste de Marseille, il se développait des charbons sur le foie et la vésicule biliaire ; dans diverses épizooties de l'espèce bovine, on a constaté aussi des altérations analogues ; la même chose a été remarquée sur le foie des volailles en pareilles circonstances. La gangrène du foie s'est encore développée dans des fièvres où les caractères de malignité et de putridité dominaient.

On l'a rencontrée chez des ivrognes et principalement sur des individus qui avaient été soumis à de grandes privations, comme des prisonniers détenus longtemps dans des cachots malsains.

La gangrène occupe une étendue plus ou moins considérable du foie. Un lobe tout entier peut être sphacélé ; mais le plus souvent la mortification ne dépasse pas l'étendue de quelques centimètres. Cette gangrène partielle a été observée à l'intérieur des abcès hépatiques. En même temps qu'elle existe dans le foie, on la trouve habituellement dans d'autres organes, car la cause est presque toujours générale.

Lorsqu'elle siége près de la surface du foie, on y voit, dans une étendue variable, des taches d'une couleur vert-noirâtre, plus foncées au centre. A l'extérieur, comme à l'intérieur, une ligne verdâtre forme assez nettement la démarcation des parties mortifiées avec le reste de l'organe. Quelquefois cependant la gangrène se confond avec le tissu sain par une dégradation de couleur, du noir à l'ardoisé, au gris, au rouge-brun, etc. Le tissu du foie qui correspond à ces taches est converti en une bouillie verdâtre, noirâtre, dans laquelle on remarque des détritus de cet organe. Quand ce putrilage est contenu dans la cavité d'un abcès, on y voit pendre des lambeaux mous et diffluents; on y découvre aussi quelquefois les extrémités des vaisseaux déchirés. L'odeur de cette gangrène est fétide, piquante, alliacée, comme celle à peu près de toutes autres gangrènes. Si cette altération tient à une terminaison inflammatoire, on trouve tout autour le tissu hépatique rongé, ramolli, friable. Dans presque tous les cas de gangrène du foie, cet organe était volumineux.

Les symptômes, lorsque la gangrène est la suite d'un excès d'inflammation, ne sont d'abord que ceux de l'hépatite la plus aiguë; puis, dès que cette altération se manifeste, la tuméfaction du foie s'affaisse, la douleur et la fièvre cessent; il survient une grande faiblesse, une prostration brusque des forces, de l'anxiété, le hoquet, des défaillances, des sueurs froides et visqueuses; les extrémités se refroidissent, les traits se décomposent, l'haleine devient fétide. On observe quelquefois des vomissements et des selles de matières noirâtres et fétides. La mort en est la suite inévitable pour peu que cette altération ait une certaine étendue.

Les indications consistent dans l'emploi de tous les excitants diffusibles, et surtout dans celui du quinquina.

CHAPITRE TREIZIÈME.

DES ABCÈS DU FOIE.

Les abcès du foie ont des origines diverses. Les uns sont, comme nous l'avons vu, le résultat d'une hépatite qui se termine par suppuration ; ils peuvent être dits primitifs. Les autres ont leur cause dans une partie plus ou moins éloignée du foie ; on les appelle consécutifs ou métastatiques. Nous aurons à rapprocher de ces derniers une maladie qui s'y rapporte essentiellement, et qui est propre aux pays chauds : nous voulons parler de la dysenterie hépatique.

§ I. — DES ABCÈS PRIMITIFS DU FOIE.

Les abcès du foie présentent les plus grandes variétés. Leur position, surtout, offre d'importantes différences ; car, s'ils sont situés au centre de l'organe, ou loin des parois abdominales, les forces seules de la nature peuvent

venir au secours des malades ; tandis que s'ils se portent
à l'extérieur, l'art peut utilement intervenir.

Examinons, d'abord, quelles sont les altérations qui
constituent les abcès hépatiques ; ensuite, quelles sont les
ressources de la nature, et par quels moyens l'art peut
favoriser ou déterminer l'issue de la matière purulente.

Altérations. — Le pus des abcès hépatiques se montre
également dans des conditions qui sont loin d'être toujours
les mêmes. Lorsqu'il est récent et s'est formé avec rapidité,
il est séreux, ressemble à du petit-lait, et contient souvent
des flocons en suspension. Si on l'examine plus tard ou s'il
s'est formé moins rapidement, il a plus de consistance, il
est onctueux ; sa couleur est blanchâtre, souvent avec une
teinte verdâtre ou jaunâtre ; il offre, enfin, les caractères
les plus francs du pus phlegmoneux. Dans quelques circonstances, il présente d'autres qualités : lorsqu'il est ancien, il devient consistant, demi-concret ; si un conduit
biliaire s'ouvre dans l'abcès, le pus prend une teinte verdâtre plus ou moins foncée et une viscosité toute particulière ; l'exhalation du sang ou la rupture d'un vaisseau
sanguin le colore en rouge ; dans ce dernier cas, il revêt
l'aspect d'une crème au chocolat ou celui de la lie de vin.
Des détritus du parenchyme hépatique s'y mêlent quelquefois ; ceux-ci ont été trouvés recouverts d'une sorte de
membrane plus ou moins épaisse.

L'odeur du pus formé dans le foie est un peu nauséa-
bonde et ressemble à celle du pus phlegmoneux. Elle peut
devenir fétide, lorsque cette humeur se corrompt par un
long séjour, lorsqu'elle est en contact avec l'air, ou lorsqu'il se forme une complication gangréneuse. La quantité
de ce pus varie depuis une gouttelette jusqu'à des quantités vraiment prodigieuses ; il est des cas, en effet, dans
lesquels on en a trouvé jusqu'à 10 ou 12 litres, de manière

qu'à la place du foie il n'y avait plus qu'une poche constituée par les membranes d'enveloppe.

Les abcès peuvent se former dans toutes les parties
du foie. On en a même observé dans le petit lobe ou lobe
de Spigel. Ils sont plus fréquents dans les parties profondes qu'à la superficie. Quelquefois, il n'y a qu'un seul abcès ; mais, le plus souvent, on en trouve plusieurs ; dans
quelques cas même, il en existe un très-grand nombre,
trente ou quarante et plus. On en rencontre en même
temps de grands et de petits. Leur capacité, on ne peut
plus variable, est en général d'autant moindre qu'ils sont
plus nombreux ; le plus fréquemment ils ont le volume
d'une petite orange. Plusieurs abcès peuvent communiquer
ensemble ; on y remarque presque toujours des anfractuosités profondes et nombreuses, qui sont l'indice de la réunion de plusieurs cavités originairement distinctes. Ces cavités sont habituellement traversées par des brides de tissu
hépatique comprimé, et par des vaisseaux de diverse nature
qui sont oblitérés. Dans quelques cas, ces vaisseaux se
rompent avant leur oblitération, et alors du sang se mêle
avec le pus, le colore ou se forme en caillot. Les parois de
la cavité de l'abcès sont formées d'une fausse membrane ou
d'un kyste, suivant qu'ils ont lieu depuis plus ou moins de
temps ; les parois de ce kyste, lorsque celui-ci a une grande
ancienneté, peuvent acquérir une certaine épaisseur ; leur
surface intérieure devient lisse et se revêt d'une couche
membraneuse, tandis que leur surface extérieure jette entre les granulations des prolongements fibreux.

Quoique les abcès du foie constituent une maladie extrêmement grave, ils ne sont pas toujours au-dessus des
ressources de la force médicatrice de la nature ni de celles
de l'art.

Ressources de la nature. — Lorsque la collection purulente est loin de la périphérie du foie et qu'elle est consi-

dérable, soit qu'elle forme un seul foyer ou qu'elle soit disséminée en un grand nombre de petits foyers, on ne peut guère espérer que la constitution aura assez de puissance pour éliminer, au moyen de l'absorption et des diverses sécrétions, une aussi grande quantité de cette funeste production, sans qu'il en résulte une fièvre hectique qui mine sourdement et épuise le malade; mais si les collections sont petites, moyennes ou peu nombreuses, il est possible que la guérison s'obtienne.

Cette guérison peut s'opérer de plusieurs manières. Dans quelques cas, le pus, n'ayant été déposé qu'en petite quantité, est absorbé lentement, molécule à molécule, et ne détermine pas dans l'économie assez de trouble pour qu'il soit impossible au malade de supporter les effets de l'élimination; alors, la cavité qui le contient revient graduellement sur elle-même, finit par disparaître et ne laisse à sa suite qu'un endurcissement fibreux, irrégulier, recoquillé, quelquefois crétacé. Dans d'autres circonstances, la sécrétion purulente a été plus abondante; mais le malade ayant pu résister aux premiers accidents, et les symptômes ayant perdu de leur acuité, le kyste contenant cette sécrétion a eu le temps de s'épaissir, de prendre assez de consistance pour l'isoler du reste du foie, et empêcher ainsi les dangers de la résorption. Le pus, dans ce cas, se concrète, devient solide et subit des dégénérations diverses : par exemple, il se change en une matière tuberculeuse, et celle-ci en une masse de phosphate ou de carbonate de chaux.

D'autres fois, le pus ayant tendance à se porter en dehors du parenchyme hépatique, des adhérences s'établissent entre le foie et les parties voisines, et l'humeur emprisonnée se porte en dehors de la glande, sans épanchement péritonéal.

Cependant, l'issue que se fraie le pus n'est pas toujours

heureuse ; car il peut passer dans un organe où sa présence est encore plus dangereuse que dans le foie. Malgré les adhérences dont nous venons de parler, l'épanchement dans le péritoine a quelquefois lieu, et une péritonite mortelle en est ordinairement la suite ; cet accident se remarque principalement lorsque l'abcès se porte vers la face concave, parce que la mobilité des intestins rend l'adhérence plus difficile à s'établir. Comme après l'épanchement de bile, des fausses membranes peuvent circonscrire le pus, lorsqu'il ne s'échappe qu'en petite quantité, et si la péritonite reste locale, elle devient un moyen de salut.

On a vu le pus d'un abcès du foie se répandre dans le tissu ramolli de la rate ; on comprend qu'une telle issue ne doive pas être favorable. Des adhérences s'étant établies avec le diaphragme, le pus a perforé cette cloison et est remonté dans la plèvre droite ; la mort n'en a pas toujours été la suite, et des chirurgiens hardis lui ont donné issue par l'opération de l'empyème. On possède quelques exemples d'abcès du foie ouverts dans le péricarde ; il est presque inutile de dire que la mort en a été rapidement la conséquence. Enfin, on a même rencontré des cas où le pus du foie avait pénétré dans la veine cave et même dans la veine ombilicale.

Parcourons maintenant les circonstances plus favorables dans lesquelles le pus s'est porté à l'extérieur du corps, soit directement, soit indirectement.

L'ouverture par les parois de l'abdomen est certainement la terminaison la plus heureuse. Les auteurs citent à l'envi un grand nombre de guérisons, dans lesquelles les abcès se sont écoulés spontanément. La peau rougit, s'amincit, s'ouvre enfin, et le pus s'échappe au dehors par le seul fait des progrès de l'abcès. L'inflammation qui s'est produite dans les parois abdominales a déterminé l'adhésion des feuillets du péritoine, ce qui met généralement le malade à l'abri d'un épanchement dans cette cavité ; mais l'ouverture de l'abcès reste habituellement fistuleuse.

Ces abcès, qui forment à l'extérieur des tumeurs consi-dérables, au point même, dans quelques cas, d'égaler le volume de la tête d'un enfant, ne s'ouvrent pas toujours dans les mêmes points. L'ouverture peut s'opérer au-des-sous des côtes, par l'ombilic, entre les côtes ou les fausses côtes ; on a vu le pus fuser au milieu des couches muscu-laires ou au-dessous de la peau, entre le diaphragme et la plèvre, pour aller s'ouvrir une issue dans un endroit éloi-gné, aux lombes, au dos, jusque vers les aisselles et même jusque vers les cuisses et les jambes.

C'est quelquefois d'une manière plus indirecte encore que le pus du foie est transporté à l'extérieur. Si son foyer est situé près des voies biliaires, il peut détruire une por-tion des parois de celles-ci, s'y faire un passage et parve-nir de cette manière dans le canal digestif. Cette ouverture a lieu soit dans les conduits intra-hépatiques, soit dans la vésicule.

Mais l'épanchement des abcès hépatiques a surtout été observé dans diverses parties des voies digestives, dans l'estomac, dans le duodénum, chose que rendent facile le voisinage et les attaches de cet intestin. Quoique l'ouver-ture paraisse plus difficile à s'établir par le colon, qui est mobile et plus éloigné, cependant elle a été plusieurs fois constatée. La sortie de la matière purulente par les voies digestives n'est pas exempte de dangers ; les malades éprouvent, en effet, des vomissements, des coliques, une diarrhée sanieuse ; l'intestin peut s'enflammer, et des symp-tômes graves, typhoïdes, peuvent en être le résultat. Une issue bien rare a été rencontrée, c'est celle par les voies urinaires ; un exemple unique, démontré par l'autopsie, en existe dans la science.

Enfin, le pus provenant d'un abcès hépatique, lorsqu'il

est parvenu à passer dans la plèvre, ne reste pas toujours dans cette cavité. Il peut entamer le tissu pulmonaire, pénétrer dans les bronches et être rejeté par la toux et les vomissements ; si les deux feuillets de la plèvre sont adhérents, le passage se fait sans intermédiaire du foie au poumon. On comprend facilement toute la gravité attachée à cette terminaison, et cependant on possède un bon nombre de faits de ce genre, bien authentiques, et dans lesquels la guérison a eu lieu.

On peut donc reconnaître dans les faits que nous venons de rapporter les efforts que fait la nature pour arriver à l'élimination du produit morbide qui menace d'anéantir l'existence. Si ces efforts sont quelquefois couronnés de succès, d'autres fois, comme nous l'avons vu, la nature médicatrice s'égare, en donnant à ce produit une fâcheuse direction. Mais, dans ces scènes organiques de la résistance à la destruction, la médecine devra-t-elle rester oisive spectatrice ? Non sans doute. Elle viendra en aide à la constitution défaillante ; elle soutiendra les forces du malade par des toniques, des cordiaux, des aliments fortifiants, et elle le placera dans les conditions hygiéniques les plus favorables.

Ressources de l'art. — Lorsque le pus semblera vouloir se porter vers les parois abdominales, on favorisera cette tendance par des topiques émollients et maturatifs, et lorsque sa présence se sera manifestée d'une manière évidente, on se hâtera, par des procédés chirurgicaux, de vider la tumeur, afin qu'elle n'ait pas le temps de faire une irruption fatale dans un organe intérieur.

La tumeur qui en résulte est accompagnée d'un empâtement assez étendu. Peu à peu elle se ramollit, et présente, à son centre, une fluctuation profonde, plus ou moins circonscrite, pendant que sa circonférence conserve une dureté qui diminue insensiblement sans disparaître en entier. Pour prévenir les grandes souffrances qui se font ressentir avant l'ouverture spontanée, toujours longue à s'opérer, mais surtout dans le but d'empêcher des épanchements intérieurs et d'obtenir une cicatrisation plus facile, on ne tardera pas trop à donner à la collection purulente une issue artificielle au moyen du bistouri. La prudence exige qu'on agisse ainsi. L'ouverture ne sera pas trop étendue, de peur de dépasser les adhérences et d'affaiblir les parois de l'abdomen.

Mais s'il ne se manifeste pas de rougeur à la peau, si la fluctuation est profonde et si l'on a, en conséquence, à craindre que des adhérences n'existent pas, il faut faire l'opération de manière à les produire, car elles sont indispensables à son succès. On a conseillé d'appliquer sur les parois abdominales des irritants, vésicatoires, moxas, ventouses, etc ; on ne doit guère compter sur ces moyens. Des chirurgiens font une incision jusqu'au péritoine et attendent que l'adhérence se produise avant d'en faire une autre jusqu'au foyer de l'abcès ; on a vu le pus se faire jour sans ce second temps de l'opération. On met plus généralement en usage la potasse caustique, et l'on fend l'escarre pour faire une autre application de potasse. Si l'on avait des raisons suffisantes pour croire l'adhérence établie, on pourrait terminer de suite l'opération avec le bistouri. Ce procédé a le double avantage d'être moins douloureux et plus sûr.

Quelle que soit la manière dont on ouvre l'abcès, on devra éviter, s'il est vaste, de le vider tout d'un coup, afin d'empêcher la pénétration de l'air. On peut même utilement, comme nous le verrons pour les kystes du foie, faire des injections d'eau émolliente pour mettre obstacle au séjour de l'air. Seulement, on les poussera avec plus de précaution, les foyers purulents ayant leurs parois bien moins consistantes que celle des kystes. Dans les cas ordinaires, on place entre les lèvres de la plaie une bandelette effilée de linge, le long de laquelle le pus fuse peu à peu. On recouvre ensuite mollement la plaie avec de la charpie, des compresses, et l'on applique un bandage de corps. On recommandera au malade de garder une position telle, que le pus trouve un écoulement facile. Les pansements doivent être fréquemment renouvelés, si la suppuration est abondante. Les bords de l'ouverture seront tenus écartés tant qu'il y aura du pus, de manière à prévenir la formation d'une fistule. Lorsque le foyer est éloigné de l'extérieur, il est quelquefois nécessaire d'y pousser des injections pour déterger ses parois et favoriser leur rapprochement et leur agglutination. Ce n'est, en général, que fort lentement que ces foyers se ferment et que la plaie cesse de suinter. A leur suite, il reste souvent une induration dans le foie; cela arrive surtout lorsque cet organe a été très-augmenté de volume et que l'abcès s'est manifesté vers sa partie inférieure. Après le dégorgement, l'organe remonte et l'adhérence mutuelle des parties cicatrisées forme une sorte de cordon ligamenteux qui s'étend de la cicatrice extérieure jusqu'à celle du foyer. Dans tous les cas, il est convenable que le malade porte une ceinture bien faite, soit pour soutenir les organes et empêcher des tiraillements, soit pour prévenir la formation d'une hernie.

Dans ces abcès ouverts à l'extérieur, de même que dans ceux qui sont profonds et ne peuvent être atteints par les procédés de l'art, on devra soutenir les forces du malade par un traitement tonique et une alimentation fortifiante. La nécessité des règles de l'hygiène se fait surtout sentir ici, à cause de l'odeur que répand le pus, soit dans les pansements, soit en suintant dans l'appareil. On aura soin de changer fréquemment le linge de corps et celui du lit, d'aérer les matelas, de faire pénétrer dans la chambre quelques rayons de soleil, etc.

§ II. — DES ABCÈS CONSÉCUTIFS OU MÉTASTATIQUES DU FOIE.

Ces abcès se distinguent essentiellement par leurs causes de ceux qui font l'objet du paragraphe précédent. De tout temps, on avait remarqué la fréquence des abcès du foie à la suite des blessures, des opérations, des fractures, de celles du crâne surtout, et l'on en donnait les explications les plus variées. L'étude de la phlébite est venue faire connaître les rapports qui existent entre les plaies et les viscères intérieurs, et éclairer complétement le mode de production de ces abcès dits métastatiques ou consé-cutifs.

Altérations. — Les abcès métastatiques sont toujours multiples ; ils criblent quelquefois le foie et font saillie à sa surface ; il en résulte même des phlegmasies de son enve-loppe séreuse. En général, ces collections purulentes sont petites, nettement circonscrites, et leur forme est sphéroï-dale. Le tissu hépatique qui les entoure n'est pas altéré. On a pu suivre leurs diverses périodes, la mort survenant à toutes les époques de leur développement. Dans le prin-cipe, on remarque une ecchymose, un engorgement dur, d'un rouge noirâtre. De cette ecchymose, de cet engorge-ment résulte une inflammation qui, par sa nature toute spéciale, doit se terminer par suppuration. Le pus se com-binant, molécule à molécule, avec le tissu hépatique et s'y infiltrant, l'engorgement prend une couleur d'un gris blan-châtre. Peu à peu se séparant de ce tissu, du centre à la circonférence, la matière purulente s'isole et se réunit en petits foyers, qui, comme les autres abcès, se tapissent intérieurement d'une fausse membrane. Il n'est pas rare de trouver tous ces degrés réunis dans un même foie. Si le malade résiste longtemps ou survit, la partie la plus fluide du pus s'absorbe successivement et ce liquide devient con-

cret. Ces abcès se convertissent en noyaux durs, gris ou
jaunâtres, qui offrent, à la longue, l'apparence de tubercules enkystés. On peut quelquefois suivre des veines jusqu'à la collection du pus.

Causes. — Les abcès consécutifs sont observés, comme
nous l'avons dit en commençant, à la suite de blessures,
d'opérations et de fractures. Parmi ces causes, quelques-
unes ont une influence plus prononcée sur leur production. C'est ainsi qu'on les rencontre surtout à la suite des
fractures du crâne, des opérations pratiquées sur les os,
et, en particulier, après l'extraction des séquestres. Les
opérations pratiquées dans certaines parties du corps y
prédisposent spécialement : telles sont celles de la fistule
à l'anus, de la résection des hémorrhoïdes et de la mem-
brune muqueuse du rectum, celle de la hernie, etc. On remarque, en outre, que jamais ces abcès ne se manifestent
avant la période de la suppuration des plaies. On les constate souvent aussi dans d'autres viscères.

Ces accidents, qui constituent une des plus graves complications des opérations chirurgicales, ont dû naturellement exciter l'attention et les recherches des médecins.
Ils ont fini par soupçonner que cet état de choses tenait à
ce que du pus était transporté de la plaie jusque dans le
foie, et des expériences sont venues bientôt confirmer leurs
suppositions, car, en injectant du pus dans les veines des
animaux, on a produit chez eux les mêmes altérations.

Dans les importantes discussions qui ont eu lieu à ce
sujet, on s'est demandé si le pus, formé à l'intérieur ou à
l'extérieur du corps, était porté en nature dans le foie, ou
s'il se bornait à donner au sang des qualités délétères, qui
allaient ensuite altérer cet organe. Suivant les uns, le pus
est pris par le sang, circule avec lui, s'y mêle intimement
dans le cœur et se dépose en nature dans les viscères. Pour
soutenir cette doctrine, on s'appuie sur la rapidité de la

formation de ces abcès, laquelle ne donne pas à l'inflammation le temps de parcourir ses périodes ; sur l'identité du
pus dans la plaie et dans les abcès ; sur la diminution ou
la suppression de la suppuration extérieure ; sur la disparition de collections purulentes, dont on avait remis l'ouverture au lendemain ; enfin, sur ce qu'on trouve du pus dans
les veines voisines du foyer. Selon les autres, les qualités
délétères résultant du mélange du pus au sang déterminent, en traversant les systèmes capillaires, une inflammation, qui, de sa nature, est essentiellement suppurative. Cette théorie paraît sans doute plus en rapport avec
la description anatomique que nous avons faite de ces abcès ; mais les deux circonstances ne peuvent-elles pas avoir
lieu ? Si, dans la plupart des cas, le sang altéré semble
déterminer la formation de l'abcès, dans ceux où une grande
quantité de pus se manifeste en très-peu de temps dans
le foie, après avoir disparu d'un foyer éloigné, ne peut-on
pas admettre le transport du pus en nature ?

Les vaisseaux lymphatiques participent à cette absorption du pus ; mais les veines en sont les principaux agents.
Les radicules de ces deux ordres sont également en contact
avec cette humeur.

On a dit que, pour la production des abcès métastatiques, il fallait qu'il y eût une inflammation des veinules en
contact avec le foyer producteur, et que c'était le pus que
ces veinules sécrètent qui, en se mêlant au sang, déterminait les accidents. On ne peut pas admettre que l'inflammation se prolonge jusque dans les viscères, à cause de
leur éloignement, malgré l'étendue assez fréquente des
fausses membranes qui se forment dans les veines. Mais
le plus souvent, il n'y a ni dans les veines, ni dans les
vaisseaux lymphatiques, aucune trace d'inflammation. Des
expériences ont été faites à cette occasion : sur des chiens
vivants, dont on avait détruit la moelle du fémur et à la

10.

place de laquelle on avait introduit du mercure, ce métal a été absorbé, et ces animaux sont morts, au bout de quatre à cinq jours, avec une grande oppression ; à l'autopsie, on a constaté, au milieu des viscères, de petits foyers purulents au milieu desquels était du mercure. Cela ne prouve-t-il pas que la phlébite n'est pas nécessaire ? L'aspiration de l'oreillette droite du cœur ne peut-elle pas, en effet, attirer le pus avec le sang, aussi bien qu'elle attire le mercure ?

Il faut remarquer que, dans le tissu spongieux des os longs, ainsi que dans le tissu diploïque des os plats, le sang circule dans des mailles ouvertes, inflexibles, et que, dans ces conditions, l'attraction de l'oreillette droite a une grande puissance pour entraîner, avec le sang, le pus et le mercure. C'est ainsi qu'on explique la fréquence des abcès métastatiques dans les fractures des membres et du crâne, ainsi que dans les opérations que l'on pratique sur les os.

On a vu que ce n'était pas seulement dans le foie que se forment les abcès métastatiques. On en rencontre également, en effet, dans les poumons, la rate, le cerveau, le tissu cellulaire, les membranes séreuses et synoviales, etc.

Le pus ou le sang altéré par le pus arrive au foie de plusieurs manières, et c'est par le trajet qu'il parcourt qu'on peut se rendre compte du lieu où les altérations se manifestent. Lorsque la plaie qui en est la cause se trouve en rapport avec le système des vaisseaux mésaraïques, comme après une opération de fistule à l'anus, le pus arrive directement au foie, dont le tissu compacte l'arrête complétement, et, alors, ce n'est que dans cet organe qu'on trouve des abcès. Leur grand nombre s'explique par le siége de l'inflammation qui prend naissance dans les capillaires veineux. Mais, après l'écrasement d'un membre, une amputation, une fracture des os de la tête, un accouchement laborieux, etc., il suit une autre marche. Il entre dans le système veineux général, et trouve d'abord le système capillaire des poumons, où il produit très-fréquemment des désordres. Dans certains cas, il ne passe pas au delà. Cependant, lorsque le pus est absorbé en petite quantité et graduellement, il franchit ce système capillaire, pénètre dans les artères et arrive au foie par l'artère hépatique. Traversant, enfin, le système capillaire général, il y produit quelquefois des altérations, comme on le voit dans le tissu cellulaire, les séreuses et les synoviales. La partie qui en arrive au système capillaire digestif est amenée dans le foie par les veines mésaraïques, et malgré les détours et les obstacles de deux barrières capillaires, il peut encore parvenir assez de sang altéré dans le parenchyme du foie pour y déterminer les altérations que nous avons décrites. Les poumons n'arrêtent que les parties les plus grossières, et il en est de même aussi du système capillaire général.

Symptômes. — La formation des abcès métastatiques du foie est à peu près dépourvue de symptômes locaux; quelquefois cependant il y a une certaine manifestation de symptômes inflammatoires. Le début est ordinairement marqué par un frisson; parfois on a observé quelques vomissements et une diarrhée de nature bilieuse. C'est à peine si l'on constate une certaine tension de l'abdomen; la douleur dans la région du foie n'est développée que par la pression; on a remarqué, dans quelques cas, qu'elle se faisait ressentir à l'épaule droite. La chaleur est un peu augmentée; le pouls est plus fréquent; le malade ressent du malaise et de la céphalalgie; il y a quelquefois une apparence d'ictère. Mais un changement se fait remarquer dans la plaie qui est la cause de l'affection; sa suppuration est diminuée, supprimée même, ou son pus devient séreux, sanieux; la surface de la plaie est blafarde. La quantité et la qualité du pus, ainsi que l'aspect de la plaie, sont, en quelque sorte, le thermomètre de l'état des viscères.

Le développement de ces abcès est très-rapide; en vingt-quatre heures, le pus peut être formé dans le foie. Les malades succombent souvent en cinq ou six jours, et, pendant ce court espace de temps, toutes les périodes de la maladie ont été parcourues. Les symptômes généraux les plus graves se manifestent inopinément; on laisse les malades dans un état satisfaisant, et, à la visite suivante, on les trouve dans une position désespérée. Une prostration considérable est la suite de cette absorption purulente. Quelques circonstances peuvent l'activer, par exemple un vaste foyer en contact avec l'air qui a altéré le pus.

Traitement. — Pour combattre les effets de cette résorption purulente, on a recours aux toniques, tels que le quinquina, pour fortifier les tissus et leur donner de la résistance à une si puissante cause de destruction; aux diffusibles, tels que l'acétate d'ammoniaque, pour répandre le virus purulent et l'empêcher de se fixer dans les organes. On cherche encore à l'appeler au dehors par des sudorifiques, par des bains de vapeur, qui rendent la peau plus perméable; par des vomitifs et des purgatifs, qui peuvent en extraire une partie du sang et des humeurs et la porter au dehors; par les diurétiques, qui ont un effet analogue. On doit soutenir en même temps les forces par une alimentation peu abondante, mais substantielle, par du vin vieux. Le malade sera exposé à un air pur et renouvelé; il ne sera pas privé de la bienfaisance de l'insolation. Sans doute ces médications, ce régime et ces précautions sont souvent insuffisants; mais, dans quelques cas aussi, ils amènent une solution favorable.

§ III. — DE LA DYSENTERIE HÉPATIQUE.

Cette affection, toute particulière aux pays chauds, peut
être rapprochée des abcès métastatiques. Dans les climats
où la dysenterie est commune, la complication hépatique
s'observe fréquemment ; elle a été mentionnée dans les
rapports de l'expédition française en Égypte ; mais nous
la connaissons surtout par les recherches de nos médecins
militaires de l'Algérie, et, en particulier, par les savants
ouvrages des docteurs Cambay et Haspel.

Altérations. — Elles diffèrent peu de celles qu'on rencontre dans les abcès métastatiques. On remarque également un très-grand nombre de petites collections purulentes; le foie en est, en quelque sorte, farci. Il est des
cas cependant où elles deviennent considérables, les petits
foyers pouvant se réunir en un seul.

Causes. — La dysenterie hépatique a été principalement observée en Afrique, après la cessation des chaleurs et au commencement de la saison froide et humide.
On la voit se manifester, soit comme complication, soit
comme extension de la maladie première ; dans d'autres
cas, la dysenterie et l'hépatite se développent avec tant
de simultanéité, qu'on ne peut douter que la même cause
n'ait agi en même temps sur les deux organes; enfin l'hépatite semble quelquefois précéder la dysenterie.

Dans les dysenteries graves, qui sont accompagnées
d'ulcération, de suppuration et même de gangrène à la
surface interne des gros intestins, les vaisseaux ouverts
doivent permettre l'absorption du pus et de la sanie, leur
passage dans les veines mésaraïques, et, par suite, leur
arrivée et leur dépôt dans le parenchyme du foie. C'est de
cette manière que doit se faire le transport du pus ou du
sang altéré. On ne peut pas admettre que ce soit par la

continuité de l'inflammation des veines mésaraïques au foie, car cette inflammation a été cherchée et n'a pas été rencontrée.

On peut se demander, toutefois, comment il se fait que, dans les fièvres typhoïdes où l'on observe des ulcérations intestinales quelquefois très-considérables, et même, dans certains cas, compliquées de gangrène, on ne trouve jamais de ces abcès dans le foie.

Symptômes. — Lorsque la complication hépatique survient dans la dysenterie, elle constitue un état des plus graves. Le malade est pris d'une grande agitation, puis d'abattement. Il ressent, alternativement, des frissons et de la chaleur, qui sont suivis de transpiration dans la nuit et surtout le matin. La figure est anxieuse; les conjonctives deviennent jaunes; l'urine prend aussi une couleur foncée; l'ictère lui-même se manifeste assez souvent par tout le corps. La langue se revêt d'un enduit blanchâtre; il y a de la soif; il survient des nausées. Les douleurs intestinales produites par la dysenterie disparaissent; en même temps, les selles diminuent ou se suppriment. Le pouls est petit et fréquent. Le foie est tendu et souvent tuméfié. La douleur hépatique est le plus ordinairement obtuse; elle se fait quelquefois ressentir jusqu'à l'épaule, dans le muscle deltoïde entier, dans le bras et même le poignet, du côté droit. On observe fréquemment une petite toux sèche. Le décubitus a lieu sur le dos avec inclinaison sur le côté droit. — Ces symptômes, comme on le voit, ne diffèrent pas essentiellement de ceux de l'hépatite de notre climat.

Quoiqu'en général la maladie soit rapide, elle peut se prolonger quelquefois assez longtemps; des malades traînent leur existence pendant plusieurs mois; on les voit parfois alors succomber avec des épanchements séreux dans le péritoine et les plèvres. Quelques-uns guérissent, et les foyers purulents se referment sans doute par le mode indiqué pour les abcès ordinaires. Le foie peut rester tuméfié et induré. Les recrudescences sont fréquentes. Il n'est pas rare de voir la dysenterie et l'hépatite se remplacer mutuellement jusqu'à la mort.

Traitement. — Malgré les plus grandes précautions et un traitement approprié, il est souvent difficile de prévenir la complication hépatique et d'empêcher la suppuration de se produire dans le foie. Les moyens employés par les médecins militaires ont consisté, d'abord, dans les émissions sanguines locales, les topiques émollients et opiacés, les révulsifs cutanés ; parmi ceux-ci, le vésicatoire a fait souvent disparaître la douleur. Les cautères et les moxas ont aussi été mis en usage. Le calomel, à doses fractionnées, et les frictions mercurielles ont eu un effet favorable. On a associé le calomel au jalap et à l'aloès. Le ratanhia a été très-utile après les symptômes aigus du flux dysentérique. On s'est toujours bien trouvé de soutenir les forces par le vin de quinquina et un bon régime. Lorsque la dysenterie et l'hépatite alternaient, on apportait quelques modifications dans le traitement, suivant les indications locales.

CHAPITRE QUATORZIÈME.

DE L'HÉPATITE CHRONIQUE.

L'hépatite chronique est une maladie bien distincte d' toutes les autres affections du foie, malgré la différence ?

altérations qu'elle présente. Ces variétés tiennent à des
dispositions individuelles, à la nature des causes et aux
diverses circonstances de la maladie. Leur point de jonction se trouve dans des symptômes analogues et dans une
augmentation de volume du foie, sans dégénération très-
notable de son tissu.

Altérations. — Elles sont constituées par un changement
du volume, de la consistance et de la couleur du foie, par
une modification de ses vaisseaux et de l'humeur biliaire,
et par quelques dégénérations accidentelles.

Le volume du foie est toujours augmenté. Il est quelquefois assez considérable pour se porter à l'ombilic et à
la fosse iliaque droite, ainsi que dans l'hypochondre gauche. Le gonflement peut avoir lieu spécialement dans un
des lobes; mais c'est une exception. Il n'est pas ordinaire
qu'à la surface de cet organe ainsi tuméfié, on rencontre
des bosselures. La consistance du tissu devient plus grande
sans qu'on cesse d'y reconnaître toujours ses deux éléments, les granulations et la substance qui leur est intermédiaire; ils sont seulement plus condensés. La couleur
du tissu hépatique est notablement changée : dans les premiers temps, c'est une rougeur uniforme, bien que le foie
ne donne pas beaucoup de sang à l'incision; plus tard, cette
coloration disparaît et fait place à une teinte grisâtre ou
d'un bleu ardoisé. Dans quelques cas assez rares, le parenchyme induré se ramollit et forme une sorte de pulpe rougeâtre ou grisâtre. On l'a trouvé comme poisseux, compacte, malléable cependant, et offrant une couleur lardacée. Ses éléments paraissent alors confondus. — Il faut
bien distinguer ces altérations de l'hypertrophie qui dépend
simplement d'un excès de nutrition, comme cela se remarque dans le foie des grands mangeurs.

Les différents vaisseaux qui parcourent le parenchyme
hépatique ainsi altéré ont diminué de volume, et une

moindre quantité de sang y circule. Les conduits de la bile
ont généralement aussi un plus petit calibre ; cette humeur
est sécrétée en moins grande quantité et est épaissie ;
dans quelques cas, cependant, on l'a trouvée plus claire.
On a vu l'hépatite chronique donner lieu à une suppuration et à la formation d'un abcès ; cet abcès est enkysté,
et les parois du kyste ont plus d'épaisseur et de consistance que dans les abcès ordinaires ; le tissu hépatique
ambiant est induré. Au milieu du tissu hépatique atteint de
phlegmasie chronique, on aperçoit assez fréquemment des
productions fibreuses, qui tiennent à un épaississement de
la capsule de Glisson. Il n'est pas rare de trouver des adhérences entre le foie et les organes qui l'entourent, par suite
de la pression qu'il exerce sur eux.

On peut rapporter à l'anatomie pathologique de l'hépatite
chronique une altération qui a été récemment signalée,
par M. Gubler, dans le foie des enfants du premier âge,
atteints de syphilis constitutionnelle, et aussi dans celui
d'adultes ayant succombé à cette affection dans la période
tertiaire. Le foie présente alors, dans sa totalité ou une de
ses parties, une teinte jaune comme le silex, au milieu de
laquelle on remarque de petits grains blancs et des arbori-
sations appartenant à des vaisseaux exsangues. L'organe
entier est sensiblement hypertrophié, durci et arrondi,
sans que son tissu cesse d'être élastique. A l'incision, au
lieu de sang, il sort une sérosité jaunâtre et coagulable.

Causes. — L'hépatite chronique est une maladie assez
commune. Elle l'est davantage chez les hommes que chez
les femmes. On l'observe particulièrement vers l'âge de
trente à quarante ans. Rare dans l'enfance, on la rencontre
également très-peu dans la vieillesse. Elle est plus habituelle chez les individus dont le tempérament est bilieux.
Les personnes d'une forte ou d'une faible complexion y
sont également exposées. Le travail du cabinet y prédis-

pose, surtout lorsque le corps reste continuellement penché en avant; il en est de même de la compression par les corsets ou de toute autre manière. Elle peut succéder à l'hépatite aiguë, incomplétement traitée; elle est fréquemment la suite des congestions aiguës ou passives, quand elles se sont produites un certain nombre de fois; par la même raison, elle se produit après des accès réitérés de fièvres intermittentes, de celles surtout qui tiennent à des effluves marécageuses; mais ordinairement l'hépatite chronique manifeste cette nature dès son origine. Les chagrins, les passions tristes et déprimantes ont une très-grande influence sur son développement. Les suppressions des menstrues, des hémorrhoïdes, d'une diarrhée ancienne, d'une affection cutanée datant de loin, etc., peuvent aussi la déterminer. L'abus des boissons alcooliques en est une cause fréquente; nous dirons la même chose d'un régime trop échauffant, de l'usage des acides, d'aliments de mauvaise nature, de l'emploi réitéré des purgatifs drastiques ou de substances médicamenteuses irritantes, etc. Dans ces cas, elle peut se développer à la suite d'une duodénite. Les personnes sujettes aux coliques calculeuses hépatiques en sont fréquemment atteintes. Parmi les différents vices (goutteux, rhumatismal, etc.) dont l'existence peut contribuer à produire l'hépatite chronique, n'oublions pas de mentionner le vice syphilitique dont nous avons parlé aux *Altérations;* car ce n'est pas sans raison qu'on lui a accordé une certaine influence sur le développement de cette maladie.

Symptômes. — Les symptômes qui accompagnent les premiers temps de l'hépatite chronique sont assez obscurs. Ce n'est, d'abord, qu'un sentiment de gêne, de malaise, de pesanteur dans l'hypochondre droit, ou une douleur obtuse, gravative, s'étendant à l'épigastre. En même temps, l'appétit cesse, les digestions sont pénibles; il se développe des borborygmes : des vents incommodes s'échappent par haut et par bas. La constipation est plus ou moins opiniâtre et accompagnée de légères coliques. Le malade éprouve des lassitudes, de la disposition à se refroidir ; sa peau est sèche.

Les malaises ou les douleurs de l'hypochondre droit et de l'épigastre augmentent graduellement. Le dégoût pour les aliments devient plus complet ; il y a de la soif ; la langue est chargée au milieu. Le besoin d'aliments se fait cependant sentir ; le repas soulage un peu, mais les douleurs recommencent pendant le travail de la digestion. Des vomissements glaireux ont lieu de temps à autre. On remarque quelquefois une toux sèche, pénible, et habituellement de l'oppression, surtout après avoir mangé. Le pouls est dur, un peu fréquent. Il se manifeste, le soir et la nuit, du refroidissement aux pieds et un léger état fébrile. Les conjonctives deviennent légèrement jaunes ; l'urine prend aussi cette couleur. La peau, qui déjà se faisait remarquer par sa sécheresse, prend quelquefois une teinte terreuse ou paillée ; en même temps, elle peut devenir le siège de vives démangeaisons, sans qu'il se montre aucune trace d'éruption ; il n'est pas rare, cependant, qu'on y remarque aussi de nombreuses taches d'un gris jaunâtre, connues sous le nom d'*éphélides hépatiques*.

A cette époque de la maladie, il est ordinairement facile de constater le volume du foie, qui offre en même temps de la dureté et de la sensibilité. Les douleurs sont plus marquées ; parfois elles deviennent lancinantes ; elles s'étendent vers la poitrine, à la clavicule, à l'épaule et même à tout le bras, du côté droit ; dans quelques cas, on observe des céphalalgies douloureuses. La respiration est plus gênée, la toux plus fatigante. Le décubitus ne peut avoir lieu que sur le côté droit. Mais la palpation fait souvent constater un plus grand volume du foie ; elle fournit le moyen de suivre ses progrès lorsqu'il descend vers l'ombilic et la fosse iliaque, et lorsqu'il s'étend dans l'hypochondre gauche. Dans quelques circonstances, c'est principalement vers le thorax qu'il prend son développement, et la percussion aidée de l'auscultation ont permis quelquefois de reconnaître sa présence jusqu'à la hauteur de la quatrième côte. On comprend facilement que la respiration doive être alors très-gênée, que le malade ne puisse se baisser que difficilement, et que le décubitus ne soit plus possible autrement que sur le côté droit ; les cuisses instinctivement se plient sur le ventre pour opérer le relâchement des parois de l'abdomen. L'ictère se fonce davantage et s'accompagne d'urines safranées, épaisses et huileuses, ainsi que de selles décolorées. Les éphélides font des progrès ; la peau se ride, s'exfolie, surtout aux mains et aux pieds, et sa coloration, par la durée de l'ictère, prend une teinte verdâtre et presque noirâtre.

Dans ce degré avancé de la maladie, des symptômes plus graves viennent s'ajouter à ceux qui ont été énumérés. Ce sont d'abord des hémorrhagies. Il se produit fréquemment, en effet, des exhalations de sang à la surface de la membrane muqueuse des voies digestives. Leur cause est en quelque sorte mécanique ; car lorsque les vaisseaux du foie sont obstrués et ne livrent plus qu'incomplétement passage au sang de la veine porte, on comprend que celui-ci, s'accumulant dans les vaisseaux mésaraïques, suinte dans l'estomac ou les intestins. Dans ce cas, on voit aussi quelquefois des hémorrhoïdes se former. La rate, ne pouvant plus verser tout son sang dans la veine porte, finit par se gonfler et acquérir parfois un assez gros volume. Il peut se manifester, en outre, des hémorrhagies plus ou moins éloignées, parfois multiples, et dont la cause tient à l'altération générale du sang, par suite du défaut d'action du foie. Par la même cause, la sérosité, se retirant du sang, s'épanche dans l'abdomen, au point qu'il est, dans certains cas, possible d'y reconnaître de la fluctuation. Les extrémités inférieures elles-mêmes deviennent plus ou moins œdémateuses. Mais le plus souvent, les malades succombent avant d'arriver à une période aussi avancée de la maladie.

Dans les cas où l'hépatite chronique reconnaît pour cause une affection syphilitique constitutionnelle, on peut constater sur la peau des taches psoriasiques, des pustules d'ecthyma lenticulé ou un ecthyma profond ulcéré, des plaques muqueuses, des fissures au pourtour des ouvertures naturelles, un coryza avec une sécrétion séro-sanguinolente, etc. Les enfants qui naissent avec cette affection offrent quelques symptômes de péritonite, des vomissements et de la diarrhée, la sensibilité du ventre, l'altération des traits, des gémissements et de l'agitation dans les membres abdominaux.

Des malades peuvent résister encore plus longtemps. L'ictère devient plus foncé, la peau rugueuse et ecchymosée. Les digestions ne se font plus; il y a de fréquents vomissements. La tristesse et l'abattement sont extrêmes. Le marasme est porté au dernier terme, et la mort arrive enfin. Lorsqu'il existe une ascite, on voit quelquefois ces malades être enlevés rapidement, avec le coma et les symptômes d'une congestion séreuse du cerveau.

La durée de l'hépatite chronique dépend d'un grand nombre de circonstances. Comme il n'y a pas, dans les premiers temps, une notable désorganisation du foie, on peut la guérir en quelques mois; mais d'autres fois, ce n'est qu'après plusieurs années de soins qu'on parvient à la faire disparaître. On voit quelquefois la guérison être obtenue, malgré quelques symptômes qui pourraient faire croire à une dégénération cancéreuse, tels que le teint couleur paille et des douleurs lancinantes. Toutefois, on doit regarder l'hépatite chronique comme une maladie généralement grave par elle-même, et surtout par les dé-

générations qu'elle peut entraîner à sa suite. Dans les
traitements les plus heureux, les malades ne se rétablissent que lentement; ils restent sujets à de mauvaises digestions, à des flux sanguins, etc. Les rechutes sont faciles.

Traitement. — Le traitement de l'hépatite chronique
est soumis à un grand nombre de considérations. Si le
sujet est fort, s'il existe des signes de congestion, si l'hypochondre droit ou l'épigastre sont le siége d'une douleur notable, on devra le commencer par une émission
sanguine. Rarement la saignée du bras est indiquée ; on
se trouve généralement mieux de faire placer les sangsues
à l'anus que sur la région hépatique ; celles-ci seront
plus ou moins réitérées suivant les symptômes et la constitution du malade. On aura recours, presque en même
temps, aux bains, aux applications émollientes locales et
aux boissons délayantes ; on entretiendra la liberté du ventre par quelques laxatifs huileux ou salins.

Après avoir obtenu, de cette manière, un commencement de dégorgement, on s'efforcera de produire dans la
glande un mouvement de résolution par l'emploi prudent
des antimoniaux, et d'après les indications que nous avons
données en établissant le traitement de l'hépatite aiguë.
Comme dans cette dernière affection, le calomel, à doses
fractionnées, sera employé avec avantage ; on devra égale-
lement le suspendre à la moindre menace de salivation.
Des praticiens recommandent de provoquer des vomituritions avec de légères doses d'ipécacuanha ; ce moyen ne
peut convenir que chez des sujets pituiteux et peu irritables.

On devra rechercher avec soin si des indications particulières se présentent à remplir. Chez les femmes dont
les règles seraient supprimées et qui seraient affaiblies, on
insisterait sur les préparations martiales; la suppression
des hémorrhoïdes demanderait l'emploi de l'aloès. Si une

diarrhée ancienne avait disparu, on aurait recours à quelques purgatifs appropriés. Dans les cas de disparition d'éruptions herpétiques, on appliquerait des rubéfiants ou des vésicants sur les lieux qui en étaient le siége. Lorsque des macules particulières de la peau feront soupçonner le vice syphilitique, on associera au traitement l'iodure de potassium ou le protoïodure d'hydrargire. Chez les rhumatisants, on devra employer les bains de vapeur et les bains sulfureux, etc.

Les tisanes apéritives seront mises en usage, telles que celles de saponaire, chicorée, taraxacum, chiendent, patience, cerfeuil, carotte, trèfle d'eau, petit houx, arrête-bœuf, marrube blanc, etc.; on pourra y joindre des boissons plus amères, comme celles de houblon, fumeterre, pensée sauvage, gentiane, etc. On les édulcorera au moyen des sirops préparés avec ces plantes, et on les rendra plus actives en y mêlant quelques doses d'acétate de potasse. On prescrira aux malades de suivre en même temps un régime très-doux, quoique suffisamment nourrissant, et d'éviter, surtout, les mets ou les boissons d'une nature excitante, qui auraient pu contribuer à développer la maladie et qui seraient un obstacle à la guérison.

On a beaucoup vanté, pour le traitement de l'hépatite chronique, divers fondants. Au premier rang, il faut placer le savon médicinal et les sels alcalins; les extraits de taraxacum, d'aconit, de ciguë, ont leurs partisans; depuis un certain nombre d'années, l'iodure de potassium jouit, à cet égard, d'une grande faveur. Nous avons employé nous-même tous ces moyens avec avantage. L'art du praticien consiste à les administrer à propos, à proportionner les doses à la sensibilité des sujets, et à passer avec tact d'un médicament à l'autre, afin de ne pas en laisser user l'action. Beaucoup de préparations sont aussi appliquées sur la région du foie; les plus favorables sont les emplâ-

tres de Vigo et de ciguë, les frictions avec l'onguent napolitain et la pommade à l'iodure de potassium. Les sachets
composés avec ce dernier médicament et entretenus sur la
région hépatique, dans l'intervalle des autres moyens de
traitement, n'ont pas été sans produire une utile action.

On retire de très-bons effets de la médication révulsive.
Les vésicatoires volants appliqués, à plusieurs reprises,
sur les diverses parties de la région du foie, peuvent déterminer dans cet organe un heureux mouvement de résolution ; nous les croyons bien plus efficaces que les
cautères, les moxas et les frictions avec la pommade sti-
biée, qui ont été également recommandés. Des médecins
attachent de l'importance à apposer et à entretenir un cau-
tère à la cuisse droite. De grands succès ont été attribués,
en Italie, aux bains de jambes, auxquels on mêle environ
60 grammes d'acide nitro-muriatique ; on se sert de tinet-
tes qui vont jusqu'aux genoux, et ces bains durent une
demi-heure. Il est préférable de les donner le soir, afin
que le malade puisse se coucher après ; il en résulte des
sueurs et une abondante sécrétion d'urine ; les jambes se
recouvrent d'une éruption pustuleuse. On a conseillé aussi
des lotions de même nature sur la région hépatique, et
même des bains entiers ; mais, alors, il faut commencer
par une dose d'acide proportionnellement plus faible que
pour les bains de jambes. Les fumigations de chlore ont
encore été conseillées.

Les eaux minérales tiennent une grande place dans le
traitement de l'hépatite chronique. On ne doit les mettre
en usage que lorsque tout symptôme tant soit peu actif a
complétement disparu, et l'on doit cesser de s'en servir
dès qu'il commence à s'établir un épanchement de sérosité
dans le péritoine. Parmi ces eaux, celles qui sont alcalines
obtiennent généralement la préférence ; c'est à celles de
Vichy qu'on a coutume de se rendre, parce qu'elles sont

actives et généralement efficaces. Les personnes irritables devront les prendre avec une extrême modération, et même se trouveront mieux des eaux d'Ems, qui sont de même nature, mais beaucoup plus légères.

Les sources de Carlsbad, en Bohême, qui sont en même temps purgatives, jouissent, pour la résolution des engorgements hépatiques, d'une réputation universelle. « Il y arrive tous les ans, dit M. le docteur Constantin James, des malades *East Indians* (il en vient également de tous les autres pays), chez lesquels le foie a atteint un tel développement, qu'il descend jusqu'au pubis, remplissant toute la cavité abdominale et comprimant les autres viscères, dont il paralyse le jeu et exalte la sensibilité. L'existence même est menacée : ainsi, maigreur extrême, teint jaune, regard sans expression, tristesse voisine de l'hébétude ; dans quelques cas, infiltrations séreuses et même albuminurie. Administrez l'eau minérale, et vous verrez, sous son influence, la constitution se transformer et la vie renaître. Le foie peut diminuer si rapidement de volume, qu'il semblera fuir sous le doigt qui percute, jusqu'à ce qu'il soit rentré dans ses limites ordinaires. Cet effet des eaux tient quelquefois du prodige, puisque cinq ou six semaines auront suffi pour que les malades aient recouvré la plénitude de la santé. »

Les différentes eaux dont il vient d'être question doivent leur principe actif au carbonate de soude ; il en est d'autres qui sont minéralisées par le carbonate de chaux et de magnésie, et qui ne sont pas non plus sans efficacité. Les eaux salines purgatives, telles que celles de Balaruc, Hombourg, Kissengen, Marienbad, produisent sur le canal intestinal une dérivation salutaire ; on peut obtenir aussi d'excellents effets de celles de Louesche, qui agissent particulièrement sur la peau au moyen de l'éruption connue sous le nom de *poussée*.

11.

Parmi les eaux minérales sulfureuses propres au traitement de l'hépatite chronique, nous devons recommander
d'une manière toute particulière les sources nombreuses de
Bagnères de Luchon. Par leurs principes alcalins, et surtout par leur puissante sulfuration, non seulement elles
ont une action fondante spéciale, mais elles portent sur
toute la surface cutanée une excitation qui y appelle les
levains ou vices qui ont pu produire ou qui entretiennent
la maladie.

Les eaux ferrugineuses de Passy, de Bussang, de Spa,
de Forges, etc., conviennent pour rétablir la menstruation
et remédier à la faiblesse générale.

Ces eaux se prennent en boisson et en bains ; mais on
peut aussi les employer en douches sur la région hépatique, et, de cette manière, on a quelquefois déterminé un
mouvement de résolution pour lequel les autres moyens
avaient été impuissants. Des succès remarquables ont été
aussi, dans quelques cas, obtenus par les bains de mer et
l'hydrothérapie.

On a souvent affaire à des tempéraments irritables chez
lesquels les différents traitements ont excité le système
nerveux, et l'on se trouve obligé d'avoir recours aux bains
d'eau de son, aux boissons tempérantes et aux préparations calmantes et antispasmodiques.

Dans les cas de tendance aux hémorrhagies, on insistera plus particulièrement sur les fortifiants et l'emploi du
fer, du cachou et du quinquina ; on aura même recours au
seigle ergoté, reconnu, aujourd'hui, utile dans toutes les
hémorrhagies. Pour combattre l'ascite, on devra principalement agir sur deux voies : sur les reins, au moyen des
divers diurétiques, et sur le tube intestinal, par l'emploi
des purgatifs.

Le régime dont nous avons déjà parlé sera maintenu
avec sévérité pendant tout le cours du traitement ; les re-

pas seront, autant que possible, réguliers et égaux. On recommandera les distractions, l'exercice, les voyages; ceux
sur mer sont préconisés par les médecins anglais. Si le
malade habite un climat trop chaud ou trop froid, on lui
conseillera l'émigration vers une région tempérée, bien
plus propre d'ailleurs à l'efficacité des divers traitements.

CHAPITRE QUINZIÈME.

DE L'ATROPHIE AIGUË DU FOIE OU ICTÈRE GRAVE.

Cette maladie est rare et n'est pas bien connue. Des
auteurs anciens en ont fait mention, et les modernes en
ont rapporté quelques observations, surtout en Angleterre.
Mais, dans ces derniers temps seulement, deux médecins
allemands, M. Henoch et M. Budd, en résumant les travaux
antérieurs par de riches études bibliographiques, nous ont
donné un exposé complet de cette affection.

Altérations. — Quelle est d'abord la lésion anatomique
constatée par les observateurs? Le foie a toujours paru
diminué de volume; ses diamètres sont raccourcis dans
tous les sens. Sa couleur est jaunâtre; sa surface est plus

lisse que dans l'état normal. La consistance de son tissu est également amoindrie. L'inspection microscopique montre que les cellules se sont rapetissées, qu'elles sont infiltrées d'une quantité considérable de graisse granuleuse ou même vésiculeuse. A un degré plus avancé, les cellules hépatiques ne se retrouvent plus ; elles sont tout à fait remplacées par des amas de cette graisse ; les canaux biliaires excréteurs contiennent, en général, une quantité de bile claire ; quelquefois, la bile manque complétement dans leur intérieur. Au milieu du parenchyme, les canaux du foie ont toujours été trouvés perméables.

Causes. — On ne connaît pas quelles sont les véritables causes de cette forme grave de l'ictère et de cette lésion du foie. On admet comme pouvant la produire une émotion morale vive, un chagrin concentré, l'abus des boissons alcooliques, une cachexie syphilitique, une nourrriture insuffisante, une habitation malsaine ; mais il est évident que ces circonstances, sauf toutefois la première, ne doivent être que prédisposantes. L'ictère grave s'est généralement montré à un âge peu avancé ; on l'a quelquefois observé, à des intervalles peu éloignés, chez plusieurs membres d'une même famille.

Symptômes. — Dans la période initiale, le malade ne ressent qu'une douleur obtuse dans l'hypochondre droit. Il se développe un ictère qui devient rapidement intense et qui s'accompagne de troubles dyspepsiques ; il y a même des envies de vomir, des vomissements souvent bilieux et des selles de même nature ; assez rarement les étourdissements, le délire et autres accidents cérébraux signalent cette période, qui est de courte durée.

Dans la période confirmée, les accidents sont beaucoup plus tranchés. On remarque un trouble profond du système nerveux : abattement des forces, hébétude suivie d'un état comateux plus ou moins grave et continu, interrompu par

un délire calme, mais pouvant être cependant d'une violence extrême. Il y a quelquefois des mouvements convulsifs des muscles de la face et des membres, et, dans quelques cas, des crampes dans les membres supérieurs et
inférieurs. Cette surexcitation du système nerveux fait
place le plus souvent, dans les derniers moments de la
vie, à un état comateux ; on voit alors le pouls se ralentir
graduellement et descendre de la fréquence fébrile au-
dessous de l'état normal. La mort en est la suite ordinaire.

La coloration des téguments par l'ictère est, en général,
très-prononcée, mais on n'a jamais remarqué que la peau
prît une teinte noirâtre. Les symptômes dyspepsiques occupent un rôle important : anorexie, soif, état saburral de
la langue, envies de vomir, vomissements souvent bilieux,
selles liquides, non constamment décolorées, fréquemment
même foncées et manifestement teintes de bile. Les matières
vomies ou rendues par les selles contiennent quelquefois du
sang ; il arrive même que ces hémorrhagies sont multiples.
Cette complication, surtout vers la fin de la maladie, est
fort grave.

Une douleur presque constante est accusée par les malades à la région épigastrique et dans l'hypochondre droit ;
elle s'augmente par la pression et offre un grand nombre
de degrés dans son intensité, depuis une sensation de simple pesanteur jusqu'à une douleur pongitive, lancinante,
qui arrache des cris au malade. L'examen de la région
hépatique, loin de faire reconnaître aucune augmentation
de volume du foie, indique plutôt un retrait de l'organe
sous les fausses côtes. La rate tantôt augmente de volume, tantôt devient plus petite. Il est très-rare de trouver, même à la fin de la maladie, aucun épanchement
ascitique séreux.

La marche de l'ictère grave est assez variable. Il y a

beaucoup d'irrégularités dans la forme et la durée de la période prodromique. Il en est de même surtout de la période comateuse et terminale ; elle se développe quelquefois assez rapidement, et le malade peut y succomber en moins de six jours ; d'autres fois, ce n'est qu'après plusieurs semaines qu'elle se montre.

Traitement. — Les moyens thérapeutiques employés avec le plus d'avantage semblent avoir été les purgatifs, que la plupart des auteurs s'accordent à conseiller. Cependant, il nous paraîtrait peu rationnel de ne pas commencer par combattre les symptômes inflammatoires fébriles au moyen des antiphlogistiques.

CHAPITRE SEIZIÈME.

DE LA CIRRHOSE OU ATROPHIE CHRONIQUE DU FOIE.

Si l'atrophie aiguë du foie est une maladie rare et peu connue, l'atrophie chronique de cet organe, désignée particulièrement sous le nom de cirrhose et aussi sous celui d'atrophie granuleuse, est, au contraire, très-commune et parfaitement étudiée. Malgré la similitude des noms, les différences qui existent entre les deux affections devaient nous empêcher, comme pour l'hépatite aiguë et l'hépatite chronique, de les réunir dans un même chapitre.

Altérations.— La cirrhose est anatomiquement caracté- risée par la diminution de volume du foie, sa déformation et son ratatinement, sa couleur de cire (d'où le nom de cirrhose), le développement considérable de sa charpente fibreuse et l'atrophie de ses granulations.

Le foie, dans cette maladie, est réduit à la moitié, au tiers, au quart, et même quelquefois au sixième de son poids et de son volume. En même temps qu'il se rapetisse, il augmente considérablement de densité ; cette densité est en raison directe de la diminution de son volume. Non- seulement le foie est diversement déformé, mais il est encore rétracté, ratatiné, racorni ; il offre à sa surface des tubérosités, des bosselures, des rides et des dépressions intermédiaires aux saillies. Au lieu des deux colorations, quelquefois si tranchées, qui ont fait admettre deux sub- stances, il n'y a plus qu'une seule coloration, variant, sui- vant les cas, du jaune-serin au jaune-brun, mais toujours uniforme dans le même foie. Il existe une hypertrophie considérable et irrégulière de toute la charpente fibreuse du foie, aussi bien de la capsule d'enveloppe que de la capsule de Glisson qui accompagne la veine porte jusque dans ses dernières divisions. Un grand nombre de lignes blanches, plus ou moins épaisses, contenant des vaisseaux, sont constituées par la gaîne que forme cette capsule aux branches de la veine porte, aux artères et aux conduits biliaires.

En examinant le tissu du foie, on voit qu'il n'est plus formé que par des granulations jaunes, d'une structure identique, mais différant beaucoup par le volume, lequel varie d'un grain de mil à un gros pois. Le nombre des granulations miliaires, qui sont des granulations atrophiées, est incomparablement plus considérable que celui des granulations pisiformes, qui sont hypertrophiées. Ces granulations sont généralement indépendantes les unes des autres ; chacune est renfermée dans une cellule fibreuse, émanation de la capsule de Glisson, et ne tient au reste du foie que par un pédicule vasculaire ; quelques-unes cependant paraissent confondues. Cette capsule, en s'épaississant, comprime les granulations, et, de cette compression inégale, il résulte que celles qui y ont échappé se développent isolément ou par groupes pour remplacer celles qui ont disparu ; elles se montrent alors sous forme de tubérosités. Ce tissu fibreux morbide a une très-grande force et finit par détruire l'élément sécréteur du foie.

Dans le commencement de la maladie, les granulations s'infiltrent d'une matière qui jouit des propriétés de l'albumine et de la fibrine, se coagule et est fortement racornie par la chaleur. Cette infiltration interstitielle produit d'abord l'hypertrophie des granulations ; mais cette matière, perdant peu à peu l'eau qui y entrait en forte proportion, se contracte et diminue de volume. Les granulations suivent ce retrait. Au microscope, on n'y voit plus qu'un tissu spongieux. Si l'on en écrase quelques-unes sur du papier blanc, ce papier se teint en jaune, ce qui indique que la matière colorante de la bile y existe encore.

La cirrhose est tantôt générale et tantôt partielle. On distingue trois degrés. — Dans le premier, le foie présente un tissu jaune, entouré de lignes rouges, sinueuses, très-irrégulières. Ce tissu jaune est constitué par les granulations hypertrophiées ; les lignes rouges sont formées par le tissu intermédiaire où le sang est refoulé et en stagnation. Le volume de l'organe est le plus souvent normal ; quelquefois cependant il est augmenté.— Dans le second degré, le foie a diminué de volume ; il est inégal et hérissé de tubérosités ; sa couleur est devenue fauve ; son tissu a acquis plus de densité. On y remarque le mélange des granulations atrophiées et hypertrophiées. Tous les vaisseaux du foie sont extrêmement rapetissés, surtout la veine porte, depuis son tronc jusqu'à ses dernières ramifications. Les veines hépatiques, qui ne sont pas contenues dans la même gaîne fibreuse, sont moins rétrécies.— Dans le troisième degré, le foie est ratatiné, racorni, irrégulier, presque converti en tissu fibreux. Quelques granulations hypertrophiées offrent une altération particulière : elles se sont creusées ou plutôt elles se sont détruites, et la cavité est revêtue d'une membrane cellulo-fibreuse très-mince. Ces petites cavités sont tantôt vides, tantôt remplies d'un liquide gélatineux, verdâtre et de peu de consistance.

A mesure que la maladie fait des progrès, une moins grande quantité de sang traverse le tissu du foie ; ce sang est quelquefois séreux. La sécrétion de la bile diminue aussi considérablement ; on l'a vue épaisse et semblable à une gelée ; d'autres fois, très-fluide et peu foncée en couleur.

On remarque, dans quelques cas, des déformations singulières. Le lobe gauche peut disparaître presque en entier, le lobe droit être beaucoup diminué, et le gauche augmenté. Par suite de rétractions éprouvées par le lobe droit, nous avons trouvé la vésicule portée à sa face supérieure. Le tissu fibreux, qui se développe en si grande abondance, peut s'incruster de sels calcaires.

Quoique l'un des caractères essentiels de la cirrhose consiste dans la diminution du foie, cependant il est des cas, bien rares, il est vrai, où les malades ont succombé, en présentant une augmentation du volume de ce viscère ; les granulations étaient hypertrophiées, tout en ayant subi l'altération qui leur est propre, et la charpente fibreuse offrait également une hypertrophie, mais moins considérable.

Des altérations, quoique secondaires, doivent enfin être notées. Le foie est souvent uni par des adhérences celluleuses au diaphragme, aux parois abdominales et aux intestins ; elles sont l'indice de péritonites partielles survenues dans le cours de la maladie. Les parois de la vésicule sont quelquefois elles-mêmes recouvertes de fausses membranes. La cirrhose s'accompagne constamment d'un épanchement séreux considérable dans le péritoine. Ces adhérences et cet épanchement resserrent le foie et contribuent à amoindrir son volume.

Causes. — Quelles sont les causes qui peuvent déterminer une semblable altération ? On remarque que la cirrhose est presque toujours précédée de congestions sanguines ; pour la produire, celles-ci doivent être fréquemment répétées, et il faut même qu'elles trouvent dans le foie une disposition spéciale ; car, au lieu de cirrhose, nous avons vu qu'il pouvait en résulter d'autres lésions organiques. Rien n'est plus commun que d'observer son premier degré à la suite des maladies du cœur, de la bronchite chronique, de l'emphysème des poumons ; on le trouve un peu moins souvent dans les cas où ces organes contiennent des tubercules. On constate encore son premier degré chez les malades atteints d'affections rénales, de gastrite chronique, de cancer d'estomac. On a noté les chagrins, les passions tristes, les excès vénériens, un travail pénible et opiniâtre, une mauvaise nourriture, une habitation humide et malsaine, un coup porté sur la région hépatique, comme pouvant produire la cirrhose. Mais, de toutes les causes, l'abus des boissons alcooliques est la principale, et l'on pourrait presque dire véritablement l'unique : on comprend facilement, en effet, comment l'usage continu de ces boissons excitantes et engourdissantes en même temps, lorsqu'elles sont absorbées par les veines mésaraïques, peuvent avoir une action funeste sur les granulations et y déterminer l'altération spéciale que nous avons étudiée.

M. Cruveilhier, dans une récente publication, émet, sur la cause de la cirrhose, une opinion nouvelle. Dans un certain nombre de cas, selon lui, la compression exercée sur le foie par le liquide de l'ascite peut y déterminer un mode d'irritation qui aurait pour conséquence l'hypertrophie de la capsule propre du foie et de toute la charpente fibreuse de cet organe, et, par suite, l'atrophie des granulations. Il a cru observer que, dans tous les épanchements ascitiques, il y aurait tendance à la cirrhose, tendance manifestée par la diminution du volume du foie, un léger ratatinement et de petits sillons marqués par des lignes blanches. Nous ferons remarquer que cette cause n'expliquerait pas le gonflement des granulations qui a coutume de précéder leur atrophie.

La cirrhose est bien plus fréquente chez les hommes qui sont davantage exposés aux causes que nous venons d'indiquer. Elle peut survenir à tous les âges; on en a même observé dans les premières années de la vie; mais c'est entre trente et quarante ans qu'elle se développe habituellement.

Symptômes. — Longtemps avant que des phénomènes bien déterminés se manifestent, les malades éprouvent un trouble dans les organes digestifs et nutritifs. Peu à peu, les symptômes se prononcent davantage ; ils varient, toutefois, suivant des circonstances propres aux individus, et en raison surtout des autres lésions organiques qui existent en même temps ; car les symptômes de celles-ci peuvent masquer ceux de la cirrhose ou même s'opposer à leur développement.

Les symptômes qui caractérisent la cirrhose consistent dans le gonflement du foie, la douleur de cet organe, l'ictère ou une coloration particulière de la peau, l'aspect de la face, l'ascite et l'enflure des extrémités inférieures, l'émaciation des supérieures, le dérangement des fonctions digestives, l'état des urines, les troubles de la respiration, de la circulation et du système nerveux. Examinons successivement ces symptômes : nous indiquerons ensuite l'ordre dans lequel ils se présentent et la marche de la maladie.

Au moyen du palper et de la percussion, on peut généralement, dans les premiers temps de la maladie, constater que le foie est un peu augmenté de volume ou qu'il a conservé ses dimensions normales ; mais, dans les degrés subséquents, les mêmes moyens font constater sa diminution plus ou moins considérable ; cette constatation devient plus difficile lorsque de la sérosité s'est accumulée en assez grande quantité dans le péritoine. La douleur ne se manifeste ordinairement que quand la cirrhose se développe rapidement, et encore, dans ces cas, elle n'est que sourde, peu caractérisée ; le palper, la pression même ne l'augmentent pas. L'ictère est aussi assez rare et ne se montre également que lorsque la maladie revêt une sorte de marche aiguë. Mais si l'ictère est rare, on observe ordinairement une teinte particulière de la peau qui en est bien distincte ; cette coloration se trouve dans les cas simples comme dans ceux qui sont compliqués ; elle est plus prononcée à la face et au cou : c'est une teinte jaunâtre, légèrement terreuse ; elle est quelquefois à peine sensible ; dans quelques cas, elle devient comme cuivreuse ; cette coloration toute spéciale peut servir à reconnaître la cirrhose à son début, dans les cas où elle complique une maladie du cœur ou des poumons. Dans la cirrhose avancée, la peau est sèche et un peu rude au toucher ; on l'a vue couverte de squames fines. A mesure que la cirrhose fait des progrès et s'approche du terme fatal, la face s'amaigrit, se ride et devient grippée ; dans les derniers jours de la vie, elle s'altère profondément.

L'épanchement d'une certaine quantité de sérosité dans le péritoine est un des caractères les plus constants ; il se produit lorsque la cirrhose est parvenue au deuxième degré. Avec le progrès de la maladie, cet épanchement augmente et prend quelquefois de grandes proportions ; on est souvent obligé de pratiquer plusieurs fois la ponction. Le ventre, malgré son développement, n'est douloureux à la pression qu'autant qu'il se manifeste de la péritonite en quelques points. L'infiltration des membres inférieurs est une conséquence de l'ascite parvenue à un haut degré. L'ascite est due à l'oblitération des vaisseaux capillaires de la veine porte ; mais l'infiltration des membres inférieurs tient à la compression de la veine cave et des veines iliaques. L'enflure du ventre et des extrémités inférieures fait surtout ressortir l'émaciation de la poitrine et des membres supérieurs.

On a observé quelques cas rares dans lesquels il ne survenait pas d'ascite. Le sang, alors, refluait dans la rate et la gonflait prodigieusement ; toutes les veines mésaraïques prenaient le plus grand développement, une exhalation sanguine se faisait à la surface des voies digestives ; enfin, les reins, fortement hyperhémiés, entraînaient au dehors la sérosité qui, dans l'état habituel, s'épanche dans le péritoine.

L'appétit se conserve souvent jusqu'à une époque assez avancée de la maladie. Les nausées, les digestions pénibles, les vomissements sont ordinairement liés à des altérations primitives, concomitantes ou consécutives de l'estomac et de l'intestin. Les selles restent quelquefois tout à fait normales, et ce n'est que vers la fin de la vie qu'il survient de la diarrhée ; elles ne sont pas décolorées, à moins que l'ictère n'existe. Les hémorrhagies intestinales ne sont pas une chose rare, en raison de la gêne que la circulation éprouve dans le foie. L'urine, dans les cas d'ictère, prend les caractères propres à cette affection; mais, dans tous les cas, lorsque la cirrhose est parvenue à un certain degré, ce liquide revêt une couleur d'un jaune-orangé foncé ou rougeâtre; il est très-dense, fortement acide et chargé d'une quantité anormale d'urate acide d'ammoniaque. Cette modification de l'urine consiste dans une proportion plus considérable de tous les principes qui y sont naturellement contenus, soit que cela tienne à une congestion des reins, suite de l'obstacle apporté à la circulation abdominale, ou simplement à une action supplémentaire de ces organes.

Le seul symptôme important, du côté de la respiration, est la dyspnée résultant de l'accumulation de sérosité dans le péritoine; elle oblige souvent de pratiquer la ponction. La circulation du sang n'est pas notablement modifiée, si la cirrhose est commençante et sans complication; mais lorsqu'elle est avancée, le pouls acquiert de la fréquence et s'affaiblit; au dernier terme, il devient irrégulier. Les maladies du cœur et des poumons, quand elles compliquent la cirrhose, apportent dans la circulation les modifications qui leur sont propres. Aucun trouble nerveux spécial n'est propre à la cirrhose, mais on remarque ceux qui dépendent de ses complications.

Malgré quelques variétés, les symptômes apparaissent, en général, dans l'ordre suivant. Après des troubles dans la digestion et la nutrition, le foie paraît un peu gonflé et devient le siége de malaise et d'une certaine sensibilité. L'ictère s'observe quand les symptômes se développent avec rapidité. Un épanchement de sérosité ne tarde pas à s'établir dans le péritoine, et il arrive même que ce soit le premier symptôme qui mette sur la voie de la maladie. A mesure que le deuxième degré se confirme, cet épanchement s'accroît, les troubles digestifs augmentent ; la circulation et la respiration sont plus gênées. S'il n'y a pas d'ictère, on remarque la teinte terreuse de la peau. Enfin, avec les progrès de l'ascite, on voit les extrémités inférieures s'infiltrer de sérosité, tandis que les membres supérieurs, le visage, le cou et la poitrine offrent une émaciation extrême. La durée de la cirrhose n'a rien de fixe : elle varie depuis quelques mois jusqu'à plusieurs années. Sa marche est continue ; il est bien rare qu'il y ait une suspension dans le développement successif des symptômes. La terminaison, lorsque le deuxième degré est confirmé, est presque inévitablement la mort.

Celle-ci ne survient pas toujours par les progrès seuls de la cirrhose. Souvent des complications font périr les malades ; outre celles qui tiennent à des maladies du cœur, des poumons et des organes digestifs, on a vu la mort survenir à la suite de pneumonie, de pleurésie, d'apoplexies pulmonaire et cérébrale, d'hémorrhagie intestinale, etc., complications qui, jusqu'à un certain point, dépendent de l'affection primitive du foie.

Traitement. — On peut facilement prévoir, d'après l'exposé qui précède, quelles sont les ressources de la thérapeutique dans le traitement de la cirrhose. Sans doute cette maladie est généralement mortelle quand on la laisse arriver à ses périodes extrêmes ; mais il faut principalement s'appliquer à empêcher son développement, et c'est dans la première période que la médication doit être employée avec soin et continuité. La cirrhose étant souvent précédée de congestions sanguines, et étant même la conséquence de la fréquence de ces congestions, on devra s'appliquer à prévenir celles-ci et à les combattre activement si l'on n'a pu les prévenir. On s'occupera donc avec soin, sous ce rapport, des complications qui les produisent, et spécialement des affections organiques du cœur et des poumons, qui en sont les causes les plus habituelles. Comme cette maladie est, en quelque sorte, propre à ceux qui abusent des boissons alcooliques, on devra porter une attention toute spéciale sur les moyens de détruire un si funeste penchant. Les causes morales et physiques seront, autant que possible, éloignées.

En raison de la disposition toute spéciale de certains individus à contracter la cirrhose, une surveillance particulière devra être exercée dans tous les cas où la région de l'hypochondre est le siége d'une douleur sourde, lorsqu'en même temps les digestions languissent, lorsqu'on voit survenir de l'amaigrissement, et surtout dès qu'on peut reconnaître la moindre augmentation dans le volume du foie. C'est alors que des applications de sangsues à l'anus, réitérées suivant le besoin, des bains entiers et des applications émollientes sur l'hypochondre droit, des boissons rafraîchissantes, prépareront avantageusement les bons effets des boissons alcalines légères, des bains de même nature, des liniments et emplâtres résolutifs, et même l'application de vésicatoires volants, soit avec la pâte vésicante ordinaire, soit avec la pommade ammoniacale. Les bains de jambes nitro-muriatiques, fréquemment répétés, auront aussi une action dérivative puissante. Nous ne reviendrons pas, ici, sur les moyens déjà indiqués pour le traitement des congestions sanguines et de l'hépatite chronique, car ce sont à peu près les mêmes qu'il faut employer, sauf des indications individuelles qu'il faut toujours s'efforcer de remplir.

CHAPITRE DIX-SEPTIÈME.

DES TUBERCULES DU FOIE.

L'*altération* constituée par la matière tuberculeuse se présente, dans le foie, sous des aspects très-divers. Tantôt ce sont de petits corps, ayant à peine le volume d'une tête d'épingle ou d'un grain de mil, arrondis, grisâtres ou jaunâtres, durs, disséminés en plus ou moins grand nombre au milieu du parenchyme ; tantôt ces tubercules sont plus gros, blanchâtres, moins durs et s'écrasant sous le doigt, offrant quelquefois à leur centre un point jaune ou une matière crétacée ; tantôt, enfin, la matière tuberculeuse se présente en masses considérables, soit à l'état cru, soit à celui de ramollissement plus ou moins avancé ; on a vu un lobe entier du foie être envahi par une masse de cette nature. Ces masses se ramollissent dans certains cas et donnent lieu à un liquide blanchâtre mêlé de grumeaux ; elles s'entourent alors d'un kyste.

On voit assez souvent la matière tuberculeuse déposée dans les scissures du foie, où elle infiltre la membrane cellulo-fibreuse de la veine porte. Elle se montre en masses assez fortes sous les enveloppes, dans le tissu périphérique du foie ; elle infiltre aussi la membrane cellulo-fibreuse.

12

A propos de la péritonite hépatique, nous avons vu qu'il se forme également des tubercules miliaires à la surface de la membrane séreuse.

Les tubercules semblent parfois prendre origine aux plus petites racines des conduits biliaires et occuper le dedans et le dehors de leurs parois : c'est surtout dans ces cas que la bile leur imprime sa coloration.

La matière tuberculeuse peut être mêlée avec de la matière cancéreuse.

Les *causes* qui engendrent les tubercules hépatiques sont tout aussi inconnues que celles qui les font développer dans les autres organes : cependant une mauvaise nourriture, une habitation malsaine, un pays insalubre paraissent avoir une influence sur leur manifestation. Ils sont assez rares chez les adultes, mais très-fréquents chez les enfants : ce qui peut tenir à ce que, dans le jeune âge, les tissus sont plus susceptibles de ressentir toutes les fâcheuses impressions. L'influence qui les produit n'est sans doute pas bornée au foie, car, lorsqu'il en est le siége, on en trouve en même temps dans d'autres organes; on pourrait même dire qu'elle se fait plus facilement ressentir dans les poumons, les ganglions mésentériques, etc., que dans le foie ; car souvent il n'y en a pas dans ce viscère, bien que les organes que nous venons de nommer en contiennent beaucoup.

Aucun *symptôme* particulier ne trahit au dehors l'existence des tubercules du foie, leur développement étant très-lent et ne paraissant pas gêner sensiblement les fonctions de cet organe. Ils doivent, toutefois, occasionner du malaise ou quelques douleurs sourdes dans la région hépatique ; mais, dans les cas rares où un travail de ramollissement s'empare des masses tuberculeuses, les douleurs, la tension de l'hypochondre droit et de l'épigastre se font remarquer ; il s'y joint une fièvre plus ou moins prononcée, ainsi que du trouble dans les fonctions digestives.

Si l'on avait quelque soupçon de leur existence, le *traitement* consisterait dans l'emploi des dépuratifs et des amers. On calmerait, par les moyens déjà indiqués, les douleurs locales. On s'efforcerait aussi de placer les malades dans de meilleures conditions hygiéniques.

CHAPITRE DIX-HUITIÈME.

DU CANCER DU FOIE.

Nous arrivons à la maladie la plus grave, la plus incurable de toutes celles du foie, le cancer ou carcinome. Après le cancer de l'estomac, elle est une des affections cancéreuses internes qu'on observe le plus souvent, et, parmi ces affections, c'est une de celles qui amènent le plus promptement la mort. Il n'est pas rare de remarquer le cancer du foie en même temps que celui de l'estomac ; dans beaucoup de cas aussi, il est consécutif à ce dernier.

Le cancer du foie peut être rapproché des cancers extérieurs par l'analogie des altérations, par les changements successifs que celles-ci manifestent, par sa coïncidence avec d'autres cancers, par son action générale sur l'économie. Toutefois, en raison de la nature du tissu hépatique, de sa couleur, de l'abondance du sang qui le parcourt, et de la composition spéciale de la bile, on peut observer un certain nombre de différences.

Altérations. — L'affection cancéreuse du foie se présente le plus ordinairement sous forme de masses ou tumeurs disséminées ; elles se trouvent particulièrement près de la surface et le long des divisions veineuses de cet organe. Leur nombre est généralement considérable. Ces tumeurs, dont les unes n'ont que le volume d'un grain de millet, dépassent rarement celui d'une pomme ordinaire. Quand elles sont petites, il y en a quelquefois une quantité si considérable, qu'il est impossible de les compter, et elles sont si rapprochées, qu'elles forment presque une masse uniforme. Bien plus rarement on ne trouve qu'une seule masse ou un nombre très-restreint de masses isolées ; elles sont alors volumineuses et peuvent acquérir la grosseur d'une tête de fœtus et même au delà. Assez souvent on trouve, en même temps, des petites et des grosses tumeurs.

La forme de ces tumeurs est habituellement sphéroïdale ; leur ressemblance fréquente avec celle d'un marron leur a fait donner le nom de *tumeurs marronnées*. Celles de la surface du foie, surtout quand leur volume est moyen, perdent peu à peu leur forme arrondie ; elles s'aplatissent, se dépriment au centre en manière de *godets*, suivant une expression reçue, changement qui tient soit à un ramollissement du centre, soit à des dépôts successifs autour du premier dépôt. Dans quelques cas plus rares, au lieu d'un enfoncement, elles forment une sorte de champignon. La couleur de ces tumeurs est d'un blanc grisâtre, rougeâtre, quelquefois noirâtre ; cette variété est désignée sous le nom de *mélanoses*. Dans les cas d'ictère, elles sont plus ou moins colorées en jaune. Leur consistance dépend de leur degré de développement et aussi de leurs variétés. Dans un même foie, toutes les tumeurs ne se produisent pas en même temps : celles qui sont petites ou en voie d'accroissement ont une certaine fermeté, tandis que celles qui sont complétement développées commencent à se ramollir. Il en est cependant qui sont molles dès le principe et d'autres qui restent longtemps dures, ce qui a fait admettre la forme squirrheuse et la forme encéphaloïde.

Les tumeurs de la variété *squirrheuse* ont un aspect aréolaire ; leurs mailles sont blanchâtres, dures, fibreuses, quelquefois même cartilagineuses ; elles crient sous le scalpel ; souvent on remarque au centre de petites cavités irrégulières, remplies d'un liquide séreux ; dans quelques cas, ces tumeurs ont un aspect lardacé, comme si elles étaient infiltrées d'une matière grasse. Lorsque, sur une de leurs coupes, on racle doucement avec l'instrument, on en enlève une couche d'humeur d'un blanc grisâtre ou rosé ; en pressant fortement, on la fait encore mieux sortir. Leur centre contient de petits vaisseaux sanguins. Souvent ces tumeurs peuvent s'énucléer.

La variété molle ou *encéphaloïde*, appelée ainsi parce qu'elle ressemble au cerveau d'un jeune enfant, offre beaucoup de vaisseaux, à parois ténues, se déchirant facilement. Ces tumeurs subissent fréquemement des dégénérations : on y voit des épanchements de sang. Le grand nombre de leurs vaisseaux sanguins leur donne la forme d'un tissu érectile. Elles deviennent souvent, dans ce cas, si diffluentes, qu'elles ressemblent à une bouillie grisâtre, rougeâtre, parfois comme purulente ou comme gélatineuse. Le foie prend de ces variétés un aspect panaché. Au milieu de ces ramollissements, on trouve quelquefois des points gangréneux. Ces tumeurs ramollies peuvent se faire jour dans le péritoine, le colon, l'estomac, etc. ; elles peuvent donner lieu à des hémorrhagies.

Bien que ces deux variétés diffèrent généralement par leur trame et leur vascularité, par la quantité du suc cancéreux qu'elles contiennent, et surtout par leur marche, qui est lente dans la première et rapide dans la seconde, cependant toutes deux offrent des degrés de crudité et de ramollissement. L'une reste plus longtemps dans le premier état et parfois ne le quitte pas ; l'autre affecte souvent le second état dès l'origine. Il est des tumeurs qui parcourent leurs périodes en conservant un petit volume. Sur les mêmes foies on trouve souvent les deux variétés. Dans les deux variétés, les tumeurs sont ordinairement entourées d'un kyste plus ou moins apparent et qui est formé par le refoulement de la substance hépatique : aussi est-il toujours plus adhérent au tissu du foie qu'aux tumeurs.

L'examen microscopique montre que les cellules cancéreuses sont bien caractérisées dans les masses que nous venons de décrire ; elles sont tantôt rondes, tantôt irrégulières ; elles varient en moyenne de $0^{mm},02$ à $0^{mm},03$; elles atteignent quelquefois $0^{mm},04$, et au delà, dans les cellules mères. Dans quelques cas, les noyaux seuls sont bien marqués ; la forme de ceux-ci est plus souvent elliptique que ronde. Les nucléoles ont en moyenne $0^{mm},0025$ à $0^{mm},0033$; ils sont parfois entourés d'une zone transparente.

Autour des tumeurs cancéreuses, le parenchyme hépatique est assez souvent parfaitement sain et l'on dirait qu'il n'a pas participé à leur formation ; la ligne de démarcation est très-tranchée ; mais fréquemment aussi le tissu hépatique est en même temps congestionné, hypertrophié, ramolli ou durci ; il offre parfois une couleur jaunâtre ou d'un vert plus ou moins foncé.

En général, le foie prend un volume plus considérable ; quelquefois ce volume devient énorme, et l'on a vu des foies cancéreux arriver au poids de 8, 10 et 12 kilogrammes, résultat composé de l'hypertrophie du tissu hépatique et du nombre ainsi que du volume des tumeurs. On comprend alors toute la place qu'il occupe dans l'abdomen et jusqu'à quel point il refoule les viscères. Dans des cas rares seulement, le foie, atteint de tumeurs cancéreuses, est réduit à un volume moindre qu'à l'ordinaire. On a vu, en même temps que des tumeurs de ce genre y existaient, le foie subir les dégénérations fibreuses et celles propres à la cirrhose. Des masses cancéreuses sont quelquefois placées de manière à comprimer les vaisseaux principaux, ce qui peut déterminer des atrophies partielles. La surface du foie peut rester lisse ; mais le plus souvent elle est bosselée et elle a contracté des adhérences avec les parties voisines par des péritonites partielles qui se sont successivement développées.

La bile offre des états très-variables ; généralement elle est foncée en couleur et quelquefois elle paraît teinte de sang. Elle est plus abondante dans la variété encéphaloïde que dans la variété squirrheuse. La sérosité péritonéale, lorsque le foie contient beaucoup de sang, offre souvent une teinte rosée, indice certain du suintement de cette humeur.

Le cancer se développe d'ordinaire dans le foie d'une manière primitive. Il peut débuter sur un seul point et envahir les autres successivement ; mais le plus souvent il se manifeste sur beaucoup de points à la fois. Les ganglions lymphatiques de la surface inférieure du foie qui sont affectés de cancer, le sont tantôt primitivement et tantôt secondairement. Le cancer peut aussi se développer consécutivement dans le foie, par contiguïté de tissu : on a vu quelquefois un cancer de l'estomac se propager à la partie inférieure du foie, y adhérer et s'y creuser une loge.

D'autres fois, la maladie semble se transmettre d'un organe éloigné, par l'absorption veineuse.

On a cherché à déterminer quelle était la partie organique primitivement affectée dans le cancer du foie. L'énucléation facile de quelques tumeurs, l'intégrité du tissu hépatique dans beaucoup de parties, ont fait croire à un dépôt de matières hétérogènes dans le tissu intermédiaire aux granulations ; mais la granulation elle-même n'en serait-elle pas plutôt le siége primitif? A l'état naissant, la tumeur a la forme d'une granulation, et l'on a cru voir quelquefois un certain nombre de granulations se réunir pour former les masses cancéreuses. L'isolement du tissu sain n'est souvent qu'apparent, car on a vu que la tumeur semblait commencer aux divisions extrêmes des vaisseaux sanguins et des vaisseaux biliaires. La granulation ayant une organisation complexe, on se demande quel est l'élément anatomique où commence le cancer. L'analogie avec les abcès métastatiques, qui, comme le cancer disséminé, envahissent un grand nombre de points à la fois et affectent une prédilection pour la surface du foie, a fait penser que c'était dans les capillaires de la veine porte ; et ce qui viendrait à l'appui, c'est qu'on a remarqué, dans le cancer ramolli, des veines contenant une matière analogue adhérente à leurs parois.

C'est à tort qu'on a voulu rapprocher le cancer du foie de la nature de l'hépatite chronique. On a dit que certaines productions cancéreuses avaient lieu sur des parties où avait existé une phlegmasie ; que ces productions se montraient à la suite d'une cause externe ; qu'elles se développaient quelquefois sans les symptômes propres au cancer. Mais on ne peut douter malheureusement que le cancer du foie, comme les autres et plus peut-être que les autres, ne soit une affection toute spéciale, *sui generis*, comme on dit, et dont l'essence est complétement inconnue.

Les tumeurs cancéreuses du foie ont été soumises à l'analyse chimique. Sur 100 parties, on en a trouvé 64 d'eau, 33 de fibrine, 1 de matières graisseuses, rouges et blanches, analogues à celles du cerveau, mais sans phosphore, 2 de principes indéterminés se transformant par la chaleur en gélatine ; on a remarqué, de plus, des traces d'osmazome.

Causes. — Quelles sont les circonstances dans lesquelles se développe le cancer du foie? Il a été vu à tous les âges, puisqu'on en cite des exemples dans les premiers jours de la vie. Il est rare, toutefois, qu'il se développe avant vingt-cinq ans. C'est à partir de quarante ans qu'il devient fréquent, et les relevés en indiquent encore un assez grand nombre jusqu'à soixante-dix ans. Il paraît se développer un peu plus souvent chez les hommes que chez les femmes; chez celles-ci, c'est principalement à l'âge critique qu'on l'observe. Tous les tempéraments y sont exposés, mais on le remarque davantage chez les individus d'un tempérament bilieux. Les professions, le genre de vie, ne sont pas sans influence sur son développement, lorsqu'il en résulte une gêne de la circulation du sang dans le système veineux abdominal. C'est surtout pour cette affection qu'on constate la fâcheuse influence des chagrins et des passions tristes. On peut regarder comme des causes prédisposantes une nourriture trop abondante et les boissons alcooliques, mais plus encore peut-être un régime malsain et des boissons de mauvaise qualité. Les saisons même semblent avoir une certaine action sur sa production : on croit que celle-ci commence plus fréquemment pendant les temps froids et humides ; on n'a pas observé qu'elle fût plus fréquente dans tel ou tel climat. Les rétrocessions de certaines maladies peuvent en favoriser l'évolution. Il faut toujours admettre une disposition toute spéciale pour ce genre d'affection, car toutes ces causes agissent aussi directement pour développer une maladie hépatique d'un autre genre. Cette disposition individuelle est souvent héréditaire ; on a vu le cancer du foie se montrer, dans plusieurs familles, de génération en génération. Toutefois, cette succession cancéreuse peut aussi tomber sur un autre organe ou sur toute autre partie du corps.

Symptômes. — Le début du cancer du foie est, le plus souvent, difficile à saisir ; il peut même être tout à fait latent. Des malades n'éprouvent que du malaise général jusqu'à ce que l'affection se manifeste par une tumeur à l'hypochondre droit ou à l'épigastre ; mais, ordinairement, il y a des troubles dans les fonctions digestives, des sensations insolites dans les organes affectés. L'appétit diminue, et quelques malades arrivent promptement à une anorexie complète, accompagnée de nausées. D'autres fois, ils ressentent, plusieurs mois, plusieurs années même à l'avance, des troubles nerveux qu'on ne peut pas précisément rapporter au foie et qui ne sont nullement caractéristiques. C'est ainsi qu'on remarque des symptômes d'hypochondrie, un sentiment indéfinissable d'ennui, de tristesse, qu'on prend pour l'effet d'une imagination frappée ; des lassitudes spontanées, des douleurs musculaires ; d'autres troubles nerveux, comme des palpitations, de la dyspnée ; enfin des douleurs vagues dans la région hépatique. La santé, du reste, se conserve assez bonne, et le dérangement dans les fonctions digestives n'est encore que sympathique et passager. Cependant la digestion devient habituellement laborieuse, lente ; elle s'accompagne d'éructations, d'un sentiment pénible de gonflement et de pesanteur, ainsi que d'un malaise général.

Les douleurs deviennent un véritable signe du cancer du foie quand elles prennent de la persistance. Elles offrent les caractères les plus variés : tantôt elles se font ressentir subitement et ne durent que peu de temps, quelques secondes, quelques minutes, un quart d'heure, puis elles cessent complétement et ne reparaissent qu'à des intervalles éloignés; tantôt elles sont presque constantes. Dans le premier cas, elles sont sourdes, gravatives. Dans certains autres, peu marquées au début ou dans les premiers temps de la maladie, elles acquièrent, peu à peu ou même brusquement, une grande intensité et peuvent devenir intolérables. On les voit quelquefois se reproduire à la moindre occasion, après l'ingestion d'un mets insolite, une application médicamenteuse, etc. Elles consistent en tiraillements, pincements, mais surtout en élancements. Le malade ne sait pas toujours préciser le lieu où il les ressent; d'autres fois, la place est fixe et très-limitée. Il est fort commun, comme dans la plupart des affections hépatiques, qu'elles se fassent sentir à l'épaule droite, vers la clavicule et à la base du cou du même côté; dans quelques cas, assez rares, ce n'est qu'au dos et dans toute la partie droite du thorax. On a vu cette douleur ne se pas faire ressentir dans la région du foie, mais seulement dans les deux côtés du thorax, et de là aux bras et jusque dans les mains, qui devenaient alors le siége d'un fourmillement très-incommode; des élancements, des traits de feu passaient rapidement dans l'un ou l'autre bras. Les douleurs sont généralement très-vives chez les malades nerveux, tandis que d'autres, lymphatiques, ne les ressentent pour ainsi dire pas. Le désespoir s'empare quelquefois des malades, et il n'est pas rare de les voir plongés dans le plus grand abattement.

Le foie montre, quelquefois de très-bonne heure, de la sensibilité à la pression; et, dans ce cas, on ne tarde pas à sentir un commencement de tuméfaction. Bientôt on peut reconnaître qu'il dépasse les fausses côtes et qu'il est un peu saillant à l'épigastre. On peut le suivre par le palper dans ses divers développements, et reconnaître à travers

les parois abdominales les bosselures dont il a été question en décrivant ses altérations anatomiques. On sent
tantôt des inégalités dures et creuses, tantôt des tumeurs
comme fluctuantes. Les malades supportent, en général,
assez facilement le palper, quoiqu'il développe de la douleur ; mais, dans quelques cas, la sensibilité est tellement
exquise, que le moindre contact est insupportable. Les
tumeurs les plus sensibles au toucher ne sont pas toujours
celles qui développent le plus de douleurs spontanées.
Les foies ainsi tuméfiés, après avoir été longtemps douloureux au palper, deviennent quelquefois presque insen-
sibles, et *vice versâ*. Parfois, le palper développe de la
douleur dans un point, tandis que dans un autre il n'en
détermine pas du tout. Le palper, comme on le conçoit
facilement, s'exercera d'autant mieux que le malade sera
plus amaigri. Dans le cas où le foie a acquis un grand
développement, les cartilages des fausses côtes, les dernières côtes, l'appendice xiphoïde, sont soulevés et quelquefois déjetés en dehors. Cette saillie de la base de la poitrine est visible à l'œil, ainsi que le volume qu'acquiert le
ventre. Le décubitus, qui, en général, dans les affections
du foie, a lieu instinctivement sur le côté droit, devient,
par l'ampleur qu'a prise cet organe, presque impossible
autrement.

Dès que l'altération du foie est arrivée à un certain degré,
et qu'elle a imprimé des changements dans la sécrétion et
la nature de la bile, les digestions se troublent tout à fait ;
l'appétit se perd et se déprave. La langue est couverte
d'un enduit plus ou moins épais. Les malades sont fatigués d'aigreurs, de fluatuosités et de borborygmes ; un sentiment de plénitude leur fait croire à la nécessité d'évacuants. On remarque des vomissements glaireux et même
noirâtres. Généralement, il y a de la constipation, mais il
n'est pas rare de la voir alterner avec de la diarrhée.

L'amaigrissement, qui dépend des troubles de la nutrition, vient assez rapidement. Les urines n'offrent pas de caractère spécial ; elles sont plus ou moins rares, troubles et sédimenteuses ; elles varient suivant les circonstances de la maladie ; on les voit prendre, comme les garde-robes, les caractères qui sont propres à l'ictère, lorsque celui-ci existe.

L'ascite accompagne très-souvent le cancer du foie ; elle ne se développe que quand la maladie est déjà assez avancée, et son développement, en général, a lieu lentement ; après un début très-lent, elle prend quelquefois un accroissement rapide. Comme elle tient toujours à la difficulté qu'éprouve le sang à traverser les divisions capillaires de la veine porte, elle est en rapport avec l'étendue de l'affection cancéreuse ; elle devient surtout considérable dans les cas où le tissu hépatique est en même temps induré ou atrophié. Il est remarquable, en effet, que l'ascite est moins fréquente et moins abondante dans les cancers mous que dans les cas de tumeurs dures, malgré la désorganisation plus grande dans le premier cas. Bornée, dans certaines circonstances, à deux ou trois verres de sérosité, elle est, dans d'autres, si abondante qu'on est obligé de recourir à la ponction. La sérosité retirée par cette opération est, comme celle trouvée après la mort, ordinairement limpide, teinte en jaune dans le cas d'ictère, et quelquefois colorée par du sang lorsque les tumeurs sont très-vasculaires. L'ascite donne à la tumeur formée par le foie une certaine mobilité et en rend le palper moins facile et moins certain. Il n'est pas rare que l'infiltration séreuse des membres inférieurs accompagne l'ascite ; elle est, comme dans la cirrhose, une conséquence du grand développement de l'épanchement péritonéal.

L'ictère n'est pas un signe constant du cancer du foie, mais il l'accompagne fréquemment. Sans qu'il soit possi-

13

ble de préciser le degré de la maladie nécessaire pour le
produire, on ne peut douter qu'il ne dépende d'une compression exercée sur les canaux biliaires, soit dans le foie
par les masses cancéreuses, soit à leur sortie de cet organe
par les ganglions lymphatiques dont ils sont entourés, et
qui, très-souvent, participent à la même dégénération.
Comme l'ascite, il se rencontre plus rarement dans la variété molle ou encéphaloïde. L'ictère n'est donc pas, d'a-
près ce qui vient d'être dit, un symptôme du début de la
maladie ; il ne survient même, en général, que lorsqu'elle
est déjà très-avancée ; cependant, il n'est pas sans exemple qu'il se soit montré dès l'origine. Quand il n'y a pas
d'ictère, on remarque constamment que la peau se décolore graduellement, devient d'un jaune-paille, terreuse,
ce qui est l'indice de la cachexie cancéreuse, c'est-à-dire
de l'influence de la maladie sur le sang et la constitution
générale.

Nous avons déjà mentionné les troubles que, dès le principe de la maladie, on remarque dans la circulation et dans
la respiration ; ils deviennent plus manifestes dans son
cours. Le pouls présente de grandes variétés suivant les
individus ; quelquefois il est ralenti, irrégulier, intermittent ; on a observé des mouvements désordonnés du cœur,
des douleurs précordiales, des battements à l'épigastre ;
dans la tête, des éblouissements. En général, il ne se manifeste de fièvre que quand la maladie est déjà assez avancée ; c'est surtout le soir qu'elle a lieu ; dans les dernières
périodes, elle prend les caractères de la fièvre hectique.
La peau est habituellement sèche et aride ; elle est, dans
quelques cas, le siége d'une grande démangeaison. — La
dyspnée ne cesse pas dans le cours de la maladie ; elle n'est
d'abord que sympathique, mais elle finit par devenir le
résultat de la tuméfaction du foie, ainsi que celui de l'ascite ; elle augmente lorsque le malade veut se coucher sur

le côté gauche. Dans un grand nombre de cas, on remarque de la toux ; celle-ci est souvent aussi le symptôme d'une bronchite concomitante.

La marche du cancer du foie est assez lente, mais continue et régulièrement progressive. Cette maladie met, le plus ordinairement, près d'une année pour arriver à son terme fatal ; cependant on l'a vue parcourir ses périodes en quelques mois, de même qu'il n'est pas rare de la voir durer plusieurs années. Sa marche est moins lente que celle du cancer de l'estomac. Ses périodes sont parcourues d'autant plus rapidement que le malade est plus jeune, que son tempérament est bilieux, s'approche davantage du sanguin, et que les tumeurs appartiennent à la variété molle ou encéphaloïde. — Les complications, comme celle du cancer de l'estomac, par exemple, qui est assez fréquente, hâtent beaucoup la terminaison fatale. L'ictère vicie le sang. L'accroissement graduel de tous les symptômes produit l'affaiblissement du malade, altère profondément sa physionomie. Une éruption pseudo-membraneuse de la bouche se manifeste souvent dans les derniers temps de la vie. Les facultés intellectuelles sont conservées jusqu'à la fin. La mort arrive doucement ; cependant, elle survient quelquefois d'une manière inattendue, par suite d'affections intercurrentes aiguës. On peut dire que la terminaison du cancer du foie est toujours fatale. Il est pourtant des tumeurs paraissant appartenir au cancer à l'état de crudité, qui semblent rester stationnaires, se durcissent, s'atrophient et cessent, pour ainsi dire, d'être une maladie. On assure aussi que des tumeurs encéphaloïdes peuvent perdre leurs liquides par la résorption, se rétracter, s'entourer de matières fibreuses et arriver ainsi à une sorte de guérison ; mais ces derniers faits surtout sont loin d'être établis.

L'énumération que nous venons de faire des symptômes

et de leurs particularités, ainsi que de l'ordre dans lequel ils se développent, ne permet guère de confondre le cancer du foie avec une autre maladie. Nous devons dire, toutefois, que nous avons vu les médecins les plus distingués diagnostiquer un cancer du foie, quand il ne s'agissait probablement que d'une hépatite chronique; car le rétablissement des malades, après de longs traitements, il est vrai, est venu prouver ou que le diagnostic était erroné ou que le cancer du foie est curable.

Traitement. — Tout en désirant ardemment que cette hypothèse de la curabilité du cancer du foie se réalise, il n'en est pas moins vrai que, dans cette affection bien caractérisée, on ne peut pas fournir d'exemples authentiques de guérison. Que doit-on faire en pareil cas? Si l'on peut conserver le moindre doute sur la nature de la maladie, on emploiera, d'une manière suivie et énergique, le traitement de l'hépatite chronique, jusqu'à ce qu'il soit bien démontré qu'il est tout à fait inutile. La médecine peut, d'ailleurs, intervenir utilement dans toutes les phases de la maladie. Si l'on a quelques craintes qu'elle ne soit héréditaire, on se tiendra en éveil contre les moindres symptômes qui pourraient en indiquer le début; on redoublera de soins hygiéniques; on conseillera un climat doux, exempt de chaleurs et de froids, ainsi que d'intempéries; on combattra avec soin les tendances vers l'exagération du tempérament bilieux; on procurera des distractions, et l'on évitera toutes les causes de tristesse; toutes celles qui pourraient produire de l'irritation dans le foie ou les voies digestives seront aussi, autant que possible, éloignées.

Les indications que pourra présenter le foie seront saisies avec empressement. Si l'on y remarquait quelques symptômes de congestion ou d'irritation, on ferait appliquer des sangsues à l'anus; on prescrirait des bains entiers et des boissons adoucissantes et tempérantes. Dans le cas de tendance aux hémorrhoïdes, on devra la favoriser par des bains de siége et quelques doses très-légères d'aloès ; si ces hémorrhoïdes, existant déjà, étaient rétrocédées, si chez les femmes les règles se supprimaient, il faudrait y suppléer par des sangsues au siége ou près de la vulve. Après la disparition d'une éruption cutanée, d'une affection goutteuse ou rhumatismale, on devra appliquer des rubéfiants ou un vésicatoire sur les points où ces vices existaient.

Ces précautions prises, si le foie restait sensible et surtout tuméfié, on devrait avoir recours aux divers fondants, entremêlés de quelques calmants, pour qu'ils ne produisent pas d'irritation sur le foie. Les extraits d'opium et de belladone seront toujours joints aux pommades contenant soit de l'iodure de potassium, soit des préparations mercurielles; il en sera de même quand on donnera à l'intérieur l'iodure ou le calomel. On s'arrêtera dès qu'on remarquera dans le foie quelques signes d'irritation, et l'on se gardera surtout de porter l'action du calomel jusqu'à la salivation. Les purgatifs et les vomitifs, conseillés par quelques praticiens, ne sont que d'une faible ressource et souvent même nuisibles. Il faut se défier de tous les moyens violents, car ils ne feraient que hâter la marche de la maladie. Les amers, les dépuratifs devront être employés sous toutes les formes. Pour calmer les douleurs, on se trouve souvent heureux d'avoir à sa disposition les divers sels extraits de l'opium ; ces moyens, quoique n'étant que des palliatifs, sont pourtant bien précieux.

Dans l'affection cancéreuse prononcée, il n'y a plus guère à compter sur l'action des eaux minérales, si efficace dans l'hépatite chronique; on peut, toutefois, mettre en usage les plus douces, mais avec beaucoup de précaution. Les préparations ferrugineuses et beaucoup d'autres médicaments, tels que les extraits de ciguë, d'aconit, préconisés par beaucoup d'auteurs, ont été employés sans aucun résultat favorable.

Lorsque le foie présente des bosselures molles et déprimées, que de la sérosité s'est accumulée dans l'abdomen, que des douleurs vives se font sentir, on ne doit plus avoir recours qu'aux calmants de toute sorte, et c'est là que commence le devoir le plus pénible du médecin, de combattre, sans aucun espoir, des symptômes dont l'intensité toujours croissante doit inévitablement conduire le malade au tombeau.

L'hydropisie devient, dans quelques cas, assez considérable, pour qu'on soit obligé de pratiquer la ponction, en raison de l'étouffement qu'éprouve le malade.

CHAPITRE DIX-NEUVIÈME.

DES TUMEURS KYSTO-HYDATIQUES OU ACÉPHALOCYSTES DU FOIE.

Une des maladies les plus singulières du corps humain est, sans contredit, celle qui consiste dans la production de kystes à l'intérieur desquels se trouvent une plus ou moins grande quantité de petites vessies, contenant un liquide transparent, et celles-ci de petits corps microscopiques qui tiennent à l'animalité.

Cette affection est connue sous les noms de tumeurs kysto-hydatiques, hydatifères, acéphalocystes, de tumeurs aqueuses enkystées, d'hydropisies enkystées. De tous nos organes, le foie est celui au sein duquel elle se développe le plus souvent ; mais elle n'est pas rare dans la rate, les reins, les poumons, les plèvres, etc. On en rencontre quelquefois en même temps dans tous ces organes.

Ces productions sont tout à fait accidentelles et ne peuvent, en aucune façon, être rattachées ni à un développement anormal du tissu de l'organe, ni à une dégénération de ses principes constituants. Elles ont pour origine un germe venu du dehors, et qui, pendant un temps indéterminé, est resté à l'état latent. Les échinocoques sont les parties organiques de ces vessies à liquide limpide, lesquelles naissent, se développent, se multiplient, se détruisent, sans que l'individu qui en est atteint ait, en général, conscience de leur présence, autrement que par la compression qui en résulte sur les parties voisines. Ces hydatides ou acéphalocystes sont un exemple frappant et funeste de ces parasites si fréquents, dans le règne végétal, communs aussi dans le règne animal.

Tous les kystes du foie ne sont pas hydatifères ; il en est qui sont purement séreux.

Altérations. — Il n'existe souvent dans le foie qu'une seule tumeur, mais souvent aussi on en trouve plusieurs ; on voit même parfois ce viscère parsemé d'un nombre considérable de kystes simples et même de kystes hydatiques. Le volume est variable, depuis le plus petit jusqu'à celui de la tête d'un adulte, et plus encore ; le foie, dans ce dernier cas, est transformé en une vaste poche, et sa substance a presque entièrement disparu. La forme de ces tumeurs est généralement sphéroïdale ; dans quelques cas, elle est bosselée, ce qui tient à ce que le kyste est divisé en plusieurs loges par des brides plus ou moins saillantes ; quelquefois, ces loges ne communiquent entre elles que par des orifices très-étroits.

Le siége le plus fréquent de ces tumeurs est dans le lobe droit ; cela s'explique naturellement par la prédominance de son volume. Dans la majorité des cas, les tumeurs hydatiques se trouvent au milieu du tissu du foie ; mais elles se développent parfois aussi près de la surface de cet organe, et même entre le foie et ses membranes d'enveloppe ; il en est aussi qui ne sont qu'accolées à ce viscère.

Nous avons déjà donné une idée de la composition des tumeurs hydatiques. Examinons maintenant leur kyste, les hydatiques et les échinocoques.

Le *kyste* forme l'enveloppe de la production organique vivante et l'isole des tissus voisins. Il offre tous les caractères des kystes qui se forment pour entourer les corps étrangers nés ou introduits au sein des organes. Sa surface externe adhère au tissu du foie, ou aux enveloppes de cet organe si la tumeur est développée à sa surface, au moyen d'un tissu cellulaire lâche et filamenteux, serré et fibreux , suivant les cas, ce qui rend son adhérence plus ou moins solide. Sa surface interne présente très-souvent des traces d'érosion ; elle est presque toujours rugueuse ; il n'est pas rare de la trouver tapissée de concrétions de couleur brune, jaunâtre, jaune-orangée, verte, parfois brillantes, pouvant se détacher par écailles ; ce dépôt de matière colorante et de cholestérine de la bile tient probablement à une communication, au moins temporaire, du kyste avec quelques-uns des vaisseaux biliaires qui se seraient trouvés dans ses parois, ou à ce que le kyste se serait développé dans l'intérieur des conduits.

Les parois de ce kyste, généralement composées de deux

feuillets, sont formées par une trame cellulo-fibreuse, dense,
dans laquelle se ramifient des vaisseaux. Elles peuvent acquérir, quand elles sont anciennes, une épaisseur de 4,
6 ou 8 millimètres; quelquefois, elles deviennent cartilagineuses et présentent même des plaques ossiformes. Leur
épaisseur et leur densité ne sont nullement en rapport
avec le volume de la tumeur.

D'après M. Cruveilhier, tous les kystes qui appartiennent
à l'acéphalocyste multiple ou sociale ne sont pas tapissés
d'une membrane acéphalocyste enveloppante, contenant
dans sa cavité toutes les acéphalocystes, et qu'on a appelé,
pour cette raison, *acéphalocyste mère*. Lorsque cette enveloppe manque, les acéphalocystes multiples sont en rapport
avec les parois du kyste, et il n'y a point de liquide intermédiaire entre les premières et le second. Les acéphalocystes
mères sont, en général, fort épaisses; leur tissu blanchâtre, pulpeux, se sépare facilement du kyste, et il offre,
d'ailleurs, les mêmes caractères que ceux des acéphalocystes ordinaires, caractères que nous allons bientôt étudier. La seule circonstance qui distingue de ces dernières
l'acéphalocyste mère est la présence de vessies sphéroï-
dales de divers volumes, qui naissent d'un point déterminé
de la poche et qui sont séparées par la moindre secousse.
Lorsqu'un travail morbide s'est emparé du kyste, la membrane acéphalocyste mère se détache et s'altère. Le nid
hydatique lui-même participe à cette altération, et l'on
trouve alors les petites vessies qui le constituent pleines de
pus et de matière plâtreuse altérée. Ces nids hydatiques
sont exclusivement propres aux acéphalocystes mères.

Le liquide contenu dans ces dernières est plus ou moins
abondant; sa quantité peut devenir énorme; les hydatides
y nagent. Il est, en général, transparent et limpide. A l'a-
nalyse chimique, on y a trouvé du soufre, une grande quantité d'hydrochlorate de soude, une très-faible proportion

d'hydrochlorate d'ammoniaque, une matière animale extrêmement soluble dans l'alcool, d'une odeur aromatique.

Les *hydatides* ou *acéphalocystes* consistent en vessies
élastiques, ayant la forme du sphéroïde le plus régulier
quand elles n'ont pas rencontré d'obstacle à leur développement, mais prenant, lorsqu'elles ont été comprimées,
des formes très-variées et quelquefois même très-irrégulières. Rarement elles sont d'un égal volume, et ce volume
offre toutes les variétés, depuis celui d'un grain de mil jusqu'à celui d'une grosse orange, de la tête d'un adulte et
même davantage. Cette inégalité semble indiquer qu'elles
appartiennent à plusieurs générations. Il est peu ordinaire
de rencontrer les acéphalocystes solitaires; dans ce cas,
leur capacité devient très-grande. Un même foie peut contenir un kyste à hydatide unique et d'autres kystes à
hydatides multiples. Des kystes n'en contiennent que deux,
trois, quatre; d'autres cent, deux cents, cinq cents; on en
a compté quelquefois plus de mille. Elles sont alors pres-
sées les unes contre les autres. Leur nombre est en raison
inverse de leur volume.

Les acéphalocystes sont à peine un peu plus denses que
le liquide dans lequel elles flottent et que l'eau ordinaire.
Quand on les comprime, elles s'aplatissent dans le sens de
la compression pour reprendre incontinent leur forme
sphérique. Mollement projetées sur un plan solide, elles
rebondissent un peu ou se rompent. Leurs parois sont
transparentes; elles offrent une teinte blanche, opaline,
bleuâtre ou ambrée; quelquefois cette teinte est jaunâtre
ou rougeâtre, ce qui est dû à la nature accidentelle du liquide qu'elles contiennent. On voit çà et là, groupés sur
une partie limitée de leur surface, de petits points blancs
que nous verrons exister à l'intérieur. On y a trouvé,
comme dans les kystes, de petites incrustations biliaires.

Si l'on fait une ponction à l'acéphalocyste, son liquide

s'échappe par un jet assez fort et continu. L'enveloppe revient sur elle-même, si bien que la poche vidée ne présente pas le tiers de la capacité qu'elle avait d'abord ; ses parois ont doublé ou triplé d'épaisseur par le retrait qu'elles ont éprouvé. Quelque transparente qu'elle ait été d'abord, la membrane devient demi-opaque.

La surface externe est lisse, contiguë, mais sans être adhérente soit aux autres acéphalocystes, soit aux parois du kyste ou de l'hydatide mère. La surface interne est également unie ; on y remarque les petits points blancs, déjà vus par transparence à la surface externe, et que le microscope a démontré n'être autre chose que des groupes d'échinocoques ; ils sont adhérents à la pellicule interne, mais ils s'en détachent facilement par la moindre percussion.

La membrane des acéphalocystes est pulpeuse, facile à déchirer ; elle est tremblotante, extensible et élastique ; pressée entre les doigts, elle se morcelle à la manière du blanc d'œuf coagulé. Vue au microscope, elle est d'une structure homogène, finement granuleuse, sans analogue dans l'économie. Elle est composée de quatre ou cinq feuillets d'inégale épaisseur et dépourvus de vaisseaux sanguins. Mise dans l'alcool, elle s'épaissit et se rétracte ; mais replacée dans l'eau, elle reprend son volume primitif. Elle paraît albuminiforme, composée d'une substance qui a quelque analogie avec le mucus, mais qui en diffère par son insolubilité dans les alcalis, par son défaut d'action sur l'acétate de plomb, par sa grande solubilité dans les acides hydrochlorique, sulfurique et nitrique concentrés, sans dégagement de gaz, et parce que l'eau lui rend, quand elle est desséchée, les propriétés physiques qu'elle possédait, caractères qui peuvent faire considérer ce produit pathologique comme une substance particulière ; on y a constaté du chlorure de soude, de chaux et d'alumine.

Le *liquide* contenu *dans les hydatides* est très-limpide; une partie s'évapore dès que ces vessies sont exposées à l'air. Au microscope, il présente de nombreux globules transparents, de diverses grosseurs, qui sont les ovules des échinocoques. Ce liquide ne se coagule que faiblement par l'alcool, la chaleur et les acides minéraux ; il contient de l'albumine, une matière grasse, du chlorure et du lactate de soude, du phosphate de soude et de chaux. Quand il commence à se putréfier, on y trouve, au microscope, outre les corps globuleux, une foule d'animalcules d'une forme ronde un peu allongée, remarquables par la rapidité de leurs mouvements.

Les *échinocoques* sont les petits corps blancs qui ont été indiqués à la surface interne de l'hydatide. Chacun de ces corps est formé par un groupe d'entozoaires microscopiques, dont le nombre ne s'élève jamais, pour chaque groupe, au-dessus de quinze ou vingt, et descend quelquefois à cinq ou six. Il y a cependant beaucoup d'échinocoques qui sont isolés. Tous sont appliqués sans adhérence contre les parois de l'hydatide, et ils se détachent facilement sous forme d'une poussière blanche très-fine. Voici leurs caractères microscopiques : ovoïdes ou pyriformes, longs de 4 à 5 dixièmes de millimètre à 1 millimètre, étranglés à leur partie moyenne ; la partie postérieure est la partie caudale; la vessie antérieure, la tête : tête rétractile, armée d'une double couronne de crochets radiés et pourvue de quatre ventouses ou suçoirs; point de bouche ; ni viscères, ni œufs. Tous ont la même structure. Les hydatides, à leurs diverses périodes de développement, renferment des échinocoques; il y en a dans les stériles comme dans les prolifères. Les naturalistes ne considèrent les membranes de l'acéphalocyste que comme le support et la matrice des échinocoques; ils croient que celles-ci se forment par gemmation à la surface interne des petites vessies.

Le plus ordinairement, on rencontre, dans la même poche, des hydatides intactes à liquide parfaitement limpide, et des hydatides flétries, vides, altérées, desséchées, qui ont évidemment perdu leur vitalité. Quelquefois, le kyste contient un liquide purulent ou une matière jaunâtre, pultacée, comme sébacée, dont l'épaisseur va toujours en augmentant. Au milieu de cette altération, on ne retrouve plus les échinocoques. Les hydatides se plissent, se roulent, se tassent les unes contre les autres, et le kyste revient sur lui-même. D'autres fois, elles se changent en une gelée épaisse et visqueuse, semblable à du suif fondu ou à des tubercules ramollis. Cette dégénération s'imprègne elle-même d'une matière crétacée, composée de carbonate et de phosphate de chaux. Une inflammation franche s'empare quelquefois des kystes, et une abondante sécrétion de pus s'y forme.

La tumeur hydatique va toujours en s'accroissant, et, suivant sa position, elle se porte vers les divers organes. Lorsqu'elle est située à la partie inférieure du foie, elle refoule l'estomac, le duodénum, le colon. Si son siége est à la partie supérieure de la glande, elle se développe vers le diaphragme, le soulève, ainsi que le poumon droit ; mais quand elle émerge vers la partie antérieure, elle vient faire saillie à la paroi de l'abdomen. Quel que soit le sens dans lequel elle se dirige, elle peut rester longtemps en rapport de simple contiguïté avec les organes refoulés sans contracter aucune adhérence ; mais, dans quelques cas, soit par l'action irritante que sa pression exerce sur le péritoine pariétal de ces organes, soit par l'effet d'un travail inflammatoire intérieur, il arrive que des adhérences s'établissent entre eux et le kyste. Le refoulement du diaphragme par la tumeur peut déterminer aussi l'adhérence des deux feuillets de la plèvre, à la base du poumon droit.

Plus la tumeur prend de volume, plus les adhérences tendent à se produire, l'irritation étant plus forte. On a vu cette tumeur s'élever dans la poitrine et soulever le diaphragme jusque vers les premières côtes et les clavicules, en annihilant entièrement le poumon droit et en déjetant le cœur à gauche. Les côtes, en même temps, comme les diverses espèces d'intumescences du foie, se trouvent portées en dehors et rapprochées les unes des autres. Le kyste, de plus, se met en contact avec tous les organes abdominaux et les déprime dans tous les sens au point de les atrophier. La résistance étant moindre vers les parois abdominales, c'est, en général, de ce côté que se porte le kyste quand il acquiert un grand accroissement.

La substance hépatique qui avoisine ces tumeurs est de plus en plus comprimée par leurs progrès. Elle s'hypertrophie, dans quelques cas, par une sorte de réaction; mais le plus souvent, au contraire, elle s'atrophie et semble être absorbée graduellement. Un lobe entier peut être remplacé par un kyste, autour duquel il ne reste plus qu'une couche de parenchyme de quelques lignes d'épaisseur. La couleur naturelle de ce parenchyme est d'autant plus altérée, que sa compression est plus considérable ; sa teinte fauve disparaît. Les granulations sont envahies par du tissu fibreux. Les gros vaisseaux sanguins du foie, ainsi que les conduits biliaires, sont affaissés et oblitérés. La vésicule elle-même est déformée, et, dans quelques cas, on en trouve à peine la trace.

Causes. — La cause première des tumeurs hydatiques, l'introduction d'un germe dans l'économie a lieu, selon toute apparence, au moyen des aliments. Les suçoirs et les crochets qu'on découvre dans les échinocoques ont fait rapprocher ces vers des tænias et admettre un mode ana-

logue d'évolution quand ils ont trouvé des circonstances
favorables. Chaque embryon, n'ayant que la grosseur d'un
globule du sang, peut être charrié avec ce liquide dans les
diverses parties du corps, et même de la mère au fœtus
par les vaisseaux ombilicaux. Au moyen des crochets, il
prend un point d'appui dans les tissus pour se porter en
avant : de sorte que, quand il n'y a pas de cordon ombilical, comme chez les oiseaux, on comprend qu'il peut encore envahir l'ovaire et le vitellus.

D'après ce qui vient d'être dit, nous n'avons plus qu'à
examiner les circonstances générales qui favorisent l'évolution de l'échinocoque. Il faut bien que le foie reçoive
de sa structure et de ses fonctions une disposition toute
spéciale au développement des tumeurs hydatiques, puisque, de tous les organes, il est celui qui en est le plus fréquemment le siége, et que ces tumeurs s'y montrent même
aussi souvent, si ce n'est plus, que dans tous les autres
pris ensemble. Aboutissant, en effet, au système veineux
digestif, il reçoit avec le sang et retient des matériaux mal
élaborés, des molécules non assimilables, lesquels peuvent contenir les germes en question et peut-être les faire
éclore. Comme on a trouvé quelquefois des hydatides dans
les conduits biliaires, on a supposé que ces germes ou
embryons pouvaient s'introduire par cette voie.

On a rencontré des kystes acéphalocystes dans le foie
des enfants ; mais c'est principalement dans l'âge adulte
que leur manifestation est commune ; ils sont assez rares
dans la vieillesse. Le sexe ne paraît pas avoir sur leur développement une influence bien marquée ; il en est de même
du tempérament. Des auteurs pensent qu'une nourriture
végétale trop abondante prédispose à cette affection, parce
que certains animaux herbivores sont très-sujets aux kystes ; et il paraît vrai qu'on a pu, en effet, les développer
expérimentalement par une mauvaise nourriture et un air

continuellement humide. On observe plus fréquemment les tumeurs hydatiques dans les climats froids et brumeux. C'est à tort qu'on a avancé que les bouchers y étaient plus exposés que les individus des autres professions, car les relevés de nombreuses observations montrent chez les malades les professions les plus diverses. Les violences extérieures, qui ont été données comme des causes prédisposantes, ne peuvent plus être invoquées.

Symptômes. — Les symptômes par lesquels se manifestent les tumeurs hydatiques sont de deux ordres. Les uns résultent du changement survenu dans l'organe hépatique; les autres dépendent des troubles fonctionnels.

Les symptômes du premier ordre sont appréciables par la palpation, la percussion et quelquefois par l'inspection seule de l'abdomen. Si le kyste se développe au centre ou vers la partie postérieure du foie, aucune saillie ne se manifeste à l'extérieur tant qu'il n'a pas un certain volume; mais lorsque la tumeur est située vers la partie antérieure et même à la face concave, elle se porte, à mesure qu'elle se développe, vers les parois abdominales , sens dans lequel elle ne trouve que peu de résistance. La palpation la reconnaît alors, tantôt à l'épigastre, tantôt à l'hypochondre droit. La forme de la tumeur se montre rarement la même; quelquefois, elle est sphéroïdale, unie et simulant la surface du foie; d'autres fois, elle est inégale et bosselée. Cette tumeur peut paraître bosselée, sans qu'elle le soit elle-même, en raison de l'épaisseur inégale des divers points de la couche de tissu hépatique qui entoure le kyste, ou de la coexistence de plusieurs tumeurs rapprochées les unes des autres. Quand elle occupe l'épigastre, il est possible que la ligne blanche, en déprimant la partie moyenne, la fasse paraître bilobée. La tumeur, ordinairement circonscrite, n'a pas, dans quelques cas, de limites précises. Habituellement, elle est dure, rénitente, très-élastique;

parfois, cependant, les parois sont tellement tendues, qu'on pourrait croire à l'existence d'une tumeur solide. Toutefois, lorsque le kyste est placé de manière à être soumis à l'exploration facile du palper, on y découvre une sensation de fluctuation ; celle-ci peut être perçue quoique la tumeur ne soit pas en contact immédiat avec les parois abdominales, et même lorsqu'elle est recouverte par une couche de parenchyme hépatique d'une certaine épaisseur ; mais, dans le cas où la tumeur a acquis un grand volume, dans ceux surtout où elle occupe l'épigastre, l'hypochondre et le flanc droits, et à plus forte raison, presque tout l'abdomen, ainsi qu'on l'a vu, ce signe est très-facile à constater.

La percussion peut faire reconnaître un son particulier, appelé *humorique*, et qui est différent de celui du parenchyme hépatique. Ce son spécial peut servir à déterminer la véritable nature de la tumeur.

On a cru pouvoir tirer parti du ballottement pour obtenir un nouveau signe diagnostique ; mais ce n'est que dans des cas particuliers et dans lesquels la tumeur serait, en quelque sorte, séparée du foie, que ce mouvement d'ensemble pourrait être obtenu. Outre la fluctuation et le bruit humorique, la percussion fait quelquefois percevoir des sensations toutes particulières et qui indiquent d'une manière certaine la présence des hydatides. En percutant, d'une manière médiate ou immédiate, des tumeurs contenant plusieurs hydatides, on perçoit, par l'application des doigts, un frémissement, un tremblement, une sorte de vibration, d'oscillation, de résistance élastique, de frôlement. Lorsqu'on applique le stéthoscope en même temps qu'on pratique la percussion, l'oreille peut percevoir des sensations analogues à celles du toucher. Aucune autre tumeur n'offrant un phénomène de ce genre, on ne peut rapporter cet effet qu'aux hydatides ; celles-ci paraissent, par la percussion, éprouver entre elles une collision ; il serait possible aussi que la sensation tînt au mouvement des vessies dans le liquide où elles nagent, ou à leur choc contre les parois du kyste.

Enfin, lorsque la tumeur soulève les parois abdominales, la vue, à la première inspection, peut en être frappée; mais, comme on le comprend, ce n'est là qu'une indication générale et vague, qui a besoin des signes déjà énumérés pour reconnaître la nature de la maladie.

Les symptômes relatifs aux troubles fonctionnels dépendent de l'innervation, de la sécrétion biliaire, des fonctions digestives, de la nutrition, de la respiration et de la circulation.

Quoique les kystes hydatiques, à leur apparition dans le foie, ne déterminent pour l'ordinaire aucun symptôme, il est, cependant, quelques individus, des enfants surtout, tellement impressionnables, qu'ils reconnaissent dès les premiers moments qu'il se passe en eux quelque chose d'extraordinaire ; il peut en résulter des troubles divers. J'ai sous les yeux une observation où il est question de vomissements nerveux : c'est là une exception rare. Ce n'est que quand ces kystes sont arrivés à un certain développement qu'ils manifestent leur présence par un sentiment de gêne, d'embarras, de pesanteur dans l'hypochondre droit et dans l'épigastre, sentiment qui paraît résulter uniquement de la distension mécanique du parenchyme. Il arrive même que les malades n'éprouvent absolument aucun symptôme, et que ce n'est que par hasard, en portant la main sur l'abdomen, qu'ils s'aperçoivent d'une tuméfaction insolite. Cependant, avec les progrès de la maladie, le sentiment pénible augmente, et la douleur, quoique sourde et profonde, attire leur attention. Cette douleur peut devenir plus prononcée et plus continue, s'irradier aux parties voisines et se faire même sentir jusque dans l'épaule droite. Elle augmente par les grands mouvements respiratoires ; les efforts pour tousser et cracher sont quelquefois arrêtés par la sensibilité vive qui en résulte. Rarement la pression augmente cette douleur. La position que le malade recherche quand il est couché est en rapport avec le siége de la tumeur : si elle est dans le lobe droit, il se couche plutôt sur ce côté que sur le gauche. Dans quelques cas, la douleur est plus prononcée la nuit que le jour, ce qui peut tenir à ce que, dans la position horizontale du corps, l'action du diaphragme dans la respiration est plus difficile que dans la station verticale. Lorsque le kyste a pris une grande extension, le malade ressent une douleur constante, résultat non-seulement de la pression exercée sur le foie, mais aussi sur les organes voisins. L'irritation que produit cette pression fait quelquefois contracter synergiquement la paroi abdominale dans la partie qui correspond à la tumeur. On n'observe pas de trouble spécial dans les centres nerveux.

La sécrétion biliaire n'est troublée qu'autant que la tumeur prend un grand volume. L'ictère est rare. Il se montre quelquefois dès le début, mais n'est alors que passager ; lorsqu'il vient graduellement dans le cours de la maladie, il dure jusqu'à la fin parce qu'il tient à une compression des vaisseaux biliaires. On ne confondra pas avec l'ictère le teint pâle, d'un blanc jaunâtre, qui tient à l'anémie et au dépérissement, et qu'on remarque plus fréquemment que l'ictère lui-même.

La tumeur hydatique, en se développant, altère presque toujours les fonctions digestives. Leur trouble est variable, soit pour l'époque du début des accidents qui l'annoncent, soit par leur durée, leur intensité, ou enfin par leur nature. Dans la plupart des cas, ce dérangement se borne à un peu de lenteur et de difficulté dans les digestions, à une constipation habituelle ; quelquefois il s'y joint des vomissements bilieux et de la diarrhée. Plus tard, le malade perd l'appétit et ne digère que très-difficilement. Dans quelques cas rares, l'examen des matières vomies ou rendues par l'anus a fourni un symptôme d'une très-grande valeur: c'est lorsque le kyste s'ouvre et se vide dans l'estomac, dans le duodénum ou dans le colon ; les hydatides, comme on le verra à l'article *Terminaisons*, sont alors rendues à l'extérieur et peuvent être reconnues, même au milieu des selles, dans un état plus ou moins complet d'intégrité. Les troubles dans les fonctions digestives en amènent dans la nutrition ; on remarque l'amaigrissement, l'anémie et le marasme.

Pendant assez longtemps, la respiration n'est que très-peu gênée, ou il n'y a quelquefois qu'une sorte de dyspnée sympathique. La gêne s'augmente en raison du développement de la tumeur ; elle se manifeste surtout dans le décubitus horizontal : aussi les malades ont-ils soin de se faire relever la tête et les épaules. Lorsque la tumeur remonte vers la quatrième, troisième et même la deuxième côte, ils sont souvent menacés de suffocation. On a vu la perforation se faire, après des adhérences préliminaires, dans la plèvre ou dans les bronches, et des hydatides être projetées au dehors par cette voie. — Les troubles de la circulation sont en rapport non-seulement avec la maladie elle-même, mais encore avec les accidents qui la compliquent et les changements qu'elle subit dans ses progrès les plus avancés. En même temps que le kyste soulève le poumon droit, il déjette le cœur à gauche. On a vu des flux sanguins dans les voies digestives survenir par suite de la gêne du sang dans le système veineux abdominal. En général, il ne survient de fièvre qu'autant qu'il se manifeste une complication inflammatoire. L'ascite est rare et ne se développe que lorsque le kyste comprime la veine porte.

La marche de l'affection kysto-hydatique est essentiellement chronique. Sa durée varie infiniment : elle peut n'ê-

tre que de quelques mois; d'autres fois, de plusieurs années; on l'a vue même de six à huit années. Cette durée
peut se diviser en deux parties : une généralement plus
longue, datant du début jusqu'au moment où des accidents
se manifestent; l'autre moins longue, de ce moment à la
mort ou à la guérison.

Dans son cours, l'affection kysto-hydatique peut se
compliquer d'accidents divers. Nous ne devons considérer
comme complications que celles qui surviennent sous l'influence du développement de la tumeur ou des tumeurs :
ainsi, des altérations étendues et profondes du foie, comme
l'hépatite et les lésions des conduits biliaires, la désorganisation du parenchyme par suite de sa compression, la
péritonite et la pleurésie droite résultant de l'irritation
que détermine l'accroissement de la tumeur, l'inflammation des organes digestifs et respiratoires, la coïncidence
d'une ou plusieurs autres tumeurs hydatiques dans d'autres
organes. La tumeur hydatique peut elle-même être modifiée par une complication née sous son influence.

Terminaisons. — L'examen des diverses terminaisons
de la maladie offre un grand intérêt. Lorsqu'elle est abandonnée à elle-même ou combattue par un traitement simplement palliatif, le kyste continue généralement de faire
des progrès et finit par amener la mort, en raison de la
gêne toute mécanique qu'il apporte aux fonctions du foie
et des organes qui l'avoisinent. Cependant, il est des cas,
bien rares il est vrai, où l'on a pu constater des guérisons,
soit spontanées, soit provoquées par l'art : l'eau du kyste,
comme on l'a vu aux *Altérations*, a été complétement absorbée; l'eau des hydatides a disparu également; celles-
ci, appliquées les unes contre les autres d'une manière
très-serrée, sont desséchées, et, malgré leur nombre très-
considérable, sont contenues dans un petit kyste fibreux à
parois très-dures; ce kyste est l'ancienne poche revenue

sur elle-même. Nous ne connaissons pas bien encore la marche de ces affections ; il ne serait pas impossible qu'elles eussent des phases déterminées dans leur vie et leur destruction, comme dans leur évolution. Le kyste, dans quelques cas bien rares encore, arrivé à un certain point, peut rester stationnaire.

La poche hydatique, par suite de ses progrès, peut s'ouvrir spontanément, au moyen d'une fissure, soit dans un organe intérieur, soit par les parois abdominales. Mais la terminaison la plus fréquente, et que l'on peut considérer comme une complication, est la formation de pus à l'intérieur du kyste. Lorsque ce pus, d'abord assez clair et granuleux, commence à se former, il se manifeste des symptômes inflammatoires plus ou moins intenses, et ces symptômes se continuent à mesure que la sécrétion purulente augmente et devient plus consistante. Une douleur vive se manifeste dans la région du foie et un appareil fébrile se développe. Si l'accumulation purulente ne trouve pas à se faire jour au dehors, le malade épuise ses forces et finit par succomber. Le travail inflammatoire qui s'établit dans les kystes tend le plus ordinairement, comme nous l'avons montré pour les abcès, à porter le pus vers la surface du foie et à l'éliminer de l'économie. L'ouverture alors peut avoir lieu dans une cavité sans communication extérieure, comme le péritoine et la plèvre, ou dans un organe qui communique au dehors, comme les bronches et le canal digestif. Cette ouverture peut aussi s'opérer par les parois abdominales ; l'inflammation vient à bout de vaincre l'épaisseur et la résistance de la peau.

Que l'ouverture arrive par suite d'inflammation, d'ulcération, ou par la formation de fissures résultant de l'extrême distension, c'est dans le péritoine qu'elle a le plus souvent lieu. Elle est, dans quelques cas, l'effet d'un effort, d'un coup ou d'une chute. On soupçonnera cette rupture, si tout à coup la tumeur s'affaisse et si le ventre se tuméfie. Bientôt le liquide et les hydatides, et surtout le pus, déterminent une péritonite subaiguë, qui enlève le malade en peu de temps; dans quelques cas, cependant, la péritonite ne prend qu'une marche chronique.

Bien que le plus souvent il se forme, par les progrès du kyste, des adhérences entre les deux feuillets de la plèvre à la base du poumon droit, il peut cependant arriver qu'elles n'existent pas et que le liquide s'épanche dans cette cavité séreuse. Le malade meurt alors, plus ou moins rapidement suffoqué, par la compression exercée sur le poumon. Si l'épanchement ne s'opérait que lentement, il pourrait être supporté et il serait même possible d'en tenter l'évacuation au moyen de l'empyème. — On a publié récemment un cas où le kyste s'était ouvert dans la veine cave; la mort, comme on doit bien le penser, en avait été rapidement la conséquence.

Les hydatides, dans quelques cas, se sont évacuées par les bronches; elles traversent, pour cela, une ouverture qui s'est formée au travers des deux feuillets péritonéaux, du diaphragme, des deux feuillets de la plèvre et du parenchyme pulmonaire, toutes ces parties ayant contracté entre elles des adhérences. Les malades rejettent une grande quantité de sérosité et des acéphalocystes ordinairement crevées. On a vu ces évacuations durer plusieurs mois et la guérison finir par avoir lieu; mais, le plus souvent, les malades succombent, soit par suite d'une inflammation pulmonaire qui résulte de cette rupture, soit parce que, les hydatides n'étant pas rejetées en totalité, le kyste ne se contracte pas, reste en contact avec l'air extérieur et devient le siége d'une suppuration prolongée et de mauvaise nature. Ce qui a été dit des abcès du foie ouverts dans les bronches s'applique tout à fait aux kystes hydatiques primitivement suppurés qui s'évacuent par cette voie.

L'ouverture des tumeurs hydatiques dans le canal intestinal n'est pas très-rare. Des adhérences se sont préalablement établies entre le foie et la partie correspondante de ce canal. Si c'est avec l'estomac que la communication a lieu, les malades vomissent, avec la sérosité simple ou purulente, des acéphalocystes plus ou moins altérées. Les kystes du lobe gauche ont plus de tendance à s'ouvrir dans ce viscère. Si l'évacuation de la tumeur s'opère dans le duodénum ou le colon, les hydatides et l'humeur dans laquelle elles flottent sont expulsées par l'anus. Ces vessies peuvent être rendues entières et quelquefois pendant assez longtemps. Cette circonstance a même donné lieu à d'étranges suppositions, et tous les médecins connaissent le bruit populaire qui s'était répandu, qu'une femme atteinte de cette maladie pondait des œufs. C'est quelquefois par une rupture dans les voies biliaires que les hydatides et leur liquide, ou le pus qui se forme dans le kyste, arrivent dans le canal digestif. L'élimination par ce canal est loin d'être sans danger. Il en résulte souvent une phlegmasie de la membrane muqueuse intestinale, et, d'autre part, le kyste se vidant difficilement en entier par l'ouverture qui est trop étroite, de l'air y entre et une inflammation s'y développe, si déjà ce n'est pas elle qui a donné lieu à la rupture. Il s'opère, malgré ces circonstances, quelques guérisons, mais le plus souvent le malade est épuisé et finit par être entraîné au tombeau.

L'issue la plus heureuse est, sans contredit, celle qui se produit par les parois abdominales. Elle peut avoir lieu spontanément par les seuls progrès de la tumeur et sans qu'il se forme de suppuration; la pression continue et progressive amène des adhérences, amincit la peau et finit par l'ouvrir. On a vu, dans ces cas, le liquide et les

hydatides être lancés au loin par l'élasticité du kyste. Les
vessies, pour sortir, s'allongent et reprennent ensuite leur
forme arrondie. La guérison peut sans doute avoir lieu de
cette manière, mais elle est longue à arriver ; il a fallu
même plusieurs années pour l'obtenir. Il est bien plus ordinaire que l'inflammation suppurative s'emparant du kyste
en porte le contenu au dehors. La tumeur, alors, devient
douloureuse, rouge, fait une saillie plus considérable, et
manifeste, en un mot, tous les symptômes des abcès du foie.
L'ouverture se fait d'elle-même ; le kyste se vide, suppure ;
la suppuration entraîne des lambeaux de sa paroi interne ;
la poche se contracte et finit par revenir sur elle-même.
Mais bien souvent, la longueur de la suppuration, l'intensité de l'inflammation et des complications diverses font
périr le malade. Nous verrons bientôt comment l'art peut
intervenir ; ce qui prouve l'utilité de son intervention, c'est
que bien souvent on peut prévenir ainsi une rupture interne, laquelle a quelquefois lieu en même temps que l'externe.

Traitement. — Nous arrivons au traitement des tumeurs
kysto-hydatiques. Autrefois, on était persuadé que cette
affection n'était nullement curable, et qu'il fallait abandonner les malades à leur triste sort. On se bornait à écarter
les causes de violence extérieure, à se garder de tout écart
de régime, afin d'éviter la moindre complication inflammatoire. Dans les cas où il se manifestait une grande oppression, on conseillait une légère émission sanguine, soit
par la saignée du bras, soit par une application de sangsues
au siége.

Souvent, cependant, on essayait quelques moyens the-
rapeutiques à l'intérieur et à l'extérieur. Les premiers consistaient en fondants, savon médicinal, extraits de ciguë,
de saponaire, toniques amers, huile essentielle de térébenthine, sels neutres purgatifs, préparations d'iode, calomel,

opium et jalap, ces derniers réunis, etc. Comme on attribuait au mercure une vertu vermicide, quelques médecins ont employé ce médicament à haute dose et jusqu'à la salivation. On a cru qu'on pouvait lui attribuer l'altération des hydatides, l'absorption de leur liquide et le racornissement du kyste. La chose, sans être prouvée, n'est pas assurément impossible. Les moyens externes étaient des emplâtres fondants de diverses natures, et des frictions avec la pommade mercurielle. On y ajoutait quelquefois l'application des vésicatoires, des cautères et des moxas.

Quelques faits encourageants se sont de temps en temps produits : ainsi, l'application d'un certain nombre de cautères a fait diminuer la tumeur, et a fini par la ramener sur elle-même. On a vu le même résultat être obtenu par des ponctions successives avec un petit trocart, qu'on laissait en place pendant deux heures pour produire des adhérences propres à empêcher l'épanchement, et qu'on retirait ensuite pour évacuer une partie du liquide. Mais ces moyens n'étant qu'exceptionnellement suivis de succès, on a dû en chercher de plus efficaces. Ceux que nous allons exposer, sans être exempts de revers, offrent au moins plus de chances d'amener la guérison. Nous devons dire ici qu'on les doit en grande partie au génie inventif et à la grande hardiesse de Récamier.

Ces procédés ayant pour but de vider le kyste de la sérosité et des hydatides qui y sont renfermées, ne peuvent être mis en pratique que dans certaines conditions. La tumeur doit être assez superficiellement placée ; son volume ne sera pas trop considérable, afin d'éviter une trop grande surface de suppuration ; la santé générale n'aura pas une trop profonde altération, car il faut que le malade puisse supporter les suites toujours affaiblissantes de l'opération. Comme on peut douter, dans quelques cas, qu'on ait affaire à un liquide ; comme aussi on a intérêt à s'assurer de la nature de ce liquide, on a imaginé d'explorer la tumeur avec un trocart extrêmement fin, dit trocart capillaire : la gouttelette de liquide qui s'en échappe suffit pour mettre sur la voie. Dans le cas où cette gouttelette ne se présente pas, une ventouse placée sur l'extrémité du trocart peut la faire paraître.

Mais, pour évacuer le contenu du kyste, il fallait déterminer des adhérences qui maintinssent les deux feuillets péritonéaux en contact, de manière à empêcher l'épanchement dans le péritoine. Pour cela, plusieurs moyens sont employés. Dans les cas où l'on peut craindre qu'un épanchement ne se fasse à l'intérieur, il faut se servir du plus expéditif. On incise les couches successives qui constituent les parois abdominales, y compris le péritoine ; à mesure qu'on avance, on absorbe le sang avec une éponge pour qu'il ne pénètre pas dans la cavité, et l'on tient les bords écartés par un peu de charpie afin qu'ils contractent adhérence sans se réunir. Quelquefois, la sérosité ou le liquide purulent se font jour d'eux-mêmes ; mais si cela n'a pas lieu, on peut, au bout de vingt-quatre ou trente-six heures, plonger un bistouri dans le kyste pour l'évacuer, car l'adhérence a eu le temps de s'établir.

S'il n'y a pas urgence d'opérer, il vaut mieux employer les caustiques : on fait une première application de potasse ; au bout de vingt-quatre heures, on incise l'escarre, et, au fond, on place un autre morceau de potasse ; on incise encore et l'on continue de la sorte jusqu'à ce qu'on ait ouvert le kyste. De cette manière, on est sûr de déterminer des adhérences. Il est quelquefois nécessaire de terminer l'opération avec l'instrument, ce qui ne produit pas de douleur, car il n'a à traverser qu'une partie mortifiée. Sept à huit jours au moins sont nécessaires pour arriver jusqu'au kyste.

Quel que soit le procédé qu'on mette en pratique, il ne

faut vider le kyste qu'en plusieurs fois, pour que les organes
qui ont été refoulés puissent revenir, graduellement et sans
trouble, à leur ancienne place, et de peur que l'air ne s'in-
troduise et ne détermine une suppuration de mauvaise
nature, d'où pourraient résulter la fièvre et le dévoiement;
du reste, le moyen d'empêcher l'introduction de l'air est de
tenir le kyste toujours rempli d'un liquide qu'on renouvelle
plusieurs fois le jour et dont on empêche l'écoulement au
dehors par un bouchon d'éponge ou de charpie. Si le kyste
est enflammé, on se sert d'une décoction d'orge ou de
racine de guimauve ; si l'on veut opérer la résolution de
l'inflammation, on peut employer une eau légèrement sa-
lée; veut-on soutenir les forces du malade ? on préférera
une décoction de quinquina ; et, enfin, pour combattre une
mauvaise odeur, ce sera au chlorure de sodium qu'on aura
recours. Le liquide injecté, en pénétrant dans toutes les
sinuosités, déterge le kyste ; celui-ci va rapidement en se
rétrécissant, et chaque jour la quantité de liquide à introduire est moins considérable. Une compression méthodique
peut contribuer à faire revenir le kyste sur lui-même. A la
fin, la fistule se ferme quelquefois sans qu'il soit besoin
d'employer la cautérisation ; habituellement, il faut un
temps très-long pour arriver à son occlusion définitive.
Une circonstance très-favorable pour amener ce résultat
serait une grossesse : un exemple de ce genre a été récemment rapporté par M. Laforgue, de Toulouse.

Il est des cas où la tumeur ne s'affaisse pas après qu'on
a vidé le kyste ; on peut alors soupçonner qu'il en existe
un autre ou même plusieurs autres. On a quelquefois réussi,
avec la sonde, le trocart, le bistouri ou même le doigt,
à vider cette autre collection dans la première. Dans ces
manœuvres, on doit agir avec les plus grandes précautions,
car on peut avoir affaire à des malades d'une susceptibilité extrême et chez lesquels on pourrait produire une

péritonite ou même des convulsions, ainsi que cela s'est vu.

Aujourd'hui, les injections iodées sont en grande faveur pour le traitement de tous les kystes, et l'on en obtient de remarquables succès. Après l'évacuation du contenu, on fait une injection composée comme il suit : Eau et teinture d'iode, de chacune 50 grammes ; iodure de potassium, 2 grammes. Au moyen d'une grosse canule en gomme élastique, on porte cette composition au fond de la poche ; elle ne produit pas ordinairement de douleur. Après cinq minutes, on la laisse écouler et on la remplace par un liquide émollient que l'on retient par un bouchon de charpie. Si le pus ne se tarit pas, on recommence l'injection iodée. Lorsque des frissons semblent annoncer une nouvelle inflammation dans la poche, on peut empêcher son développement par une autre injection semblable.

On a cherché, dans ces derniers temps, à combiner le procédé des ponctions successives avec celui des injections iodées ; on a pour but de vider le kyste et d'y déterminer une inflammation adhésive : à cet effet, le trocart est laissé en place pendant deux heures, afin de ne pas s'exposer à un épanchement péritonéal. On objecte qu'alors les hydatides ne peuvent s'échapper au dehors ; mais on suppose qu'elles meurent, se condensent et se dessèchent, et que la guérison survient comme nous l'avons déjà indiqué.

CHAPITRE VINGTIÈME.

DES MALADIES DES VAISSEAUX DU FOIE.

Si l'artère hépatique et ses divisions n'offrent que très-peu de lésions à étudier, il n'en est pas de même des vaisseaux veineux, dont la pathologie est du plus grand intérêt non-seulement quant aux altérations en elles-mêmes, mais surtout relativement aux conséquences graves qui en sont la suite. Nous terminerons ce chapitre en disant quelques mots des maladies du système lymphatique.

Altérations. — Nous avons à passer en revue les altérations de l'artère hépatique, celles du système veineux mésaraïque et de la veine porte, celles, enfin, des veines hépatiques et de la veine ombilicale.

1° *Artère hépatique.* Cette artère peut se dilater beaucoup. On lui a trouvé le volume du pouce au-dessus de la partie comprimée par des masses de diverses natures, développées dans le foie ; on a trouvé aussi de petits anévrismes de cette artère. Nous avons déjà mentionné, à propos des hémorrhagies du foie, une perforation de l'artère hépatique par suite d'une ulcération de l'estomac.

2° *Système veineux abdominal en général.* Lorsque ce système est atteint de phlegmasie, il offre des altérations dont les caractères nous paraissent devoir être énumérés d'abord d'une manière générale. Ces altérations consistent dans les changements qu'éprouvent le tissu des veines, le sang que ces vaisseaux contiennent, et dans les produits dont le travail phlegmasique provoque la sécrétion.

A l'état normal, les parois de ces veines sont blanchâtres; mais, chez quelques sujets où elles renferment du sang encore fluide, on remarque que, dans certains points, elles restent imbibées de sang, ce qui est déjà un commencement d'altération. De même que dans la phlébite ordinaire, il peut n'y avoir dans celle du système abdominal qu'une rougeur plus ou moins intense ou plus ou moins étendue, tantôt bornée à la tunique interne et due à son réseau vasculaire intérieur, tantôt envahissant les autres membranes lorsque la congestion sanguine est plus forte. Il existe alors un épaississement notable, soit de la tunique interne, soit des autres tuniques, ce qui les empêche de s'affaisser quand on les divise. On a observé le ramollissement et la friabilité de la membrane interne. Les parois de cette dernière deviennent quelquefois rugueuses. On y a constaté des ulcérations.

La phlegmasie entraîne ordinairement à sa suite la coagulation et la stagnation d'une certaine quantité de sang. Ce sang ne tarde pas alors à être modifié. Lorsque le caillot reste demi-fluide, il conserve sa coloration et adhère légèrement aux parois de la veine; et si l'inflammation n'a pas été trop forte, l'obstacle peut n'être que passager; le sang alors redevient liquide et rentre dans la circulation. Mais si l'inflammation a été intense, le caillot persiste, prend de la consistance, adhère plus intimement aux parois de la veine et peut l'oblitérer. La disposition du caillot varie : c'est tantôt une couche mince plus ou moins étendue, ou diverses couches diminuant graduellement le volume du vaisseau; tantôt c'est une masse, ne laissant sur le côté ou à son centre

qu'un très-petit passage au sang, ou même interceptant tout
à fait son cours. Ces concrétions sont d'autant plus consistantes qu'on les examine dans les couches les plus anciennes, c'est à-dire dans celles qui adhèrent aux parois de la
veine. Avec le temps, elles ont subi des changements : dé-
pouillées par l'absorption, d'abord de leur sérum, puis de
leur matière colorante, elles se sont durcies, sont devenues
jaunâtres, et ont pris adhérence par de véritable tissu cellulaire. Greffées sur des parties vivantes, elles finissent par
se pénétrer de vaisseaux et offrir des phénomènes d'organisation qui commencent par la couche la plus extérieure.

Les concrétions sanguines de ces veines peuvent subir
encore d'autres altérations. Elles s'infiltrent quelquefois
d'une matière jaune, dure, élastique ou friable, qui pénètre les parois vasculaires et forme même autour d'elles des
amas plus ou moins considérables. D'autres fois, le caillot
est converti en une masse pultacée, grisâtre, comme
boueuse. Cette altération, qui s'empare d'abord des couches centrales et s'étend ensuite aux superficielles, peut
déterminer une nouvelle inflammation des parois veineuses, et même des abcès autour de ces parois.

Divers autres produits morbides se rencontrent à l'intérieur de ces veines. On y trouve de fausses membranes plus
ou moins consistantes, adhérentes ou juxtaposées; du pus
s'y produit quelquefois : quand il ne s'en forme que très-
peu, il devient assez difficile d'en constater l'existence,
parce qu'il est entraîné par le mouvement de la circulation ;
mais il est des cas où sa quantité est considérable et au
point même de distendre les veines. Le pus est souvent
mêlé aux caillots ; quelquefois on en trouve au centre de
ceux-ci ; on l'a vu perforer des veines devenues fragiles et
s'épancher autour d'elles. L'inflammation et la suppuration
peuvent s'établir en même temps à l'extérieur des parois
veineuses. Le pus devient quelquefois concret. Il est sus-

ceptible de dégénérer en une matière de couleur lie de vin, sanieuse, fétide. Sous ce pus, la membrane interne des veines est d'un rouge vif et quelquefois très-violacé ; parfois aussi, elle est grisâtre et terne. Des ossifications ont été constatées entre les membranes interne et moyenne de la veine porte.

D'autres organes peuvent être affectés en même temps que les veines du système abdominal. Au premier rang il faut placer le foie, dont les principales lésions sont une augmentation de volume, le ramollissement et des abcès. La rate est plus rarement malade ; on a trouvé aussi quelques altérations dans les reins, les mésentères, etc.

Bien que plusieurs des parties qui composent le système veineux abdominal puissent être atteintes simultanément et de la même manière, cependant les altérations qui en sont la suite se présentent avec des différences assez grandes pour qu'il soit nécessaire de les décrire séparément.

3° *Inflammation des veines dont la réunion forme la veine porte.* Cette inflammation n'a pas été observée un très-grand nombre de fois. Elle a été vue dans toutes les veines, et on a trouvé quelquefois en même temps une vive injection de la membrane muqueuse de l'iléon et du cœcum. On y a constaté du pus grumeleux, d'un blanc sale, verdâtre ou lie de vin ; mais plus fréquemment on y a rencontré des caillots sanguins ayant divers degrés d'ancienneté et obstruant plus ou moins complétement les veines mésentériques. Au-dessous de ces obstructions les veines prenaient un volume plus considérable, quoique la circulation se rétablisse facilement au moyen des anastomoses. Dans quelques cas, les veines rectales étaient énormément dilatées et variqueuses. La veine splénique faisant partie des veines qui contribuent à la formation de la veine porte, nous devons mentionner qu'elle est quelquefois le siége d'altérations semblables ; la rate se gonfle quand cette veine est obstruée.

4° *Inflammation du tronc et des divisions de la veine porte.* On a recueilli un bien plus grand nombre d'observations sur la phlegmasie du tronc et des divisions de la veine porte. On y trouve des rougeurs, des ramollissements de la membrane interne, du pus de qualités variables. Ce pus est quelquefois en assez grande abondance pour intercepter le cours du sang, pour dilater les branches et les rameaux de la veine porte, de manière à former, çà et là, et en très grand nombre, des renflements plus ou moins considérables, parfois anfractueux, communiquant ensemble, et à faire croire à l'existence d'un grand nombre d'abcès dans le parenchyme hépatique lui-même. Par suite de son abondance ce pus peut être tellement poussé jusqu'aux dernières ramifications, que les granulations semblent converties en kystes purulents. Dans les points renflés, on trouve ordinairement, comme dans les abcès, de fausses membranes : elles sont minces, de consistance variable, faciles à enlever par lambeaux; elles n'existent pas partout. La véritable paroi de ces renflements est mince, transparente, et présente une foule d'anfractuosités. On a observé quelquefois l'inflammation dans le tissu extérieur à la veine ; une infiltration purulente y existait, et, dans un cas, on a rencontré un véritable foyer purulent, à parois denses, qui entourait le tronc et la veine porte.

Au lieu de pus, on a trouvé, plus souvent encore, dans la veine porte et dans ses divisions, des caillots sanguins plus ou moins nombreux et étendus. Ces concrétions n'occupaient tantôt qu'une partie du tronc ou des principales branches de la veine porte, tantôt elles oblitéraient ces vaisseaux et se prolongeaient au loin dans les branches gauche et droite. La disposition de ces caillots était très-variable : ils étaient quelquefois flottants et adhérents seulement par un de leurs côtés; d'autres fois, leur disposition était circulaire. Dans certains cas, ils formaient, dans une étendue plus ou moins considérable, et même jusqu'aux dernières ramifications, une couche mince et transparente. Dans d'autres cas, cette couche était épaisse, de sorte qu'il ne restait plus qu'un canal plus ou moins étroit par où passait le sang. Ce canal a été vu tantôt au centre ou à peu près, tantôt tout à fait sur le côté du vaisseau. Chez quelques sujets, l'obstruction paraissait au premier abord complète, mais le sang soulevait un côté du caillot et une petite quantité de ce liquide pouvait encore passer entre le caillot et la veine. Enfin, l'oblitération du tronc et des principales branches a été trouvée complète.

La disposition des concrétions sanguines, leurs couches plus ou moins anciennes, leur commencement d'organisation, les altérations variées, la substance jaune demifluide ou concrète, les masses dures, jaunes et élastiques, leur mode d'adhérence dont nous avons parlé dans la description générale, s'appliquent particulièrement au tronc de la veine porte et à ses principales divisions. On a vu, dans des cas rares, des lames osseuses, développées dans les parois veineuses, être l'origine de la formation des caillots et de leurs altérations.

Lorsque de telles obstructions existent dans les branches principales et surtout dans le tronc de la veine porte, qu'en résulte-t-il pour la circulation et comment celle-ci peut-elle se rétablir? Les veines se dilatent d'abord au-dessous de l'obstacle, par suite de l'accumulation du sang qui s'y forme. Bientôt et à mesure que l'obstacle se produit, des communications anastomotiques s'établissent plus grandement dans le système veineux abdominal, et entre celui-ci et le système général. Mais si le *tronc de la veine porte* est *fermé* complétement, on voit s'établir une circulation collatérale plus ou moins complète, en dehors de laquelle se trouve le foie. Le sang du système veineux abdominal, qui, auparavant, ne revenait au cœur qu'après avoir traversé l'organe hépatique, cheminant alors contre son cours habituel, passe dans le système veineux général. Dans les observations qui ont été recueillies avec soin, on a trouvé, en effet, toutes les veines mésaraïques très-dilatées; les veines capillaires de tout l'abdomen étaient généralement injectées, et au point que tous les viscères de cette cavité, surtout les intestins, en recevaient une teinte rougeâtre toute particulière ; les veines sous-péritonéales, sous-muqueuses, ordinairement non apparentes, l'étaient devenues ; d'autres veines, plus dilatées, sinueuses, soulevaient ces membranes. Des réseaux, formés surtout par les veines intercostales, diaphragmatiques, lombaires, étaient principalement chargés de ramener dans la veine cave tout le sang du système veineux abdominal.

Dans les cas où les branches d'un des lobes du foie seulement sont oblitérées, ce lobe diminue de volume, tandis que l'autre, au contraire, prend un grand accroissement. Les veines restées libres, parcourues alors par une plus forte quantité de sang, se dilatent considérablement, par suite des efforts que fait ce liquide pour rentrer dans la circulation générale. Dans un cas des plus singuliers que nous avons pu suivre avec attention, et dans lequel la *veine cave* était *en même temps oblitérée*, les branches de la veine porte, qui se répandaient dans le lobe gauche du foie, avaient triplé de volume. En suivant ces branches dilatées, on les voyait se terminer en un cul-de-sac d'où partaient un grand nombre de vaisseaux très-déliés. La dilatation de ces petites veines était proportionnellement plus considérable à la surface du foie, en raison de la moindre résistance de son tissu ; elles se contournaient et formaient d'épais réseaux sous les membranes d'enveloppe. Les parois des principales branches étaient épaissies, artérialisées, et le tissu fibro-cellulaire qui les entoure était lui-même hyper-trophié. Les veines hépatiques, qui leur font suite, participaient au développement des veines portes.

Dans cette même observation, on remarquait cette circonstance singulière que, des anastomoses s'étant formées, d'une part, entre les branches de la veine cave inférieure et celles des veines mésentériques, et, d'autre part, entre celles-ci et les branches du système veineux général, il en résultait qu'une partie du sang de la veine cave inférieure, destiné normalement à rentrer de suite dans le cœur, passait dans le foie, tandis que du sang du système abdominal arrivait au cœur sans passer par le foie. Chez ce malade, l'effort de la nature, pour rétablir la circulation, avait été si général que, dans la matière même qui oblitérait les veines, il tendait à se former et il s'était réellement formé çà et là de petits vaisseaux, évidemment destinés à ramener le sang au centre circulatoire.

Dans une autre observation, où la veine cave inférieure était changée en un cordon ligamenteux depuis la naissance des veines rénales jusqu'à l'oreillette droite du cœur, le sang du foie, ne pouvant se vider par les veines hépatiques, refluait dans le système abdominal et de là dans le système général, et revenait avec celui-ci au cœur par une circulation collatérale. Ce sang se rendait surtout dans la veine azygos qui, par les communications qui existaient entre ce vaisseau et les veines lombaires, le ramenait au cœur. Ce qu'il y avait de singulier, c'est qu'il existait une veine azygos additionnelle au côté gauche de l'épine dorsale.

5° *Inflammation des veines hépatiques.* — Il est rare de rencontrer des altérations dans les veines hépatiques. On y a trouvé de la rougeur; mais il n'existe, à notre connaissance, qu'une seule observation de pus formé dans ces veines. Les plus gros troncs, comme les plus petits rameaux, aussi loin qu'on pouvait les suivre, contenaient de

cette humeur en telle abondance que, en ouvrant ces vaisseaux, elle s'échappait rapidement et en quelque sorte à
flots, comme d'un abcès volumineux. Ce pus n'avait pas
partout la même couleur ; dans la plus grande partie, il
était blanc comme celui du phlegmon, et, dans quelques
points, couleur lie de vin. En général, il était fétide, quoique le foie parût sain autour. On ne trouva pas d'altération à la membrane interne de ces veines.

Des caillots de sang dégénéré ont été rencontrés dans
les veines hépatiques ; ils formaient une masse de matière
friable, s'écrasant sous le doigt, d'un jaune verdâtre, semblable à de la matière encéphaloïde, n'adhérant pas aux
parois veineuses, qui étaient notablement épaissies; au-
dessus du point où se trouvait cette matière, la veine offrait un rétrécissement. On a vu aussi des veines hépatiques oblitérées jusqu'à leur embouchure par une matière
jaune, élastique, faisant corps avec elles, semblable à
celle des veines portes, auxquelles ces altérations corres-
pondaient. Les veines du lobe opposé étaient très-dilatées,
par suite de la grande quantité de sang à laquelle elles
avaient donné passage.

6° *Inflammation de la veine ombilicale.* — Enfin, on a
constaté quelquefois l'inflammation de la veine ombilicale
elle-même chez des enfants naissants. En même temps
qu'il y avait péritonite et inflammation dans la veine porte,
on a trouvé les parois de la veine ombilicale rouges et
épaissies, recouvertes en dedans d'une fausse membrane.
Ces parois ont été vues tapissées de pus et leur surface
interne ulcérée.

Causes. — Les causes des altérations que nous venons
de décrire sont extérieures ou intérieures. A l'extérieur du
corps, ce sont des violences, des coups, des chutes, la
constriction qui résulterait des corsets. En dehors des veines, des masses tuberculeuses, cancéreuses, fibreuses, dé-

veloppées au sein du foie ou dans d'autres organes, peuvent comprimer leurs parois et y déterminer une stase sanguine ou de l'inflammation. On a vu une arête de poisson qui, après avoir traversé la portion pylorique de l'estomac, s'était fixée dans la veine mésentérique supérieure et avait été la cause de divers accidents. Mais c'est surtout en dedans de ces veines que les causes morbides portent leur action. A la suite d'opérations qui les intéressent, comme celle de la hernie, de la résection de la muqueuse intestinale, des hémorrhoïdes, du cancer du rectum, celle des fistules anale et recto-vaginale, après des tentatives violentes pour réduire la chute du rectum, etc., il n'est pas rare de voir se développer les altérations que nous avons décrites. Les substances absorbées à la surface du canal digestif, lorsqu'elles sont irritantes, délétères, produisent, en se mêlant avec le sang du système veineux hépatique, des souffrances qui tantôt ne laissent pas de traces évidentes, tantôt amènent aussi des lésions pouvant pour la plupart et jusqu'à un certain point, se rapporter à l'inflammation.

Dans les causes des maladies du parenchyme hépatique, nous avons souvent mentionné les boissons alcooliques : leur influence fâcheuse se fait ressentir auparavant dans les vaisseaux du foie. Il en est de même des condiments forts et âcres (cornichons, échalotes, poivre, moutarde, gingembre, etc.), des fruits confits au vinaigre, des fruits verts et acides, des purgatifs drastiques, etc. La plupart des substances toxiques qui, lorsqu'on les emploie à dose thérapeutique, constituent nos médicaments les plus utiles et les plus énergiques, peuvent, chez des personnes très-sensibles, ou lorsque, par imprudence, ils sont pris en trop forte proportion, déterminer des douleurs ou des altérations diverses dans les veines du système abdominal.

Les lésions que nous venons d'exposer ne sont pas tout

à fait indépendantes des conditions relatives à l'âge, au sexe et aux professions. Dans la forme inflammatoire aiguë, on a trouvé les âges les plus opposés ; mais dans les observations où existait la forme chronique, l'âge des malades se trouvait renfermé entre trente-neuf et quarante-huit ans. On en a constaté à peu près un tiers en sus chez les hommes. Quant aux professions, elles n'ont pas été assez notées pour reconnaître celles qui pourraient y prédisposer.

Symptômes. — Pour établir les symptômes de l'inflammation et des diverses altérations du système abdomino-hépatique, nous ne possédons pas un assez grand nombre de faits, et ceux qui existent dans la science n'ont pas été, en général, recueillis avec assez de détails. Dans les cas de rougeur un peu intense du tronc de la veine porte, des veines qui le forment ou de ses divisions, il est probable qu'il se manifeste une sensibilité plus ou moins grande, accompagnée de fièvre. Le foie étant excité, et, par suite, la sécrétion biliaire étant augmentée, ne peut-on pas attribuer à ces lésions une légère teinte jaunâtre du visage, des vomissements et de la diarrhée ? Mais, lorsque l'inflammation est très-intense, et qu'il en résulte la production d'une grande quantité de pus, les symptômes prennent une extrême violence. Dans les observations de ce genre, où la suppuration existait dans le tronc et les ramifications de la veine porte, on a noté un frisson violent, des vomissements glaireux, une fièvre ardente, revenant par accès très-longs, de la dyspnée, un grand abattement, une soif vive, la langue sèche, encroûtée, le ventre douloureux et ballonné, un ictère plus ou moins marqué, de la diarrhée alternant avec la constipation.

Le seul exemple que l'on possède d'une suppuration formée dans les veines hépatiques, avait eu lieu chez un jeune homme de vingt ans, d'une santé délicate. Il y eut, d'abord, les symptômes d'une fièvre bilieuse très-intense, qui céda au premier septenaire par les moyens accoutumés. Cette fièvre revint avec le type intermittent et les mêmes symptômes, et céda encore aux évacuants et aux amers. Une deuxième rechute fut combattue par les mêmes moyens; mais la jaunisse ne se dissipa point, et l'enflure survint. Au bout de quelques jours, troisième rechute : fièvre plus violente, redoublements au nombre de trois à quatre par jour, sans aucun intervalle d'apyrexie ; progrès de l'enflure, gonflement du ventre, hémorrhagies symptomatiques, oppression extrême. Par l'emploi de purgatifs, de fébrifuges, etc., les accès diminuent et s'éloignent; la fièvre redevient intermittente. Enfin, au bout de quelques jours, elle reprend le type rémittent, avec redoublements irréguliers, et continue ainsi pendant les quinze derniers jours de la vie. Il n'y avait plus eu de symptômes bilieux; l'appétit s'était conservé jusqu'au dernier moment. La peau était sèche et avait pris une couleur terne. On n'avait pas noté de douleur dans la région hépatique.

Les symptômes ne se ressemblent plus, lorsque, au lieu d'une inflammation aiguë, il s'agit d'une inflammation chronique de ces vaisseaux, par suite de laquelle le sang, se coagulant, gêne la circulation ou l'empêche tout à fait. Dans un certain nombre de cas, une douleur sourde, un sentiment pénible s'étaient fait sentir dans le lieu où l'obstruction s'établissait. Si celle-ci avait eu lieu dans le tronc de la veine porte, le sang, en refluant dans toutes ses racines, avait produit un suintement hémorrhagique à la surface intestinale, la rate s'était gonflée et on avait remarqué des tumeurs hémorrhoïdales quelquefois très-considérables. Des vomissements noirâtres ont aussi été observés. On a vu comment la circulation tendait à se rétablir, et l'on ne s'étonnera pas qu'un réseau veineux se soit quelquefois formé sur les parois abdominales. L'existence de

varices énormes dont on redoutait la rupture, de veines
nombreuses formant des anastomoses, et deux de ces veines plus considérables remontant de chaque côté des muscles droits vers les parois thoraciques, a été, en effet, constatée. Lorsque la veine cave est oblitérée en même temps
que tout ou partie de la veine porte, on conçoit qu'alors, la
circulation collatérale étant plus étendue, ce développement veineux extérieur doive être plus considérable.

Vient, enfin, un symptôme constant : c'est l'ascite, qu'on
retrouve dans toutes les oblitérations de la veine porte,
soit que cette oblitération se soit formée dans le tronc de
cette veine, soit dans l'ensemble de ses divisions capillaires, comme cela a lieu dans la cirrhose. L'accumulation
séreuse ne se fait d'abord que dans le péritoine, parce que
le système veineux abdominal est indépendant du général;
elle est toujours en proportion de la gêne que le sang
éprouve à passer par la veine porte.

La durée des maladies dont nous venons de parler varie suivant leur nature. Dans la forme aiguë, avec production purulente, elle est de huit jours à un mois ; mais, dans
la forme chronique, où il se forme graduellement des caillots sanguins qui s'altèrent avec le temps, la durée est in-
déterminée et peut aller jusqu'à un assez grand nombre
d'années.

Traitement. — Dans l'état actuel de nos connaissances,
que doit-on attendre de la thérapeutique ? Elle ne peut
que combattre les symptômes. A l'état aigu, les antiphlogistiques seront mis en usage avec énergie ; des sangsues
seront appliquées sur le lieu où se manifestera la douleur;
des fomentations émollientes et narcotiques y seront appliquées. S'il survenait des accès de fièvre très-marqués,
comme dans l'observation que nous avons rapportée, on
devrait les combattre par le sulfate de quinine. Les forces,
dans la période ultime de la maladie, seront soutenues par

l'infusion de polygala, de serpentaire de Virginie, par
quelques cuillerées de vin généreux. On ne devra pas négliger l'application des sinapismes, des vésicatoires aux
extrémités inférieures ; ces derniers pourraient, dans quelques cas, être placés avec avantage sur l'abdomen. Lorsqu'il y a lieu de soupçonner qu'il se forme des concrétions
sanguines, et que la circulation commence à être gênée
dans le système veineux abdominal, on devra, par des
boissons diffusibles (infusion d'arnica, potions avec l'acétate d'ammoniaque), chercher à exciter cette circulation.
Une fois l'oblitération produite, il n'y a plus qu'à favoriser
le développement de la circulation collatérale par des bains,
des boissons légèrement excitantes et le régime.

Maladies du système lymphatique. — Les ganglions et
vaisseaux lymphatiques du foie participent aux dégénérations diverses de cet organe. Les vaisseaux éprouvent quelquefois des dilatations, et les ganglions deviennent aussi
tuberculeux, cancéreux, mélanosés, etc. Le développement
considérable de ces derniers comprime quelquefois les
vaisseaux sanguins et les conduits biliaires, et donne lieu
à des accidents déjà décrits ou qu'il nous reste à décrire.

CHAPITRE VINGT ET UNIÈME.

DES AFFECTIONS DES VOIES BILIAIRES.

Les voies biliaires, comme le foie lui-même, ont leurs vices de conformation ; elles sont également exposées à des lésions traumatiques. Parmi leurs maladies, les unes sont propres à toutes leurs parties en même temps, les autres sont spéciales à chacune d'elles. Les altérations qui les constituent, ainsi que les symptômes qui en résultent, exigent une description particulière, et leur peu de rapport avec les vices de conformation et les lésions traumatiques nous oblige d'établir plusieurs paragraphes.

§ I. — DES VICES DE CONFORMATION DES VOIES BILIAIRES.

Des vices de conformation ont été constatés dans la vésicule et dans les conduits biliaires.

Vices de conformation de la vésicule. — *L'absence* de la vésicule est le seul vice essentiel de conformation qu'on ait remarqué. Ce réservoir, qui manque naturellement dans plusieurs espèces d'animaux, peut ne pas exister chez l'homme. On a trouvé un certain nombre d'exemples de ce vice de conformation sur le cadavre des nouveau-nés et même d'adultes. La dépression du foie qui reçoit la vésicule n'existait pas ou était moins marquée. Les deux artères qui se distribuent d'ordinaire à la vésicule se rendaient dans le foie, à l'endroit que le réservoir biliaire aurait dû occuper. Dans une de ces observations, on avait remarqué un appétit extraordinaire, ce qui a été attribué à ce que toute la bile sécrétée par le foie, étant incessamment versée dans le duodénum, provoquait l'action assimilatrice de cet intestin et accélérait le travail de la chymification dans l'estomac ; un sommeil profond accompagnait la digestion stomacale. — Quelquefois le foie est échancré au niveau de la vésicule, et celle-ci paraît à la surface supérieure.

Vices de conformation des conduits biliaires. — Lorsque la vésicule manque, le canal cystique, n'ayant plus d'objet, manque également. Le canal hépatique, dans ce cas, est plus volumineux que de coutume ; on lui a trouvé la forme d'un entonnoir dans lequel s'ouvraient plusieurs conduits biliaires, à peu près de la même manière qu'on voit les calices s'ouvrir dans le bassinet du rein. — Les deux branches principales qui forment le conduit hépatique ne se réunissent quelquefois que tout près du cholédoque. — On a vu aussi un conduit supplémentaire qui se rendait au cholédoque.

Le conduit cholédoque, dans quelques cas rares, s'ouvre sur le contour du pylore. Une observation indique qu'il y avait deux branches, une s'ouvrant dans l'estomac et l'autre dans le duodénum. Il se divise parfois en plusieurs branches avant de s'insérer au duodénum. On a rencontré un conduit s'étendant de la vésicule aux intestins, à côté du cholédoque, en sorte qu'une grande quantité de bile pouvait être transportée à ces organes par deux voies; on a rencontré aussi un second conduit qui partait du foie et se rendait également à l'intestin en côtoyant le canal ordinaire.

L'absence de la vésicule ayant été constatée chez une femme et chez son fils, on en a induit que les divers vices de conformation que nous venons d'énumérer devaient être héréditaires.

§ II. — DES LÉSIONS TRAUMATIQUES DES VOIES BILIAIRES.

Les canaux biliaires peuvent être atteints par divers instruments vulnérants, mais les lésions traumatiques ont particulièrement lieu sur la vésicule.

Causes. — Malgré le petit volume du réservoir biliaire et la protection qu'il reçoit du foie et des côtes qui le recouvrent presque en totalité, il n'est pas complétement à l'abri des blessures. Des coups d'épée et de fleuret ont quelquefois percé la vésicule et déterminé un épanchement de bile dans le péritoine. La ponction avec le trocart, quand il n'y a pas d'adhérence entre les feuillets séreux, peut produire un résultat aussi grave. Nous verrons, dans un autre chapitre, une piqûre faite à la vésicule par une épingle qui s'y était introduite et qui était devenue le noyau d'un calcul. Le sabre est l'instrument tranchant qui produit le plus souvent l'ouverture de cette poche.

L'action des instruments contondants est bien plus fréquente: quelques-uns sont mus par la poudre, comme les balles, les éclats d'obus, etc. Les coups et les chutes agissent comme les instruments contondants. Ces instruments tantôt traversent la peau, tantôt n'y produisent qu'une contusion. La vésicule peut être déchirée sans que la peau soit ouverte. La plénitude de ce réservoir, la présence de calculs à son intérieur, facilitent, dans ces cas, sa rupture.

A moins que la plaie ne soit très-étroite et que les parois abdominales ne fassent une compression, comme cela a lieu dans les piqûres du trocart explorateur, le résultat de la blessure de la vésicule est, comme nous l'avons dit, un épanchement de bile dans la cavité péritonéale. La plaie peut être disposée de telle manière, qu'une partie de la

bile s'échappe au dehors et qu'ainsi l'épanchement intérieur soit moins considérable. On a quelquefois trouvé dans
le péritoine une énorme quantité de bile, cinq à six litres,
dans les cas où la vésicule était très-distendue. Les intestins enflammés étaient accolés entre eux par de fausses
membranes teintes par cette humeur.

Symptômes. — Nous avons déjà vu que l'épanchement
de bile dans le péritoine est une des causes les plus énergiques de la phlegmasie de cette membrane séreuse : aussi,
peu d'heures après l'accident, remarque-t-on les symptômes
suivants : douleur, tension, puis gonflement du ventre ;
dyspnée ; face décolorée, grippée ; langue sèche, soif, vomissements, constipation ; pouls petit, fréquent et concentré ; extrémités froides ; agitation, insomnie, etc. Lorsque
la blessure atteint le tissu du foie, soit par piqûre, coupure,
contusion ou déchirure, on remarque, de plus, des symptômes d'hépatite. La mort peut arriver au bout de très-peu
de jours.

Quoique la blessure des voies biliaires soit, en général,
mortelle, lorsqu'elle est suivie d'épanchement de bile dans
le péritoine, cependant, dans quelques cas, la guérison
peut avoir lieu. On a même publié à ce sujet un fait assez
extraordinaire : un homme, par suite d'un épanchement
de cette nature, vit se développer un abcès dans l'aine
droite ; le foyer, ouvert, laissa échapper du pus mêlé de
bile, et tous les accidents disparurent.

Traitement. — Les antiphlogistiques devront être d'a-
bord employés avec énergie, pour s'opposer au développement de la péritonite. Suivant l'état du pouls, on aura
recours à une saignée du bras et l'application d'un plus ou
moins grand nombre de sangsues. On fera des fomentations émollientes et narcotiques sur le ventre ; on administrera des boissons rafraîchissantes et calmantes. On ne
négligera pas de faire placer le malade dans une attitude

propre à favoriser l'écoulement de la bile au dehors. L'introduction d'une mèche pourrait, dans quelques cas, déterminer la filtration de cette liqueur vers l'extérieur. On a essayé de délayer la bile épanchée et de modérer son action irritante par des injections avec de l'eau tiède. On croit aussi par l'opium pouvoir diminuer les conséquences fâcheuses de l'épanchement. Dans la pensée que ce n'est pas l'épanchement de bile lui-même, mais sa continuité, qui constitue le danger (car le malade ne mangeant pas, la bile reflue vers la vésicule), on a proposé de porter une ligature sur le col ou sur une partie du corps de celle-ci, pour empêcher cette humeur de parvenir à son réservoir et de continuer à s'épancher dans le péritoine ; mais cette opération, applicable seulement aux blessures de la vésicule, serait par elle-même de nature à produire des accidents mortels.

§ III. — MALADIES DES VOIES BILIAIRES.

Les maladies des voies biliaires sont très-rares chez les enfants ; elles deviennent assez communes à mesure qu'on s'approche de l'âge adulte, et elles sont surtout très-fréquentes chez les vieillards. Dans leur description, nous ne parlerons qu'accidentellement des calculs biliaires, qui sont une de leurs causes les plus habituelles, parce qu'il en sera question dans un chapitre à part. Nous traiterons aussi séparément des différentes espèces de vers dont l'introduction dans les voies biliaires est l'occasion d'accidents plus ou moins graves.

Maladies des conduits biliaires. — Ces maladies sont très-variées et le plus souvent graves, en raison du trouble qu'elles apportent dans l'excrétion de la bile. Énumérons, d'abord, les causes et les altérations qui sont propres à tous les conduits ; nous nous occuperons ensuite de celles qui appartiennent plus particulièrement à chacun d'eux.

On a trouvé du sang épanché dans l'intérieur des divers conduits, soit par suite d'une exhalation inflammatoire simple ou toxique, soit par suite de contusion. Divers corps étrangers peuvent s'y introduire de l'intestin, des pepins de groseille, les douves, les vers lombrics et même le tænia; des hydatides peuvent s'y développer; nous verrons tous les accidents que les calculs biliaires occasionnent. Une inflammation s'y produit souvent, soit par la présence de ces corps, soit spontanément; cette inflammation paraît être très-commune dans la fièvre bilieuse de l'Inde. Tantôt elle se développe primitivement dans les conduits, tantôt elle s'y communique du duodénum ou du péritoine. Une partie seulement des conduits peut en être atteinte. Du mucus récent ou épaissi, du pus, une matière glutineuse, ou jaunâtre et élastique, de fausses membranes, de la bile épaissie, y ont été rencontrés. Des brides, des végétations cellulo-vasculaires, de petites tumeurs encéphaloïdes, oblitèrent quelquefois ces canaux.

Cette oblitération peut encore s'opérer par l'épaississement plus ou moins considérable des parois, ce qui arrive dans les cas d'inflammation et par l'adhésion seule de ces parois, lorsque les conduits sont comprimés par des tumeurs formées dans les ganglions lymphatiques de la scissure du foie ou développées dans les organes voisins. Dès que la bile ne traverse plus les conduits biliaires, ils s'atrophient et s'oblitèrent. La gangrène atteint quelquefois une partie de leurs parois. Il peut s'y former des érosions ou des ruptures par suite de leur extrême distension. Ils sont, dans quelques cas, dilatés dans toute leur étendue. Cette dilatation a pu être produite par des obstacles qui ont disparu, tels que les calculs biliaires. Les parois des canaux acquièrent alors une épaisseur considérable; elles deviennent blanchâtres en dedans et semblables à la face interne des artères, ce qui est le résultat d'une sorte d'inflammation chronique.

Le *conduit cystique*, ayant très-peu de diamètre et beaucoup de valvules, est bientôt fermé quand l'inflammation s'y développe ; de sorte que la bile hépatique n'y reflue plus et que celle de la vésicule est retenue dans ce réservoir. Lorsque l'inflammation est récente, les membranes sont ramollies ; mais quand elle a duré longtemps, le conduit est transformé en un cordon ligamenteux d'abord épais et qui finit par s'amincir. Il reste quelquefois une ouverture très-fine fermée par du mucus. Il est des cas où l'oblitération est due à un dépôt de matière jaunâtre, épaisse et élastique.

On ne trouve pas le *conduit hépatique* aussi fréquemment altéré que le canal cystique, car il y passe moins de calculs ; mais l'inflammation peut secondairement s'y communiquer. Ses parois se ramollissent ; lorsque ce ramollissement existe dans ses racines, il laisse suinter la bile dans le tissu du foie. On a trouvé dans ce conduit des productions carcinomateuses. Ce canal et ses racines se dilatent beaucoup dans les obstructions du cholédoque : ses parois peuvent se rompre, et la bile, s'épanchant alors dans le péritoine, y détermine une phlegmasie ordinairement mortelle.

Les causes qui agissent sur les deux conduits précédents se montrent bien plus fréquemment dans le *conduit cholédoque*, qui est leur aboutissant. En traitant des calculs, nous dirons comment ils s'y arrêtent avant de franchir le méat de l'intestin. Toutes les causes que nous avons indiquées en parlant des maladies des conduits, en général, s'appliquent principalement au cholédoque. Nous allons les rappeler, et énumérer en même temps celles qui sont propres à ce dernier conduit : mucus épaissi, tumeurs encéphaloïdes, matière glutineuse, pepins de

groseille, vers lombrics, tænia, douves, ulcérations, intussusception ; inflammation spontanée communiquée du
duodénum ou développée par le passage des calculs ; ramollissement, épaississement des parois ; oblitération du
conduit ; dilatation très-grande, rupture, ulcérations gan-
gréneuses de son ouverture duodénale ; compression par
des tumeurs du foie ou des organes voisins ; brides ou
coarctations intérieures ; tumeur dans laquelle le canal est
confondu ; transformation osseuse.

Maladies de la vésicule biliaire. — Ces maladies sont
assez nombreuses. Occupons-nous d'abord de la principale,
l'atrophie de ce réservoir.

L'*atrophie* de la vésicule est souvent la suite de l'inflammation de cette poche elle-même ou du péritoine qui
la recouvre. Elle peut aussi être causée par une altération
du foie qui diminuerait la sécrétion de la bile, et également
par une tumeur développée près de la vésicule et la
comprimant ; la même chose pourrait résulter encore de
l'oblitération des vaisseaux nourriciers de ce réservoir ;
mais, dans la plupart des cas, l'atrophie du cholécyste n'est
que secondaire et devient la conséquence de l'oblitération du canal cystique. Lorsque ce canal ne donne plus
passage à la bile, la vésicule devenant inutile, la liqueur
qu'elle contient est absorbée et tend à disparaître complétement.

L'atrophie présente plusieurs degrés : dans le premier,
la vésicule est plus ou moins revenue sur elle-même ; l'é-
paisseur des parois peut en même temps être très-considérable ; souvent cette poche est, en quelque sorte, moulée
sur un ou plusieurs calculs ; il n'y a plus ou presque plus
de bile. Dans un second degré, la vésicule peut être encore
plus réduite et ne former qu'un noyau blanc-grisâtre, cel-
lulo-fibreux, de la grosseur d'une noisette et même d'un
petit pois ; tantôt il reste une petite cavité où se trouve du

mucus, tantôt toute trace de cavité a disparu ; l'enveloppe péritonéale forme autour du noyau un plus ou moins grand nombre de plis qui convergent vers lui. Dans un troisième degré, enfin, le réservoir biliaire ne consiste plus qu'en un rudiment si minime, qu'il faut le chercher avec soin sous le péritoine pour le trouver : ce n'est plus qu'un petit corps oblong, dur, tenant au conduit hépatique ; l'atrophie date alors de très-loin.

La dépression du foie, qui correspond à la vésicule, paraît diminuer aussi à mesure que ce réservoir se réduit. Dans les cas rares où l'oblitération du conduit cystique ne précède pas l'atrophie du réservoir biliaire, le canal s'oblitère : il disparaît même complétement quand l'atrophie est complète, circonstance qui fait que le conduit hépatique est attiré vers le vestige de la vésicule, et décrit, conjointement avec le cholédoque, un angle très-prononcé, en formant une sorte de cul-de-sac, dont la saillie correspond à l'endroit de l'insertion du conduit cystique. Le diamètre des conduits hépatique et cholédoque n'est quelquefois pas changé ; mais, le plus souvent, il s'agrandit, semble suppléer de cette manière à la disparition de la vésicule et fournir une espèce de réservoir à la bile ; nous avons vu que pareille chose arrivait dans l'absence congéniale de cette poche. Il n'est pas rare que la vésicule atrophiée ait contracté des adhérences avec les parties voisines.

Aucun symptôme ne décèle d'une manière positive cette atrophie. L'inflammation dont elle a pu être le siège la ferait soupçonner, et, dans quelques cas, le noyau en lequel elle se convertit pourrait être senti par la palpation.

L'inflammation de la vésicule ou *cystidite* n'est pas rare chez les adultes et les vieillards ; on ne l'observe guère chez les enfants : cela se comprend, puisque la cause la plus commune est la présence des concrétions biliaires, qui ne sont pas une maladie de l'enfance. Cette inflammation peut se propager du duodénum, des canaux biliaires et même du péritoine à la vésicule, comme nous l'avons déjà dit. L'oblitération du canal cystique, en produisant la stase permanente de la bile dans la vésicule, devient quelquefois l'occasion de l'inflammation de sa membrane interne, et il n'est pas rare, dans ces circonstances, de trouver la bile mêlée de pus, ou une assez grande quantité de pus seul. Des auteurs assurent que, dans la fièvre jaune, la membrane muqueuse de la vésicule est épaissie, rétractée, d'un rouge brun, caractères qui se rapprochent de ceux de l'inflammation.

La membrane muqueuse de la vésicule peut être le siége d'un *développement anormal de follicules* mucipares. On a trouvé, dans le fond de ce réservoir, de petites tumeurs verdâtres, dont la moindre avait le volume d'une tête d'épingle et la plus grosse celui d'une noisette. Au sommet de ces tumeurs, qui étaient un peu aplaties, on découvrait un point noir comme sur des tannes, et, par l'expression, on en faisait sourdre une humeur transparente, visqueuse, à peine colorée par la bile et mêlée à des grumeaux verdâtres.

Il se développe des *excroissances* de diverses natures sur la membrane interne de la vésicule; elles sont formées tantôt d'une matière jaune, tantôt d'une espèce de lichen, et quelquefois par un véritable champignon carcinomateux. Le cancer de la vésicule n'est habituellement qu'une extension de celui du foie; cependant il peut être isolé. — Il n'est pas rare de rencontrer sur cette même membrane des *ulcérations*. Le plus souvent, elles sont dues à la présence des calculs. Elles sont, en général, assez nombreuses, petites, arrondies, faites comme par un emporte-pièce; leurs bords sont épais et durs. Bornées ordinairement à la membrane muqueuse, elles envahissent, dans quelques cas, la membrane sous-jacente; dans leur fond, le tissu cellulaire est coloré par la bile. Leurs progrès peuvent amener la perforation de la vésicule.

On a noté des *altérations* particulières *de la membrane moyenne de la vésicule*. Cette membrane a été trouvée considérablement hypertrophiée, tandis que les autres étaient dans leur état habituel ; on la voyait, à travers la membrane séreuse, rouge et parsemée de taches d'un blanc jaunâtre ; cette tunique moyenne est quelquefois dans un état squirrheux. Plusieurs observateurs y ont remarqué des fibres d'apparence musculaire, qui probablement y existent à l'état rudimentaire et que l'hypertrophie fait apparaître : elles étaient rougeâtres, formaient de véritables faisceaux et ressemblaient à celles de la tunique charnue de l'estomac.

Nous avons à mentionner aussi quelques *altérations de la membrane séreuse de la vésicule*. Dans la fièvre jaune et dans la peste, on y a remarqué des taches pétéchiales. Dans l'article que nous avons consacré à la péritonite hépatique, on a vu les altérations diverses dont cette membrane peut être atteinte. La phlegmasie peut être bornée à la surface de la vésicule ; il en résulte des adhérences avec les parties en rapport avec elle, telles que la petite extrémité de l'estomac, le duodénum, le colon et surtout les parois abdominales. Ces adhérences sont quelquefois tellement intimes, qu'on enlève le fond de la vésicule plutôt que de les détruire.

La *gangrène* de la vésicule a été observée plusieurs fois ; elle peut être le résultat d'une inflammation excessive, mais plutôt d'une phlegmasie spéciale et par cause délétère. Nous l'avons déjà notée dans certaines épidémies et épizooties. Nous avons trouvé plusieurs fois, chez l'homme, de petits points gangréneux, et une fois, entre autres, une perforation produite par une escarre de la grandeur d'une pièce de 1 franc, qui avait donné lieu à un épanchement de pus et de bile dans le péritoine. Ces gangrènes circonscrites ne produisent aucun symptôme assez tranché pour déceler leur existence.

L'*hypertrophie des parois* de la vésicule se développe dans diverses circonstances. Lorsque ces parois ont été pendant longtemps le siége d'une inflammation, elles acquièrent quelquefois une épaisseur de plusieurs centimètres. La cavité du cholécyste est alors diminuée. L'épaississement tient aussi à une infiltration séreuse, purulente ou tuberculeuse ; les tubercules y sont parfois disposés par masses. — Les parois, par suite d'inflammation, peuvent éprouver aussi, dans toutes leurs membranes, un *ramollissement* circonscrit ou occupant une plus ou moins grande partie du réservoir. La rupture peut avoir lieu et être déterminée par un simple mouvement du malade ou même par la palpation.

Les parois de la vésicule passent assez souvent à l'*état fibreux, cartilagineux* et même *osseux*. Parmi les organes qui font partie de l'appareil digestif, la vésicule est celui qui est le plus sujet à l'ossification. Il n'est pas rare de trouver sur son bas-fond des plaques cartilagineuses avec des points osseux. On a vu la vésicule entière changée en une poche osseuse sans que son volume fût diminué. Cette dégénération complète a même été observée dans une vésicule qui avait le volume de la tête d'un fœtus de sept mois. Les parois avaient plusieurs millimètres d'épaisseur. Ces dégénérations, résultat d'une inflammation chronique, ne s'accompagnent que de symptômes peu prononcés. Le palper peut les faire reconnaître.

Traitement des maladies des voies biliaires. — Les diverses altérations que nous venons de passer en revue offrent très-peu d'indications thérapeutiques, soit que ces altérations résident dans les conduits, soit qu'elles aient leur siége dans la vésicule. Leur diagnostic est très-diffi-

cile ; le plus souvent même, on ne peut que les soupçonner. Le praticien en est réduit à faire la médecine des
symptômes. Il s'efforcera donc de combattre ceux qui seront inflammatoires, jusqu'à ce qu'ils aient disparu, par
tous les moyens que nous avons déjà indiqués bien des
fois. Lorsqu'il reconnaîtra que la bile circule mal, il administrera des boissons alcalines ; et il aura recours aux infusions aromatiques, diffusibles, dans les cas où il y aurait
quelque indice d'empâtement ou de faiblesse. Là se bor-
nent à peu près ces indications.

CHAPITRE VINGT-DEUXIÈME.

DES VERS OU HELMINTHES QU'ON TROUVE DANS LES VOIES BILIAIRES.

Parmi les helminthes qu'on trouve dans les voies biliaires, les uns y prennent naissance, les autres s'y introduisent de l'intestin.

*Helminthes qui prennent naissance dans les voies bi-
liaires.* — Ce sont les hydatides et les douves.

Hydatides. Le développement de ces entozoaires dans
la bile doit être rare, car je n'ai pu en trouver que deux
exemples. Le premier est de Duvernai le jeune, qui a

rencontré une vésicule remplie de bile et d'hydatides ;
le second se trouve dans le mémoire de M. Decaisne, *sur
les causes de l'ictère ;* il y est dit que M. Saussier a constaté dans les voies biliaires elles-mêmes la présence de
tumeurs hydatiques.

Douves. Elles sont heureusement très-rares dans la bile
de l'homme. Dans les cas assez rares où l'on a pu les constater, on les a trouvées en plus petit nombre et de plus
petite taille que chez les animaux. On ne cite que sept
observateurs qui aient rencontré, d'une manière certaine,
la douve du foie dans l'espèce humaine ; ce sont : Malpighi,
Bidloo, Pallas, Jordens, Chabert, Bucholz et Bréra. Ces
vers étaient de la longueur de 2 à 9 millimètres et de
la largeur de 1 à 2. Toutefois, ceux rencontrés par Bréra
étaient d'une moins petite dimension. — On ne sait rien de
positif sur les symptômes qui ont pu être déterminés par
la présence de ces parasites dans les voies biliaires ; mais
on peut soupçonner qu'ils ont dû y occasionner des accidents analogues à ceux que nous verrons bientôt avoir été
produits par les vers ascarides.

Si les douves sont rares chez l'homme, elles sont on ne
peut plus communes dans le foie de certains animaux rumi-
nants domestiques, et particulièrement dans celui du mouton, du bœuf et de la chèvre. Elles se rencontrent encore
dans le foie des cerfs, des gazelles, des chamois, des cochons,
des chevaux, des lièvres, des kanguroos, etc. Il ne sera
pas sans intérêt de tracer ici une description succincte des
altérations que ces parasites produisent dans les voies biliaires de ces animaux. Comme les douves sont surtout
communes chez le mouton, où j'en ai observé un très-grand
nombre, je le choisirai pour type.

La douve, *distoma hepaticum,* appelée *fasciola* par
Linné, en raison de sa ressemblance avec une feuille, appartient à l'ordre des hématodes de Rudolphi ; c'est une

des principales espèces de cet auteur. Elle est aplatie et a
la forme d'un ovale un peu allongé ; elle est brunâtre ; sa
consistance est molle et parenchymateuse. Sa longueur,
chez le mouton, va jusqu'à 2 centimètres, et sa largeur
est de 9 à 13 millimètres. On rencontre de très-petites
douves en même temps que celles qui ont acquis leur complet développement. La douve est contractile dans tous les
sens et peut s'étendre et se raccourcir en totalité ou partiellement. On n'aperçoit ni fibres musculaires ni cavité
viscérale ; mais le corps est parcouru dans tous les points
par des vaisseaux ovifères et séminifères. A l'extérieur
sont deux ouvertures principales, appelées *pores*. L'une,
placée à l'extrémité antérieure, est l'orifice des vaisseaux
nourriciers ; l'autre, située à la face inférieure, semblable
à une ventouse, sert à l'animal pour se fixer à la surface
d'un organe. De plus, une sorte de mamelon rétractile,
nomme *cirre*, placé entre les deux pores, paraît être un
des principaux organes de la génération. Le col est la
portion placée entre les deux pores ; le reste est le corps ;
l'extrémité antérieure est la tête, la postérieure est la
queue. Il est probable que ces vers sont hermaphrodites.
On croit leur accroissement assez rapide.

Il est des saisons, les automnes humides surtout, où
l'on en trouve une plus ou moins grande quantité dans les
voies biliaires de tous les moutons. Chez quelques-uns,
cette quantité est vraiment prodigieuse. Une alimentation
aqueuse, insuffisamment réparatrice, un air froid, humide,
sans soleil, paraît favoriser, chez ces animaux, le développement des helminthes.

Les voies biliaires du mouton, envahies par la douve,
acquièrent généralement une dilatation considérable. Cette
dilatation règne non-seulement dans les conduits, dans la
vésicule, mais encore dans les racines du conduit hépatique ; dans les principaux canaux, elle égale quelquefois le

diamètre d'un intestin. Elle n'est pas continue, et, çà et là, on remarque des renflements plus ou moins considérables; plusieurs de ces renflements ne sont parfois séparés l'un de l'autre que par une espèce de col ; ces cols pouvant se fermer, ces renflements se trouvent tout à fait isolés du reste des voies biliaires : ils constituent alors de véritables kystes, et on les voit, à la surface du foie, se terminer en cul-de-sac, et y former des protubérances de la grosseur d'une noisette.

Lorsqu'on incise les conduits, on n'y trouve qu'une humeur qui offre à peine quelque teinte de bile ; elle est presque toujours brunâtre et parfois elle contient des concrétions. Les douves se trouvent principalement dans les renflements, où elles sont souvent au nombre de quinze, vingt et plus ; elles y sont presque toujours roulées sur elles-mêmes. La capacité du renflement est en proportion de leur nombre. On les voit au milieu d'une lie brunâtre, tirant sur le noir, épaisse, assez abondante, teignant les parois des renflements et même les parties des conduits où il n'y a pas de dilatation ; cette lie a remplacé la bile. Dans un foie où les conduits contenaient beaucoup de douves, j'ai trouvé la vésicule remplie d'une bouillie d'un brun ardoisé, si épaisse, qu'on pouvait la comparer à de la terre glaise. Cette mucosité se durcit avec le temps.

Les conduits ainsi affectés peuvent être le siége de véritables ossifications. Ils s'incrustent à la manière des artères. L'incrustation atteint particulièrement les couches internes, et transforme les canaux biliaires en tubes osseux, qu'on peut retirer entiers lorsque l'ancienneté du dépôt salin a fini par user et détruire la membrane muqueuse. L'analyse de cette matière a montré qu'elle est formée de carbonate de chaux. En pressant le foie, on a la sensation de nodosités qui crépitent sous la main ; on entend même une sorte de craquement qui résulte de la fracture des lamelles osseuses. Quand cette dégénération se manifeste, les douves meurent peu à peu, et l'on finit par n'en plus trouver aucune trace.

Cette transformation osseuse n'est pas commune. Voici l'état habituel. Les parois des conduits biliaires s'hypertrophient et acquièrent une épaisseur de plusieurs millimètres, si bien que, lorsqu'on les dissèque, ils se présentent sous la forme de cordes volumineuses, noueuses, recouvertes de beaucoup de tissu fibreux. Leur membrane interne a pris un aspect mamelonné, qui ressemble tout à fait à cet état pathologique qu'on remarque dans la muqueuse gastrique de l'homme. Le lavage n'enlève pas complétement la teinte brune que lui a donnée la lie que nous avons décrite.

La démarcation entre l'état malade et l'état sain est quelquefois brusque ; la douve n'a pas été plus loin porter ses ravages. Ces vers n'occupent parfois qu'un seul lobe du foie ; l'altération peut même être bornée à quelques racines du canal hépatique ; mais toutes les voies biliaires peuvent aussi être envahies, et, dans aucun de leurs points, on ne trouve plus alors d'apparence de bile.

Les douves paraissent se nourrir de bile et se trouvent conséquemment dans un milieu favorable pour leur accroissement. Leurs vaisseaux nourriciers sont remplis de cette humeur ; on peut en retirer une matière liquide, brunâtre, qui est de la bile déjà altérée, et y reconnaître, au microscope, les corpuscules de la matière colorante. Les douves ne se rencontrent guère, d'ailleurs, que dans les voies biliaires, et très-rarement dans l'intestin ; là, elles sont près du duodénum, où elles trouvent encore leur pâture. La secrétion biliaire une fois détruite, elles succombent ; nous avons vu que cela arrivait aussi dans la dégénération osseuse.

Lorsque le nombre des douves est considérable, la lésion

du foie et le trouble de la sécrétion biliaire font dépérir les animaux, ce qui détermine à les abattre prématurément. A un degré plus avancé, ils tombent dans le marasme le plus complet. Chose remarquable, on n'observe pas d'ictère. On ne trouve pas de douves dans les excrétions, à moins que, déjà mortes, elles ne soient méconnaissables.

Nous croyons devoir rapprocher de l'histoire des douves du foie une observation on ne peut plus curieuse, recueillie par M. Duval, professeur d'anatomie à l'École préparatoire de médecine de Rennes, et qui a pour sujet des douves rencontrées dans le sang de la veine porte. Si ces entozoaires se nourrissent de bile, ils auront peut-être pu trouver dans ce sang une accumulation assez grande de matériaux biliaires pour y vivre. Quelques observateurs avaient parlé vaguement de douves ayant leur siége dans le sang de la veine porte; mais Rudolphi chercha à démontrer que c'était une erreur d'observation, et son opinion a prévalu. Aujourd'hui, le fait de M. Duval ne peut plus laisser aucun doute.

Sur le cadavre d'un homme de quarante-neuf ans, qui servait à la démonstration du système veineux abdominal, ce médecin trouva, dans le tronc de la veine porte, une douve de la plus grande dimension, au milieu d'un peu de sang fluide. Il ne s'en trouva pas dans les branches abdominales; mais deux ou trois autres douves semblables, à la première, furent rencontrées dans les sinus et les divisions sous-hépatiques de ce vaisseau. Les branches de la veine porte ayant été suivies jusque dans l'intérieur du foie, M. Duval découvrit, alors, d'autres entozoaires de la même espèce; en tout, il y en eut six. Ces veines et le foie conservaient leur état normal. Le corps était celui d'un ouvrier maçon, mort dans un service de médecine, et sur lequel on ne put recueillir rien de précis. Ces vers, qui avaient de 25 à 32 millimètres de longueur et de 9 à 12 de largeur, excédaient, de plus de trois fois, les dimensions qui sont indiquées par les observateurs pour les distomes de l'homme, et égalaient au moins la taille de ceux qu'on trouve dans les grands mammifères.

La douve n'a été rencontrée chez aucune espèce faisant un usage exclusif du régime animal, et on ne l'a trouvée, comme on l'a vu, que très-rarement chez l'homme, dont le régime est mixte. Quant aux affections morbides qui auraient pu avoir, chez ce dernier, de l'influence sur le développement de cet entozoaire, on possède à peine quelques données à cet égard.

On peut se demander comment ces entozoaires prennent origine dans les voies biliaires. Il y a sans doute des conditions de l'organisation, innées ou acquises, qui déterminent l'éclosion des germes. De ceux-ci proviennent les premières douves, qui, une fois développées, se reproduisent elles-mêmes indéfiniment. On peut constater l'existence des germes secondaires dans les grandes. Mais l'origine première tient sans doute à l'introduction de germes venus du dehors, et qui peuvent cheminer à travers les tissus, comme les échinocoques, puisqu'on a trouvé des vers chez le fœtus, et, comme nous venons de le voir, des douves dans la veine porte.

Helminthes qui pénètrent de l'intestin dans les voies biliaires. — Ces helminthes sont les ascarides lombricoïdes et probablement aussi le tænia.

Lombrics. Les exemples de vers lombrics dans les voies biliaires ne sont pas encore très-nombreux, ce qui nous engage à les rapporter. Tantôt ces vers s'y sont simplement introduits, tantôt il y a eu perforation des conduits.

Lieutaud nous apprend qu'un enfant de quatorze ans éprouva les symptômes suivants : fièvre aiguë, tranchées, cardialgie, salivation, ventre enflé, surtout à l'hypochondre droit, face et yeux jaunis, selles blanches, pouls inégal,

douleurs atroces, convulsions; la mort survint bientôt. On
trouva le foie gonflé et jaune, la vésicule distendue par la
bile, et un ver lombric dans le canal cholédoque.—Wierius
rapporte qu'une fille, âgée de seize ans, éprouvait des symptômes qu'on croyait tenir tantôt à une colique hépatique
violente, tantôt à l'absence de menstruation. Elle dépéris-
sait. Il survint une toux fréquente, sèche, un dévoiement opiniâtre, une fièvre lente avec intumescence du bas-ventre,
la mort enfin. Les poumons étaient sains, le foie non altéré; mais l'estomac, les intestins grêles, et le duodénum
surtout, très-enflammés. Il y avait dans cet intestin et le
jéjunum trois gros vers lombrics. Le canal cholédoque
était dilaté et plein d'une bile épaisse, noirâtre; mais il
ne contenait aucun ver. La dilatation du cholédoque et les
symptômes paraissaient indiquer qu'il s'y en était introduit. — Le docteur Treille m'a raconté qu'un sapeur, âgé
de vingt-huit ans et fort, se trouvait, pendant l'été de
1806, à l'hôpital d'Udine, éprouvant de la fièvre, des vomissements, une douleur vive à la région du foie, et ayant
un ictère. Il mourut, et M. Treille trouva un long ver
lombric engagé dans les conduits cholédoque et hépatique.
— Broussais a vu, chez un sujet affecté de jaunisse et de
gastro-duodénite aiguë, un de ces vers engagé dans le
conduit cholédoque, tandis qu'un autre avait pénétré
jusque dans le foie lui-même. — Nebelius, cité par M. le
professeur Piorry, rapporte un fait analogue.—Une femme
d'une cinquantaine d'années mourut à la clinique de
Lobstein. A l'examen du cadavre, on rencontra une énorme
quantité de vers ascarides lombricoïdes dans toute l'étendue de l'intestin grêle; d'autres remplissaient toutes les
divisions du canal hépatique, et le canal cholédoque en
était pour ainsi dire farci; ce canal avait acquis, par sa
distension, la grosseur du doigt; mais ce qu'il y avait de
plus remarquable, c'est qu'un calcul biliaire pyriforme,

qui correspondait par sa base à l'orifice duodénal, qu'il obstruait complétement, ayant été divisé, montra qu'il avait pour noyau un lombric desséché. — Mon parent et ami, le docteur Charcellay, professeur de clinique interne à l'École préparatoire de Tours, a aussi rapporté un exemple de vers lombrics dans le canal cholédoque. — M. le professeur Jobert, de Lamballe, en a trouvé également. — Guersant a écrit, dans le *Dictionnaire de Médecine* en dix-huit volumes, à l'article *Ver*, qu'un enfant qui se plaignait de légères coliques eut bientôt après des convulsions, et mourut promptement. L'autopsie fit connaître que deux ascarides, de 16 à 18 centimètres de longueur, étaient profondément logés dans les canaux biliaires. — M. Tonnelet a rencontré, étant interne à l'hôpital des Enfants, un lombric à demi introduit dans la cavité du cholédoque, qu'il remplissait en entier ; mais, comme aucun symptôme n'avait annoncé cette pénétration, on peut supposer qu'elle n'avait eu lieu qu'après la mort. — Il n'est pas non plus question de symptômes dans un fait de ce genre rapporté par Laennec ; il est dit seulement que les conduits biliaires étaient distendus par un grand nombre de lombrics et que la vésicule en contenait plusieurs.

Voici, maintenant, les cas dans lesquels les conduits étaient perforés. Il y a, sur ce point, litige entre les auteurs : les uns prétendent que ces vers peuvent percer les membranes saines ; les autres, qu'ils ne peuvent les franchir que lorsqu'elles sont altérées. Guersant pensait que les lombrics ne sont pas pourvus d'organes ayant cette puissance, et que les aiguillons cornés qu'on remarque autour de leur bouche peuvent seulement faciliter leur passage au travers des parties ramollies ou ulcérées. Voici deux faits que ce savant et regrettable médecin avait eu l'obligeance de me communiquer. On voit à Naples, dans le cabinet du docteur Lorrentini, un foie conservé dans l'esprit de vin, avec le conduit cholédoque perforé par un ascaride lombricoïde, qui était en partie renfermé dans le canal, et en partie pendant hors de ce canal par une perforation qui y existait. — Une pièce pathologique toute semblable se trouve, à Vienne, dans le cabinet du grand Hôpital civil. — Le fait suivant militera en faveur de la puissance perforatrice des vers lombrics; il est du reste si extraordinaire, qu'il mérite d'être connu. Le sujet est un enfant de trois ans dont le cadavre fut apporté aux salles de dissection de Clamart. Il n'était point ictérique, et l'on ne put savoir les symptômes offerts dans la maladie à laquelle il avait succombé. M. Ph. Boyer y trouva l'altération suivante, qui fut présentée, le 2 décembre 1840, par M. Estevenet, à la Société anatomique. Des lombrics remplissaient tout le cholédoque, et étaient si nombreux et si pressés, qu'ils donnaient à ce conduit l'aspect d'une corde de la grosseur du petit doigt, tressée avec plusieurs autres petites. Ces vers s'étaient répandus dans les racines hépatiques des canaux biliaires, et quelques-uns avaient voyagé tellement loin, que le foie en était transpercé, c'est-à-dire que l'extrémité céphalique de ces animaux apparaissait à la surface de cet organe. Cette pièce est conservée dans le cabinet de Clamart.

Laennec a trouvé dans le foie de petites cavités que ces lombrics s'y étaient pratiquées, et M. Cruveilhier a rencontré une disposition à peu près semblable. J'ai encore à citer un fait analogue, dû à M. Tonnelet. Il y avait dans le foie trois foyers purulents; le plus grand contenait un ver lombric roulé sur lui-même; on ne put trouver la communication avec les canaux biliaires, mais, évidemment, elle avait existé, ainsi que dans les deux cas précédents. Parmi les symptômes présentés, on avait noté que le ventre était tendu, gros et sensible sur l'hypochondre droit.

Dans sept de ces cas seulement, les symptômes, comme

on peut le voir, ont été constatés. Dans tous, on remarque une douleur plus ou moins intense à l'hypochondre droit; dans trois, il y a de la tension ou du gonflement dans cette partie ; dans trois aussi, de la fièvre. Deux fois, on trouve l'ictère ou une teinte jaune de la face et des yeux, deux fois des convulsions, et une fois des vomissements, de la salivation ou de la toux. Ces observations ont été généralement faites sur des enfants; toutefois l'une d'elles a pour sujet un homme de vingt-huit ans. — Tel est le seul corollaire que l'on puisse jusqu'à présent établir sur ces singuliers accidents.

Tœnia. Le tænia peut s'introduire dans les voies de la bile, au moins chez certains animaux. Le fait suivant en est une preuve : on voit, en effet, dans les Bulletins de la Société anatomique, que M. Jonas a trouvé dans le foie d'un rat, pris à Montfaucon, une cavité tapissée d'une membrane pellucide, d'apparence séreuse, qui contenait un tænia de 12 à 15 centimètres de longueur. On n'a point constaté, du moins à ma connaissance, la présence de ce ver dans les voies biliaires de l'homme. Cependant, il semble résulter d'une observation que l'on doit à M. Moreau, de Vitry-le-Français, que cela peut avoir lieu. Il s'agissait d'une femme de trente-six ans, qui rendait des fragments de tænia, et qui éprouvait, tous les quinze jours environ, un ictère accompagné de douleur et de gonflement du foie. Elle fut débarrassée de ces symptômes et du parasite après un traitement par le calomel.

CHAPITRE VINGT-TROISIÈME.

DE L'AFFECTION CALCULEUSE DU FOIE.

On désigne sous le nom de pierres ou de calculs, des concrétions qui se forment dans les réservoirs des grosses glandes et dans leurs conduits excréteurs. Les calculs des voies d'excrétion de la bile sont beaucoup plus communs que dans aucun organe. On en a trouvé dans toutes les parties de ces voies, depuis leurs origines les plus ténues jusqu'à leur terminaison dans le duodénum. On en rencontre aussi fréquemment dans les diverses sections du canal intestinal par lequel ils passent pour se porter à l'extérieur. Dans quelques cas, au lieu de parcourir cette filière naturelle, ils se frayent une route pathologique, soit directement au dehors, soit dans un autre organe. Enfin, non-seulement ils peuvent prendre naissance dans le tube digestif et même dans des trajets fistuleux, mais encore, chose singulière, cela peut avoir lieu dans le sang de la veine porte, sans qu'il soit nécessaire que ce sang ait communiqué avec les organes chargés de l'excrétion de la bile.

Pour exposer tout ce qui a rapport à l'affection calculeuse du foie, nous diviserons ce chapitre en six paragraphes, dans lesquels nous étudierons successivement les calculs, leurs causes, les altérations qu'ils déterminent dans les voies biliaires et les symptômes qui en résultent, les altérations et les symptômes dont ils sont l'occasion dans les voies digestives, les fistules biliaires, et le traitement général de l'affection calculeuse hépatique.

§ I. — DES CALCULS BILIAIRES OU CHOLÉLITHES.

L'affection calculeuse du foie ne comprend pas seulement ces concrétions connues sous le nom de calculs ou cholélithes, qu'on trouve fréquemment dans les vésicules des cadavres, et qui sont arrivées à un état d'organisation assez avancé ; il faut y réunir ces petits grains sablonneux, ces grumeaux, ces légers dépôts comme graisseux, qui ne paraissent souvent qu'une bile épaissie. Les premières sont les calculs proprement dits ; les autres constituent une affection qui n'est souvent qu'un premier degré des calculs, mais qui reste fréquemment toute spéciale et offre même plusieurs variétés. Il faut donc étudier séparément les calculs biliaires et cette autre affection qui a été appelée gravelle biliaire.

Caractères physiques des concrétions biliaires. — Ces caractères physiques sont relatifs à leur quantité, leur volume, leur forme, leur couleur, leur cohésion et leur structure.

Quantité. La bile, plus que tout autre liquide, est disposée à la production des calculs multiples, et le nombre de ceux-ci est en raison inverse de leur volume. Nous traiterons en détail de ce sujet en parlant des diverses parties des voies biliaires où la présence de ces corps a été constatée.

Volume. Pour qu'un calcul n'appartienne pas à la gravelle, il faut qu'il ait au moins une apparence de la structure dont nous aurons à nous occuper, et pour cela il doit être au-dessous du volume d'une très-petite lentille. Le volume des calculs variera donc depuis ce dernier jusqu'à celui d'un œuf de poule et même plus. Il n'est pas inutile pour la pratique, but essentiel de tout ouvrage médical, de les distinguer en petits, moyens et gros ; car les symptômes sont différents suivant ces diverses conditions. Les petits auront le volume de la plus petite lentille, suivant notre convention, jusqu'à celui de la plus grosse : ce sont les plus communs et les plus nombreux ; les moyens se trouveront entre ce dernier volume et celui d'une noisette ; enfin, les gros atteindront depuis cette dimension jusqu'au degré le plus élevé. Les moyens ne sont pas rares ; mais ils le deviennent à mesure qu'ils s'approchent de leurs plus grandes proportions. Dans ces derniers cas, ils sont presque toujours solitaires. Ceux-ci arrivent quelquefois à un développement supérieur à la capacité normale de la vésicule. En nous occupant en particulier de ceux de ce réservoir, nous reviendrons sur ces calculs extraordinaires.

Forme. Lorsque les calculs sont uniques, leur forme est ordinairement arrondie ou ovalaire ; ils prennent l'empreinte des parties où ils se développent, lorsque celles-ci se resserrent sur eux ou lorsque les concrétions dilatent ces parties. Les calculs multiples sont, au contraire, comprimés en divers sens, aplatis, et offrent des facettes qui correspondent aux points où ils se touchaient. Il en résulte des bords, des angles, en un mot, une configuration qui se rapproche quelquefois du caractère géométrique, au point d'être exactement de forme cubique, pyramidale, octaèdre, etc. On a observé un très-grand nombre de facettes sur un même calcul ; dans ma collection, il s'en trouve un sur lequel il est facile d'en compter douze.

Ces facettes sont généralement unies et lisses, et offrent

des surfaces tantôt planes, tantôt creuses et tantôt saillantes. Certains calculs sont même disposés de telle sorte, qu'une portion arrondie et saillante est reçue dans une excavation, comme une tête osseuse est reçue dans sa cavité. Lorsque les calculs sont ainsi articulés ou fortement accolés, leur accroissement ne peut s'opérer que dans les points où il n'y a pas de contact. On verra plus loin que les calculs peuvent affecter, dans les conduits, une forme rameuse ; que des calculs ovalaires peuvent, en se réunissant par leurs extrémités, y prendre l'aspect de grains de chapelet ; que, dans ces mêmes parties, on en a trouvé de creux en dedans, de canaliculés.

La surface des calculs est tantôt polie, tantôt plus ou moins rugueuse. Les petits sont, en général, très-unis, et les gros sont raboteux ; ceux-ci ont quelquefois à leur surface un enduit plâtreux ou une sorte d'écorce brunâtre, qui, à l'état sec, s'en va en détritus. Il en est qui sont mamelonnés et qui méritent le nom de *muraux*. Les calculs cristallins ont une forme plus régulière que les autres. Tous, à l'état frais, sont recouverts d'une couche mince, transparente, qui semble muqueuse. Les variétés de forme que présentent ces concrétions ne sont pas fortuites ; elles sont soumises à des influences que nous examinerons et qui constituent une sorte de loi.

Couleur. Il est peu de caractères aussi variables. Cette variété tient à la nature des principes constituants des calculs, et surtout à la proportion de matière colorante qui s'y trouve. Le plus ordinairement, ces corps sont d'un brun verdâtre ; il n'est pas rare d'en trouver d'un gris cendré ; il en est qui sont tout à fait noirs ; d'autres sont blanchâtres, transparents comme du cristal ou de la gomme arabique. Quoique ces derniers ne se rencontrent pas fréquemment, cependant beaucoup d'auteurs en ont fait mention. J'en conserve plusieurs qui sont blanchâtres,

mais qui, à l'état frais, étaient transparents. Dans quelques
cas rares, une masse cristalline est unie à une masse de
matière colorante. On a vu des calculs rouges et bleus;
d'autres ayant un aspect luisant bronzé. Ils sont diversement tachetés de rouge, de noir, de jaune doré. Ils conservent quelque temps l'aspect verdâtre que leur donne la
bile. On a cherché à expliquer la différence de leur coloration par l'influence de l'âge : sans attacher d'importance
à cette idée, il peut y avoir quelque chose de vrai en ce que
la bile, se fonçant en couleur avec les années, leur imprime
extérieurement ses caractères.

Pesanteur spécifique. Elle est très-faible, et ce caractère même est si tranché, qu'il suffirait pour faire distinguer les concrétions biliaires de toutes les autres productions lithoïdes de l'économie. Elle diffère très-peu de celle
de la bile ; cependant, quand on incise avec précaution
une vésicule contenant des calculs, on remarque que ceux-
ci sont placés à la partie déclive de ce réservoir. La détermination qu'on a voulu donner de leur pesanteur comparée à celle de l'eau ne pouvait être rigoureuse, à cause des
variations qu'y introduisent diverses circonstances physiques, et en raison de la nature même de leurs matières
composantes. La pesanteur de ceux qui contiennent une
grande proportion de matière colorante était de 1,06; et
elle n'était que de 0,803 pour les calculs de cholestérine.
Les calculs récemment extraits du corps pèsent davantage;
en se desséchant, ils peuvent perdre jusqu'à la moitié de
leur poids : aussi, à l'état sec surnagent-ils l'eau; mais, si
on les laisse séjourner pendant quelque temps, le liquide
les imbibe, et alors la plupart d'entre eux gagnent le fond.
Leurs diverses figures, l'air contenu dans leur intérieur,
quelques particularités de structure et de composition, influent sur leur pesanteur.

Consistance. Les calculs biliaires ont une faible consistance. Quand ils sont frais, une simple pression entre les doigts suffit le plus souvent pour les écraser; elle laisse alors à ceux-ci la sensation d'une poudre grasse. Quand ces calculs sont anciens, ils deviennent très-friables. Échauffés à la température du corps, dans la main, pendant un certain temps, ils se laissent modérément déprimer sans s'écraser. Quelques-uns paraissent légèrement hygrométriques. Pour les plus gros, quand ils sont un peu secs, il suffit presque toujours d'appliquer un couteau mousse sur un point de leur surface et de donner dessus un coup léger pour les séparer en un plus ou moins grand nombre de fragments; lorsqu'ils sont très-secs, souvent le choc le plus léger produit cet effet. Les calculs noirs sont convertis en poudre par la plus faible pression. Toutefois, des calculs particuliers, que je n'ai rencontrés qu'une seule fois et dont il sera question plus loin, avaient une consistance et une cassure semblables à celles de la cire à cacheter. Les calculs sont mauvais conducteurs du calorique; ils ne s'électrisent pas par le frottement.

Structure. Elle est tellement frappante par sa singularité, que les premiers médecins qui ont examiné les calculs n'ont pas manqué de la noter. Presque tous les calculs sont formés d'un centre ou noyau, d'une partie moyenne ou striée et de couches corticales.

Le *noyau* existe constamment (excepté dans les concrétions résineuses). Il est ordinairement formé de matière colorante, imprégnée de bile et unie à du mucus. Si on l'examine à l'état frais, il n'est pas rare que la bile ait conservé sa liquidité; mais lorsque les calculs sont conservés longtemps, le noyau se dessèche et subit une sorte de retrait qui le fait se fendiller, s'excaver, se réduire en petits fragments et quelquefois même en poudre. il peut encore être constitué par un grumeau muqueux ou un petit caillot sanguin.

Le développement du noyau est généralement d'autant
plus grand que les calculs sont plus petits ; cependant, sa
proportion avec un volume donné des calculs n'est pas fixe.
Dans les calculs petits ou moyens, son diamètre est quelquefois de plusieurs millimètres ; il a surtout beaucoup
d'étendue, lorsque la partie striée existe à peine, et même,
dans certains cas, où celle-ci n'offre que de faibles traces
et où les couches corticales sont très-minces, on le trouve
constituant la presque totalité du calcul. Dans les gros, au
contraire, dans ceux surtout où la partie striée est fort
bien développée, le noyau n'a souvent que le volume d'une
petite tête d'épingle, ou il se réduit à un point à peine
perceptible.

Sa position, lorsqu'il est unique, est ordinairement centrale ; mais, dans quelques cas, il est placé sur l'un des
côtés. Si le calcul est fixé dans une position où il puisse
s'accroître plus facilement dans un sens, les nouveaux
matériaux qui concourent à son développement se déposent dans celui où le calcul est libre. Cela se voit surtout
dans les gros calculs dont la partie cristalline a été en-
tourée, d'un côté principalement, d'une grande quantité
de matière colorante. La forme du noyau est arrondie dans
les gros calculs dont l'organisation est complète et régulière ; dans les moyens et les petits, qui sont anguleux, cette
forme est souvent bizarre. Sa couleur est généralement
foncée, noirâtre, brunâtre, d'un jaune fauve ; il s'y forme
quelquefois des points brillants de cholestérine ou même
des lamelles de cette substance. Le noyau est presque toujours très-distinct des autres parties.

Il est des concrétions qui présentent plusieurs noyaux :
on en a observé jusqu'à cinq. Celles qui sont ainsi composées résultent évidemment des calculs primitifs qui, juxta-
posés dans la vésicule et rendus adhérents par le mucus,
ont servi ensuite de noyau général à une enveloppe com-

mune. Le noyau des calculs est quelquefois constitué par
un corps étranger ; déjà nous avons parlé d'une douve renfermée dans une concrétion. On a trouvé aussi un ver ascaride lombricoïde desséché servant de noyau de développement à un calcul arrêté dans le cholédoque. Un autre
cholélithe de la grosseur d'une petite noisette s'était formé
dans la vésicule, autour d'une épingle. Un autre encore,
du volume d'une prune, composé en grande partie de cholestérine, avait un noyau qui, fondu à la chaleur, présenta
une grande quantité de globules mercuriels ; cette concrétion provenait d'un syphilitique traité par des frictions avec
l'onguent napolitain.

La partie *moyenne* ou *striée* est comprise entre le noyau
et les couches corticales. Elle varie beaucoup d'aspect ;
elle n'est pas constante, car il est des calculs où les couches
corticales sont immédiatement appliquées sur le noyau. On
l'a appelée striée parce qu'elle se montre le plus souvent
sous la forme de lignes ou de stries radiées, généralement
disposées en lames minces, triangulaires, convergeant de
la périphérie vers le noyau. Elles sont brillantes, d'aspect
cristallin, et d'un joli dessin quand la cassure est heureuse.
On remarque qu'elles sont, quelquefois, disposées comme
les barbes d'une plume, et alors les axes de réunion convergent vers le centre du calcul. La pureté cristalline se
trouve surtout dans les calculs qui sont presque uniquement composés de cholestérine ; c'est cette substance qui
donne aux lames leur brillant. La forme particulière qu'affecte cette partie intermédiaire est due au mode de cristallisation de la cholestérine ; mais, le plus ordinairement,
cette cristallisation est plus ou moins obscurcie par son
mélange avec une quantité variable de matière colorante,
et ces stries brillantes ne se montrent que çà et là ou sont
tout à fait cachées. Cette partie striée offre des couleurs
variées : on la trouve ordinairement brunâtre, jaunâtre ;

dans quelques cas, d'un jaune clair, fauve, blond, etc. On y remarque des zones de couleurs différentes.

Quelques calculs sont entièrement formés de stries radiées, et alors les couches corticales et le noyau sont à peine visibles : cela a lieu surtout dans les calculs blancs, tout à fait cholestériques ; les filets s'étendent jusqu'à la circonférence, et, dans quelques cas, viennent même y faire saillie. L'enveloppe corticale, très-mince, se moule sur cette forme. Les gros calculs offrent la disposition striée on ne peut plus apparente ; dans les moyens, cette disposition, quoique moins prononcée, se voit encore très-bien ; mais, dans les petits calculs, où il y a moins de cholestérine, on ne la trouve que très-peu.

Les *couches corticales* existent presque constamment, quoique leur présence soit parfois difficile à reconnaître. Généralement disposées avec assez de régularité, elles sont plus ou moins nombreuses, minces, et distinctes l'une de l'autre, quoique très-adhérentes. Elles forment aux calculs à facettes de petites calottes irrégulières. On voit, dans quelques cas, ces couches séparées par de petits dépôts d'une matière noirâtre et friable. Quelques calculs sont entièrement formés de couches successives jusqu'au noyau. Dans ceux d'une grosseur extraordinaire, elles en constituent, en général, le surcroît. Elles sont complètes dans les calculs arrondis ou oblongs ; mais lorsque la forme est irrégulière, aplatie en divers sens, on remarque, soit aux extrémités, soit en divers points, des couches partielles qui contribuent à augmenter cette forme, et qui sont tantôt en dehors, tantôt en dedans des couches complètes.

Les couches corticales ont des couleurs très-variées. Ordinairement d'un brun plus ou moins foncé, elles sont parfois noires, et dans quelques cas, d'une teinte fauve-claire, jaune-serin, verdâtre. Assez souvent, sur le même calcul, on remarque plusieurs couleurs très-tranchées. Les

couches extérieures sont ordinairement les plus colorées;
elles sont presque entièrement constituées par la matière
colorante de la bile ; cependant, dans les calculs de cholestérine, où elles sont blanches et presque transparentes,
c'est cette substance elle-même qui les forme. En examinant de près les couches corticales, on y distingue presque
toujours des stries radiées qui se portent de la circonférence au centre, et qui semblent former un entre-croise-
ment avec la direction de ces couches ; souvent elles sont
brillantes, ce qui est dû au dépôt de la cholestérine au
milieu de la matière colorante.

Caractères physiques de la gravelle biliaire. — Nous
avons dit qu'il ne fallait regarder comme appartenant à la
gravelle biliaire que les concrétions qui sont au-dessous
du volume de la plus petite lentille et qui n'offrent aucune
apparence de la structure des calculs. La consistance, la
couleur et le volume des grumeaux ou des petits grains
qui composent cette gravelle, varient suivant les espèces.
Pour mieux préciser les caractères de cette affection, nous
admettrons trois variétés : gravelle cholestérique, gravelle
pigmentaire ou de matière colorante, et gravelle mélanique ou charbonneuse.

Gravelle cholestérique. Les petits grumeaux qui la constituent prennent la couleur de la bile ou des fèces au milieu
desquelles on les trouve. Leur surface est onctueuse. Leur
volume est variable depuis le plus petit jusqu'à celui d'une
grosse lentille et plus. Sans consistance et s'affaissant entre
les doigts, ils n'ont pas de forme distincte et se moulent
sur les parties où ils appuient. On leur trouve une composition homogène, comme graisseuse, et une couleur d'un
blanc grisâtre à l'intérieur. La cholestérine qui les forme,
et qui provient de la décomposition des corps gras dans
l'économie animale, se joint quelquefois à un peu de bile
épaissie ou à du mucus ; elle n'est pas cristallisée. De la

matière colorante s'y mêle assez souvent et recouvre la cholestérine. C'est ce mélange qui forme les granulations si nombreuses, encore amorphes, qu'on trouve dans la vésicule. La loupe y fait déjà apercevoir de nombreuses petites facettes. Ces grumeaux se trouvent aussi dans les conduits. Il est des personnes qui en rendent une très-grande quantité.

Gravelle pigmentaire ou *de matière colorante*. Elle est constituée par le pigment ou matière colorante de la bile, condensée et agminée en grains plus ou moins petits Cette matière, en commençant à se déposer dans cette humeur, la rend grumeleuse. On trouve assez souvent dans la vésicule, et même dans les conduits biliaires de l'homme, de nombreuses et fines concrétions brunâtres, sans organisation, dans lesquelles la matière colorante domine de beaucoup la cholestérine, et qui doivent être rapportées à cette variété de la gravelle. La matière colorante se dépose quelquefois sous forme de détritus, qui passent avec les matières fécales.

Gravelle mélanique ou *charbonneuse*. Tantôt la matière formant cette gravelle est en poudre, tantôt elle forme une agglomération de petits grains ; tantôt, enfin, c'est un magma noir et plus ou moins consistant. Je conserve 15 grammes environ d'une matière charbonneuse pulvérulente que j'ai recueillie, il y a une vingtaine d'années, dans la vésicule d'une vieille femme ; cette poudre est hygrométrique ; sa saveur est très-amère. Quelquefois, les petits grains qui la constituent se réunissent et forment alors des calculs d'une bizarre irrégularité et hérissés de pointes fragiles. La matière mélanique forme, dans quelques cas, des masses du volume d'une petite lentille ; on la trouve dans les follicules de la muqueuse de la vésicule, et, par la pression, on la fait transsuder sous forme de vermisseaux. Enfin, je crois devoir rapporter à cette même variété des concrétions noires, aplaties, ovalaires, de structure homogène, à cassure semblable à celle de la cire à cacheter, que j'ai déjà citées plusieurs fois et dont il sera surtout question sous le rapport chimique.

Caractères chimiques des diverses espèces de concrétions biliaires. — Les calculs qu'on rencontre le plus ordinairement sont, comme nous l'avons dit, composés d'un mélange, en proportion variable, de cholestérine et de matière colorante de la bile. Ces deux substances, presque toujours réunies, isolées dans quelques cas, sont tantôt confondues ensemble et tantôt disposées en couches uniformes. La composition de ces calculs n'est donc pas compliquée, et nous n'aurons, sous ce rapport, qu'à établir deux divisions. Nous nous occuperons, ensuite, des calculs mélaniques, et, enfin, de quelques parties accessoires qu'on trouve dans les diverses concrétions.

Calculs de cholestérine. Ce sont les calculs blancs, cristallins, légers, dont il a été question aux *Caractères physiques.* Dans les plus transparents, il est rare qu'il ne se trouve pas une certaine proportion de matière colorante. Ces corps ont toutes les propriétés chimiques de la cholestérine ; ces propriétés sont les suivantes :

Les calculs de cholestérine, unis à une petite quantité de matière colorante, lorsqu'on les expose à la flamme d'une bougie, se fondent en pétillant et en donnant lieu à des jets de lumière, à la manière des corps gras. Si l'action du calorique s'effectue dans une cuillère d'argent, ils ne tardent pas à se convertir en un liquide transparent, exhalant une odeur de graisse chaude, se reprenant par le refroidissement en une masse cristalline et radiée, blanche si la cholestérine est pure. Lorsque l'on continue l'action du calorique, des vapeurs fuligineuses apparaissent, la matière s'enflamme et brûle sans laisser de résidu. Si on la distille, elle se volatilise sans éprouver d'altération.

L'éther est le dissolvant le plus actif des calculs de cholestérine. L'un d'eux pesant 50 centigrammes, d'un blanc jaunâtre, plongé en entier au milieu de ce réactif, a été totalement disgrégé en moins de deux heures. La cholestérine que l'on obtient par l'évaporation de l'éther est parfaitement blanche et pure, ce dissolvant n'ayant aucune action sur les autres éléments des calculs.

L'alcool n'a que peu d'action à froid sur la cholestérine ; mais celle-ci ne tarde pas à s'y dissoudre, si cet agent est à l'état d'ébullition. 100 parties d'alcool bouillant, d'une densité de 0,816, dissolvent 18 parties de cholestérine.

L'essence de térébenthine, comme l'éther, dissout à froid la cholestérine des calculs, mais avec beaucoup plus de lenteur. Un fragment de même nature que celui mis dans l'éther, et du poids de 60 centigrammes, n'a été complétement attaqué que trente heures après avoir été placé dans l'essence. Les calculs plongés dans cette huile, et exposés au bain de sable chaud, éprouvent une altération bien plus sensible.

La potasse et la soude caustiques, en solution étendue, n'agissent nullement sur la cholestérine des cholélithes. Cette substance est également insoluble dans l'eau.

La cholestérine prend une couleur orangée par le contact de l'acide sulfurique concentré, à la température ordinaire. Traitée par son poids d'acide nitrique bouillant, elle est décomposée et convertie en un acide particulier d'une couleur orangée, d'une odeur analogue à celle du beurre, d'une saveur faible et styptique, fusible à 58 degrés, soluble dans l'alcool, d'où l'eau le précipite et le fait obtenir par l'évaporation sous forme de petites aiguilles blanchâtres.

Calculs de matière colorante. On a vu qu'ils sont les plus communs, que leur nuance est très-variable et qu'ils sont plus pesants que ceux de cholestérine. Tantôt ils contiennent à peine 1 pour 100 de cholestérine ; tantôt il y a presque autant de cholestérine que de matière colorante.

La matière colorante est moins connue que la choles-térine, sous le rapport de ses propriétés chimiques. Privée de cholestérine par l'éther, elle se présente sous forme de poudre, quelquefois jaunâtre, mais le plus souvent d'un brun plus ou moins rougeâtre, sèche, friable, sans odeur, brûlant sans se fondre, en dégageant une odeur empyreu-matique ammoniacale, et laissant un résidu charbonneux abondant. Mise en contact avec l'eau, elle s'y gonfle légè-rement, et, sans s'y dissoudre, lui communique une teinte légèrement ambrée. L'alcool n'a aucune action sur elle. Mais elle se dissout dans les alcalis ; le meilleur dissolvant est l'hydrate potassique ; la dissolution obtenue par la digestion est d'un jaune clair et devient d'un brun verdâtre à l'air. L'ammoniaque caustique la dissout aussi. Traitée par l'a-cide nitrique, elle donne une réaction ; si l'on ne met pas trop d'acide à la fois, la liqueur devient verte, puis bleue, violette, et enfin rouge ; le changement de couleur s'o-père dans l'espace de quelques secondes. La matière co-lorante des calculs offre les mêmes caractères que ceux qui ont été constatés dans la matière colorante de la bile.

Les diverses couleurs que prend cette matière colorante avec l'acide nitrique annoncent que sa nature est com-plexe. D'après Berzélius, elle est formée de biliverdine et de bilifulvine, comme celle de la bile. Des expériences, entreprises sur ma demande par M. Garot, tendent à prou-ver aussi que la matière colorante des calculs n'est pas simple. Ce savant chimiste, ayant traité par l'essence de térébenthine la matière colorante obtenue par l'éther, a observé que l'essence n'en dissolvait qu'une partie et qu'elle se colorait en jaune verdâtre. Si l'on recueillait sur un filtre la partie non dissoute, après l'avoir lavée avec de l'éther pour la priver d'essence, et si on la faisait sécher, cette nouvelle matière acquérait une teinte rougeâtre. Ces deux substances traitées par la potasse caustique et le mélange saturé par un acide, on obtenait avec la première des flocons verdâtres, et avec la seconde des flocons rougeâtres. Ainsi deux substances concourent à former cette partie des calculs biliaires.

Calculs mélaniques. Nous rangeons sous cette dénomination plusieurs variétés de calculs noirs dont les caractères chimiques diffèrent cependant d'une manière notable : les calculs mélaniques charbonneux, et les calculs mélaniques résineux.

Lorsqu'on a enlevé aux calculs *charbonneux*, par les dissolvants ordinaires, tels que l'eau, l'alcool, l'éther, les acides et les alcalis, la petite quantité de matière qui y est soluble, il reste une masse insoluble, foncée en couleur et insipide, qui, exposée à l'action du calorique, ne tarde pas à se charbonner et à brûler sans se fondre, en donnant lieu à une odeur empyreumatique animale. D'après M. Bérard, professeur de chimie à Montpellier, ces calculs dépendraient d'une altération de la matière colorante, altération où la proportion du carbone serait notablement augmentée. Ce qui démontre qu'ils ne sont pas formés de charbon pur, c'est qu'ils ne sont pas décolorés par le chlore.

Quant aux calculs mélaniques *résineux*, il faut remarquer que leur rareté doit dépendre de ce qu'il existe peu de conditions favorables à la solidification du principe essentiel de la bile, en raison de sa grande solubilité dans l'eau. La science ne possède qu'un petit nombre de faits pour admettre cette variété de calculs. Orfila, M. Caventou et plusieurs autres chimistes ont constaté seulement une faible quantité de picromel dans quelques calculs. A cette catégorie, je dois rapporter les calculs singuliers, à cassure semblable à celle de la cire à cacheter, que je n'ai rencontrés qu'une seule fois. M. Garot a bien voulu encore

17.

les examiner, et il a fait sur eux les observations qui suivent :

Ils se broient avec facilité en donnant lieu à une poudre jaune-verdâtre, comparable à de l'aloès pulvérisé. L'alcool, les solutions alcalines et l'essence de térébenthine dissolvent cette poudre presque en totalité. Aussitôt qu'elle est en contact avec l'éther, elle ne tarde pas à s'y dissoudre en entier, moins une très-minime quantité de matière poisseuse blanchâtre. Après filtration et évaporation, on obtient un enduit jaune-verdâtre, sec et friable, s'enlevant par écailles de dessus la capsule, sans odeur, se fondant par le calorique en un liquide transparent, et ne tardant pas à bouillir si l'on continue l'action du feu, en donnant lieu à des vapeurs d'une odeur balsamique jusqu'à ce qu'il soit réduit en charbon léger et friable. La matière non dissoute par l'éther, et qui est en très-minime quantité, se dissout en totalité dans l'alcool, en produisant par l'évaporation un enduit jaunâtre peu soluble dans l'eau ; mise en contact avec la potasse caustique, il y a dégagement d'odeur urineuse ammoniacale. La conclusion est que la première de ces substances jouissant de toutes les propriétés attribuées aux résines, on peut supposer que les calculs en question sont formés par la résine de la bile presque pure, unie seulement à une très-faible quantité de matière animale muqueuse ou albumineuse.

Calculs à substances salines. Dans des circonstances rares, on a trouvé dans les voies biliaires des calculs qui, à l'analyse chimique, étaient formés, en grande partie, de substances salines. Mais on trouve assez souvent ces mêmes substances associées, en minime proportion, avec les parties composantes les plus habituelles. — Dans un calcul extrait de la vésicule d'un homme vivant, M. O. Henri a constaté : Carbonate de chaux, 72,70 ; phosphate de chaux, 13,51 ; oxyde de fer, 2,98 ; alumine, 10,18. Dans les au-

tres cas où les matières salines se trouvaient en faible proportion, on a rencontré du phosphate de chaux, de magnésie, du carbonate de soude, de chaux, de l'oxyde de fer.
— La composition des calculs de la première catégorie diffère tellement des calculs ordinaires, qu'on doit supposer
qu'ils se sont formés dans des circonstances tout à fait
accidentelles. Il est probable qu'ils ont pris naissance dans
une vésicule contenant du mucus ou du pus, et ne communiquant plus depuis longtemps avec le reste des voies
biliaires.

*Parties accessoires qu'on trouve dans les calculs biliai-
res.* Leur énumération complétera l'histoire chimique de
ces calculs. Ces parties sont l'eau, le mucus, l'albumine,
la bile. L'*eau* existe dans les calculs en grande proportion,
comme dans toutes les parties du corps humain; on a
trouvé de ce liquide 48 pour 100. Le *mucus* se rencontre
souvent dans l'enveloppe des calculs ; il joue un rôle important dans l'agrégation des particules de cholestérine et de
matière colorante. L'analyse a quelquefois fourni 10 pour
100 d'*albumine.* La *bile*, dans les calculs ordinaires, se
borne à colorer et à imprégner leur surface à l'état frais,
et, dans un assez grand nombre, on trouve des parcelles
de bile, parfois liquide, qu'on reconnaît à son extrême
amertume; on a vu que le noyau paraissait souvent formé
de petits grumeaux biliaires.

*Relations qui existent entre la structure et la composi-
tion chimique des calculs.* — Ces relations seront faciles à
saisir, maintenant que nous avons étudié les divers caractères des calculs. Les recherches microscopiques nous ont
appris que la matière colorante n'est pas entièrement dissoute dans la bile, et qu'une partie en est naturellement
précipitée ; de plus, que la cholestérine n'y est qu'à l'état
de suspension. Il résulte de cela que les matériaux qui
composent les cholélithes, étant formés à l'avance, sont

déjà isolés dans le véhicule biliaire; qu'ils y apparaissent avec des caractères distincts, et peuvent être considérés comme des calculs microscopiques.

De telles conditions font concevoir la facilité avec laquelle les calculs s'engendrent. Lorsque, sous l'influence de causes générales, la sécrétion de la bile est modifiée, de manière qu'il y ait augmentation dans la proportion normale des matériaux en suspension, lorsque, par l'action absorbante, les matériaux de cette humeur sont concentrés, la plus légère cause occasionnelle suffit pour déterminer la cohésion des corpuscules qui y flottent. Un grumeau muqueux, une parcelle de matière colorante, une paillette de cholestérine, un petit caillot sanguin peuvent servir de noyau. A plus forte raison, un corps étranger, accidentellement formé ou introduit dans les voies biliaires, est-il capable de remplir le même rôle et d'occasionner le même résultat. Les molécules en suspension se précipitent autour de ce point, la cholestérine avec son groupement cristallin, la matière colorante avec ses couches reconnaissables. Le mucus favorise l'agglutination de tous les matériaux; il s'intercale entre les dépôts successifs, entre les cristallisations cholestériques; il se mélange même avec la matière colorante, laquelle y est probablement à l'état d'altération. Le calcul, enfin, présente l'organisation que nous avons décrite.

L'espèce des calculs dépend sans doute de l'état dans lequel se trouve la bile. La cholestérine doit y dominer beaucoup lorsque, autour d'un petit noyau, elle forme d'abondantes cristallisations; la matière colorante, au contraire, doit y exister en excès, lorsque se produisent ces calculs bruns où l'on remarque à peine quelques points brillants. Ne doit-on pas supposer aussi, d'après l'examen de ces belles cristallisations, revêtues d'épaisses couches de matière brunâtre, qu'il a été un temps où la cholesté-

rine abondait dans la bile, et que plus tard la matière colorante se déposait seule en grande quantité ? Quant aux
concrétions mélaniques pulvérulentes ou en petits grains
agminés , et à celles qui paraissent résineuses, un mystère
profond règne sur leur formation, et l'on serait même em-
barrassé d'émettre à cet égard des conjectures. Leurs causes ne sont pas moins obscures.

On possède bien peu de données sur le temps que les calculs biliaires mettent à se former. Les concrétions cholestériques ou celles de matière colorante, qui constituent
les deux variétés les plus communes de la gravelle, peuvent
sans doute se produire avec rapidité, soit par suite d'un
régime particulier ou d'un état maladif ; mais il est rationnel
de penser qu'il faut un très-long temps pour que les calculs
arrivent à une certaine organisation, et surtout pour qu'ils
présentent ces formes cristallines et ces couches nombreuses dont nous avons donné la description. Comme les
plus petites concrétions ne déterminent souvent aucune
souffrance locale ; que, même en s'engageant dans les conduits, elles ne produisent que des coliques vagues, l'attention est à peine appelée sur leurs premiers symptômes, et,
sous ce rapport, le commencement de leur existence reste
encore incertain. Il est probable que l'accroissement de
ces corps n'est pas continu, qu'il varie suivant les saisons
et diverses autres circonstances ; qu'à certaines époques,
la bile cédant plus ou moins de ses matériaux, la disposition lithiasique est plus ou moins prononcée. Les différences qu'on trouve dans le volume des calculs annoncent la
prolongation de cette disposition.

Au reste, les circonstances qui préparent ces résultats
appartiennent à l'ordre physiologique et pathologique, et
nous y reviendrons dans les paragraphes suivants. Bornons-
nous ici à remarquer que l'influence des causes générales
modifiant la constitution matérielle de la bile, il peut en

résulter une diminution dans la quantité de la soude qui tient la matière colorante en suspension, et, par suite, cette matière colorante, se trouvant en excès par rapport à son dissolvant, doit se précipiter. On a fait jouer un rôle aux acides dans la production des calculs ; on sait, en effet, que la matière colorante, dissoute dans une liqueur alcaline, en est précipitée par les acides ; on sait aussi que quelques gouttes d'acide, ajoutées à la bile, en séparent, au bout de peu d'heures, de la cholestérine et des acides gras. D'après cela, on se demande si l'on ne pourrait pas expliquer, par une réaction acide que la bile aurait prise, le dépôt d'une petite quantité, soit de matière colorante, soit de matière grasse, et, en définitive, le commencement de formation des calculs.

§ II. — DES CIRCONSTANCES QUI FAVORISENT LA FORMATION DES CALCULS BILIAIRES.

L'existence des concrétions biliaires, dans les diverses classes d'animaux où s'accomplit la sécrétion de la bile, prouve qu'elles peuvent se produire indépendamment des conditions dans lesquelles se trouve l'espèce humaine. Il faut donc faire dériver du seul fait de la constitution de la bile l'aptitude de cette humeur à donner ces produits, aptitude qu'on ne trouve pas au même degré dans les autres liquides de l'économie. Cette constitution intime de la bile ne variant pas essentiellement, en effet, dans la série animale, il devient facile de concevoir la généralité de leur existence.

Nous avons déjà parlé de quelques conditions chimiques qui expliquent la formation si fréquente des cholélithes, et qui sont l'expression d'un état consécutif à la sécrétion de la bile ; mais il est d'autres états, soit physiologiques, soit pathologiques, dont l'action s'est fait sentir antérieurement d'une manière directe ou indirecte, et qui doivent se rapporter à la causalité. Ils tiennent à l'âge, au sexe, au tempérament, à l'hérédité, aux saisons et aux climats, à la disposition des voies biliaires, aux corps étrangers· qui peuvent s'y introduire, aux conditions susceptibles de ralentir le cours de la bile, à l'alimentation. Diverses circonstances coïncidentes peuvent encore être notées, sans qu'il soit possible de déterminer au juste leur mode d'influence sur la production des concrétions.

Age. Pendant la vie fœtale, la formation des calculs a de faibles chances, la bile ne parvenant dans la vésicule que vers le septième mois, et la plus grande partie, de cette époque jusqu'à la naissance, s'écoulant directement dans le duodénum. Après celle-ci, l'activité digestive, s'opposant à un long séjour de la bile dans son réservoir, explique leur rareté, et il en est encore de même dans l'adolescence, où cette activité se prolonge. Toutefois, l'immunité des premières périodes de la vie est loin d'être absolue, et les auteurs citent des exemples de calculs trouvés dans· la vésicule de nouveau-nés et d'enfants très-jeunes. D'après des relevés. faits par Valther et par nous-même, la plus grande fréquence des concrétions biliaires est de trente à quarante ans, puis de quarante à soixante, et enfin de soixante-dix à quatre-vingts. D'autres relevés montrent la plus grande fréquence des accidents produits par les calculs, chez la femme, de trente à quarante ans ; mais l'existence de ces concrétions est très-commune chez les femmes âgées.

Sexe. L'influence du sexe ne peut être mise en doute, quoiqu'on l'ait considérée diversement. Les relevés de Valther et les nôtres donnent une part un peu plus forte au sexe féminin. Au reste, il est certain que l'on rencontre beaucoup plus fréquemment des calculs aux autopsies des vieilles femmes de la Salpêtrière que dans celles des vieillards de Bicêtre.

Tempérament. On a généralement remarqué que les individus qui avaient le teint jaune et les autres attributs du tempérament bilieux, étaient très-fréquemment atteints de calculs. — L'obésité a été rangée parmi les causes prédisposantes; quoiqu'elle réclame de nouvelles observations, un grand nombre de personnes atteintes de coliques hépatiques sont des femmes ayant de l'embonpoint.

Hérédité. L'affection calculeuse du foie paraît être souvent héréditaire. M. le docteur Petit, qui, à Vichy, a l'occasion de voir beaucoup de maladies hépatiques, dit connaître un certain nombre de familles dans lesquelles cette disposition lithiasique s'est transmise héréditairement. Chez l'une d'elles, presque tous les enfants en avaient été atteints, et quelques-uns même dans un assez jeune âge, malgré la rigoureuse observation des prescriptions médicales. Comment alors expliquer pourquoi le pigment se dépose? pourquoi la cholestérine s'accroît? Ce sont des modifications intimes, idiosyncrasiques, dont la cause nous échappera sans doute toujours.

Disposition des voies biliaires. L'existence de la vésicule est par elle-même une circonstance favorable à la formation des calculs; mais, quelque puissante que soit l'influence de ce réservoir, elle n'est pas une condition indispensable, car, chez un homme qui en était dépourvu, on a rencontré des cholélithes, et il peut s'en former dans l'intérieur du foie. Le col de la vésicule étant plus élevé que le foie, et le canal cystique formant un angle avec cette poche en l'abandonnant, il résulte de cette disposition que la bile, entraînée dans la partie la plus basse par son propre poids, ne peut en sortir que par un mouvement d'ascension. Cette liqueur a donc une tendance à y séjourner; mais cette tendance sera encore accrue si les membranes de la vésicule sont dans un état de laxité, cas dans lequel le réservoir se laissera distendre de plus en plus par la bile. Lorsque la vésicule présente des anfractuosités natives ou acquises, elles favorisent le séjour de l'humeur biliaire, la concentration de ses éléments, et, par suite, la naissance des cholélithes. La stase de cette humeur est encore facilitée par l'étroitesse et l'obliquité des valvules du canal cystique.

Corps étrangers introduits dans les voies biliaires. Cette circonstance, fréquente dans les voies urinaires, est, comme on doit le penser, bien rare dans les voies biliaires. Nous avons déjà indiqué le petit nombre de faits dans lesquels des corps étrangers étaient devenus le noyau d calculs. Non-seulement cela peut avoir lieu dans la vésicule, mais encore dans le conduit digestif.

Conditions qui ralentissent le cours de la bile. La vieillesse, époque de la vie où la bile circule mal, l'âge mûr lui-même, où déjà l'activité des fonctions diminue, prédisposent à l'affection calculeuse du foie. La vie sédentaire est sans doute la cause qui la rend plus commune chez les femmes. Il en est de même du séjour au lit, du sommeil prolongé, de la vie de cabinet, de l'habitude des veilles et de toutes les circonstances qui rendent le repos forcé, surtout de celles qui tiennent le corps penché en avant. Par les mêmes raisons, les calculs sont très-fréquents chez les prisonniers, comme cela a été constaté par plusieurs observateurs.

La chlorose, dans laquelle les organes sont sans action, la mélancolie, l'hypochondrie, les passions tristes, les chagrins, en raison du trouble général qui en résulte pour la nutrition, sont regardés comme des causes prédisposantes. On a encore rangé parmi ces causes la diminution de la quantité d'eau prise en boisson, l'augmentation de la transpiration, l'excitation de la sécrétion urinaire et intestinale par l'usage des diurétiques et des purgatifs. Toutes ces causes, comme on le comprend, n'ont qu'une influence bien éloignée.

Mais il n'en est pas de même de l'obstruction des conduits biliaires, par suite de laquelle la bile s'amasse en grande quantité : c'est là une des causes les plus puissantes de la production des concrétions lithiques. Il n'est pas vrai, comme on l'a dit, au moins dans les circonstances ordinaires, que la bile en stagnation dans des vases produise des concrétions ; certaines conditions de la vie paraissent nécessaires pour leur formation.

Alimentation. L'influence de l'alimentation sur la production des calculs a été bien diversement appréciée. On en a accusé les aliments acides, âpres, secs, crus, farineux, gras, indigestes, les vins aigres, les spiritueux, la bière récente. Il paraît certain que les liquides absorbés dans les intestins par les veines mésaraïques doivent modifier le sang de la veine porte, et par suite la bile ; mais la nature de cette modification est bien difficile à déterminer. On a observé, depuis longtemps, qu'un régime trop animalisé produisait à la longue la formation de ces concrétions. Si les personnes qui usent de ce régime ne font pas d'exercice, leur sang, comme leur tissu cellulaire, se charge de matériaux graisseux, abondants en carbone; leurs poumons, ne fonctionnant plus avec activité, ne brûlent pas, dans l'acte respiratoire, le carbone devenu en excès dans le sang, car on a vu que, sous ce rapport, les poumons et le foie ont une action analogue ; la bile se charge alors de ces matériaux et précipite de la cholestérine. Il faut toujours admettre que des dispositions tout à fait individuelles se lient à la lithiase biliaire et augmentent ses chances de production. Les principales causes, sans ces dispositions, seraient le plus souvent insuffisantes pour déterminer cette affection.

Saisons et climats. Les saisons ont-elles une influence
sur la formation des calculs biliaires? L'abaissement de la
température peut la favoriser en diminuant la solubilité des
divers éléments de la bile. A Bicêtre et à la Salpêtrière, on
croit avoir trouvé ces concrétions plus souvent en hiver
qu'en été. Quelques auteurs ont aussi avancé qu'elles étaient
plus communes dans les pays du nord.

Coïncidences diverses. L'inflammation de la vésicule a
été indiquée comme une cause de calculs biliaires; elle
peut bien y être pour quelque chose par l'augmentation du
mucus, lequel joue un rôle incontestable dans l'agrégation
des matériaux lithiques. Nous avons déjà fait remarquer
que les calculs à bases salines paraissent prendre origine
au milieu du mucus ou du pus; mais, dans les cas ordinaires, l'inflammation n'existe pas, et lorsqu'elle existe,
elle est plutôt consécutive que primitive.

D'après les recherches de MM. Becquerel et Rodier, la
cholestérine augmenterait dans le sang sous l'influence de
la diète et des phlegmasies; dans celles-ci, la quantité de
cette substance deviendrait doublé. Les matériaux qui constituent la bile restent dans le sang et s'y accumulent. Au
retour de l'alimentation, et après la cessation de l'inflammation, la cholestérine, passant en plus grande quantité
que de coutume dans la bile, peut y déterminer la formation de concrétions. Les maladies du foie ne doivent pas
être sans influence sur la production des cholélithes, la
bile subissant alors des altérations diverses.

On a signalé l'omission d'une saignée habituelle et la
suppression du flux hémorrhoïdal comme pouvant donner
lieu au développement des calculs biliaires. Si l'absence
de ces évacuations est capable de modifier le sang et par
suite la bile, la modification qui en serait le résultat peut-
elle aller jusqu'à déterminer cette affection?

Les pierres biliaires coïncident fréquemment avec celles

des reins et de la vessie urinaire. Cette réunion morbide
ne peut guère être considérée comme fortuite, car, malgré
la différence de composition des pierres biliaires et des
urinaires, les mêmes causes tendent à produire les unes
et les autres. On a vu souvent, d'autre part, les calculs biliaires exister en même temps que la goutte, et l'on a prétendu que cette maladie agissait sur la bile et augmentait
sa viscosité.

§ III. — DE LA PRÉSENCE DES CALCULS DANS LES DIFFÉRENTES
PARTIES DES VOIES BILIAIRES ; ALTÉRATIONS ET SYMPTÔMES
QUI EN RÉSULTENT.

Partout où la bile se forme, coule ou séjourne, des calculs peuvent se former. On en trouve dans les radicules et
les racines du conduit hépatique, dans la vésicule, dans le
conduit cystique et dans le conduit cholédoque. Dans chacune de ces divisions, les concrétions biliaires produisent
des altérations anatomiques variées, et il en résulte aussi
des symptômes différents, suivant le lieu où elles se développent. Les sujets chez lesquels existe une disposition lithiasique du foie, et dont la bile charrie des granulations
ou des grumeaux plus ou moins consistants, sont tourmentés de douleurs hépatiques vagues, souvent très-pénibles.
Mais quand les concrétions sont plus volumineuses, il n'en
est plus de même : leur séjour et surtout leur passage dans
les conduits déterminent des douleurs quelquefois atroces,
et qui ont reçu le nom de *coliques hépatiques*. On doit
y rapporter beaucoup de douleurs appelées *crampes
d'estomac*.

1° *Calculs dans les radicules et les racines du conduit
hépatique*. — Quoiqu'il soit assez rare de rencontrer des
calculs dans cette partie des voies biliaires, cependant beaucoup d'ouvrages en font mention. Ces concrétions se pré-

sentent quelquefois sous forme pulvérulente, mais le plus
ordinairement sous celle de petits grains ou de grumeaux
de volume inégal, irréguliers, grisâtres, brunâtres, noirâtres, verdâtres, de couleur de bile. Ces petits corps, sus-
pendus dans l'humeur biliaire, suivent son cours. Ilscon-
stituent la *gravelle biliaire*. La plupart renferment de la
bile épaissie.

Dans quelques cas, on a trouvé toutes les racines du
conduit hépatique, jusqu'aux plus ténues, remplies de concrétions. Leur quantité était innombrable, et, à l'incision,
tout l'organe hépatique en paraissait rempli. On a vu,
dans les racines de ce conduit, des calculs ayant une forme
ramifiée ; quelques-uns étaient creux en dedans. J'en ai
rencontré moi-même ayant cette double forme dans les
racines principales du conduit hépatique ; ils étaient noirs,
avaient 9 millimètres dans leur plus grand diamètre. Des
incrustations calculeuses peuvent se produire sur leurs parois. C'est à l'intérieur du foie qu'on a remarqué les calculs ayant pris l'aspect de grains de chapelet réunis.

Les racines du conduit hépatique sont quelquefois énormément dilatées ; c'est ce qui arrive plus particulièrement
lorsqu'il y a obstruction de ce conduit ou du cholédoque.
Les calculs qui s'y forment alors peuvent acquérir un volume considérable. Une inflammation adhésive, dans certains cas, oblitère partiellement leur trajet. La bile comprise entre la granulation sécrétante et le point oblitéré
s'épaissit graduellement et se réduit en une sorte d'extrait :
de là, les qualités particulières des calculs qui s'y forment.
Dans des foies d'enfant surtout, on a trouvé un très-grand
nombre de petites tumeurs à une ou plusieurs loges, presque toutes remplies de concrétions biliaires, quelquefois
seulement d'une bile épaissie ; quelques-unes de ces tumeurs soulevaient la surface du foie ; les parois de leurs
kystes étaient épaisses et résistantes. Toutes ces tumeurs

se trouvaient disséminées au milieu d'un tissu hépatique
sain; elles tenaient sans doute à l'oblitération de distance
en distance des radicules biliaires atteintes par l'inflammation adhésive.

Il est des cas où les calculs, après avoir pris origine dans
les conduits, perforent leurs parois, passent dans le tissu
même du foie et perdent toute communication avec eux.
Ce n'est que de cette manière qu'on peut expliquer la présence dans le parenchyme hépatique des calculs qui y ont
été rencontrés par plusieurs observateurs. Autour de ces
calculs existaient des kystes épais et durs. Dans un cas,
des fragments de cholestérine étaient dispersés dans la
masse du foie.

Les conduits biliaires supplémentaires ne sont pas eux-
mêmes à l'abri des calculs ; M. Cruveilhier en a vu deux
petits dans un conduit de ce genre.

Le tissu hépatique est bien loin d'être toujours sain autour des calculs. On l'a souvent trouvé induré, enflammé,
contenant du pus.

*Symptômes déterminés par les calculs dans les racines
et les radicules du conduit hépatique.* — Les concrétions
des conduits biliaires intra-hépatiques étant ordinairement très-petites, sont entraînées par le cours de la bile
et parcourent ces conduits sans y séjourner longtemps.
Elles n'y déterminent, en général, qu'une sensation passagère, plus ou moins pénible et se renouvelant à des intervalles variés. Les souffrances qui en résultent ne sont le
plus souvent que locales ; mais, dans certains sujets d'une
constitution névropathique, ces souffrances peuvent retentir sur toute l'économie et produire sur celle-ci l'atteinte
la plus grave. Dans ces malheureuses dispositions, aux
symptômes locaux, il se joindra les phénomènes les plus
variés : ainsi, des douleurs qui se répandront dans les diverses parties de l'abdomen, le thorax et les épaules, dans les

membres, le crâne, en un mot dans toutes les parties du corps. Ces douleurs seront lancinantes, surviendront avec la rapidité d'une secousse électrique ; elles prendront parfois une forme intermittente, seront plus fortes pendant la nuit, et simuleront une foule d'affections.

Si les concrétions sont arrêtées et produisent une stase partielle dans le cours de la bile, la douleur sera continue et se fera sentir dans un point plus limité ; elle consistera alors plus particulièrement en un sentiment de plénitude et de distension. Cependant, presque toujours, la bile pouvant filtrer entre ces corps ou sur leurs côtés, ce n'est que dans des circonstances rares que l'ictère, qui est la conséquence de la rétention de cette humeur, vient à se développer.

Dans les cas où des calculs, en quantité innombrable, remplissent en quelque sorte les racines du canal hépatique, dans ceux aussi où, réunis en chapelet ou ayant une forme ramifiée, ils occupent un lieu fixe et plus ou moins étendu, ils produiront des symptômes encore plus prononcés. Il en sera de même, particulièrement, lorsque des concrétions se trouvent au milieu de la substance hépatique.

Dans tous ces cas, la gêne, le malaise, les douleurs doivent augmenter dans diverses circonstances, par exemple quand l'estomac est rempli, lorsqu'on fait une grande inspiration, lorsqu'on se baisse, ainsi que dans la plupart des mouvements, surtout s'ils exigent quelque effort. Il arrive souvent que les symptômes qui dépendent des concrétions sont masqués par ceux des lésions qu'elles-mêmes occasionnent, lésions fort graves et qui consistent dans l'hépatite, les abcès du foie, etc.

2° *Calculs dans le conduit hépatique.* — On trouve bien plus rarement des calculs dans le conduit hépatique que dans les autres parties de l'appareil biliaire. La raison en est simple : d'une part, ces concrétions étant déjà assez rares dans les racines de ce canal, il ne peut en descendre dans sa capacité qu'une quantité proportionnelle ; et, d'autre part, ceux qui y arrivent étant, en général, petits relativement à son volume, ne s'y arrêtent que très-peu. S'il est possible que les corps, en s'échappant de la vésicule par le canal cystique, puissent remonter dans le canal hépatique et s'y arrêter, cela doit être extrêmement rare. Ils ne pourraient donc guère prendre origine dans le canal hépatique qu'autant qu'il s'y formerait des brides ou des vacuoles.

Les auteurs rapportent un certain nombre d'exemples de calculs arrêtés dans le canal hépatique. On en a remarqué à la jonction de ce conduit et du cholédoque. Dans un cas où les canaux cystique et cholédoque étaient oblitérés, le conduit hépatique était très-dilaté et rempli de concrétions biliaires. Quelquefois, l'accumulation de ces calculs donne au canal un aspect bosselé, surtout lorsqu'il en est complétement obstrué. Dans une observation, le conduit hépatique avait été rompu dans les efforts d'une violente colique hépatique.

Symptômes des calculs dans le conduit hépatique. — Les observations de calculs dans ce conduit ne font guère mention que des lésions, de sorte que nous en sommes réduit à indiquer par conjecture ce qui doit se manifester. Lorsque quelques concrétions venant des racines hépatiques se présentent à ce canal, la douleur qu'elles occasionnent doit se faire sentir à la partie inférieure du foie. Elle sera momentanée, puisque ces corps franchissent rapidement le conduit. Toutefois si, en raison de dispositions spéciales, ils y sont retenus, une douleur fixe, plus ou moins forte, ne manquera pas d'en être la conséquence. Enfin, s'ils constituent un obstacle permanent, l'ictère et le gonflement du foie, par suite de la rétention de la bile dans cet organe, devront indispensablement se manifester. Dans un cas de rupture du canal hépatique, une hémorrhagie et une péritonite avaient promptement enlevé la malade, qui était une femme âgée de soixante ans.

3° *Calculs dans la vésicule.* — La vésicule est la partie des voies biliaires où les calculs existent le plus fréquemment et en plus grande quantité : c'est là le véritable foyer de leur formation, la bile y trouvant les conditions de concentration et de repos favorables à l'union des molécules qui y sont suspendues. C'est aussi dans ce réservoir que les plus volumineux se rencontrent. Les calculs séjournent dans le bas-fond du cholécyste ; toutefois, par les moindres causes, ils peuvent se déplacer. Ils présentent des particularités essentielles à noter, et leur séjour prolongé dans la vésicule peut y déterminer des altérations.

Il y a, en général, dans cette poche, plusieurs calculs à la fois. Le nombre le plus fréquent est de deux à dix ; il est souvent très-considérable : on en a vu la vésicule tellement remplie et distendue, qu'à l'extérieur elle paraissait raboteuse. On en a compté jusqu'à plusieurs milliers, mais alors ce n'était plus qu'une poudre graveleuse. Lorsqu'il n'y a qu'un seul calcul, il peut avoir acquis un grand volume. Plusieurs auteurs disent en avoir vu ayant au moins la grosseur d'un œuf de poule, d'un œuf d'oie. Dans une observation de Meckel, un cholélithe avait 15 centimètres de longueur, 6 de diamètre et 13 de circonférence. Les calculs de cholestérine presque pure sont ordinairement assez volumineux et solitaires.

Les calculs solitaires de la vésicule ont, en général, une forme arrondie ou plutôt ovale, ce qui tient quelquefois à celle de la poche elle-même, lorsqu'elle se contracte sur un calcul à mesure que les couches s'y déposent. Mais lorsque la vésicule contient un certain nombre de concrétions, elles acquièrent, par leur contact prolongé et le frottement qui a lieu entre elles, beaucoup de faces et d'angles. Toutefois, dans certains cas où la vésicule a beaucoup de capacité, elles ne sont pas en rapport, et, quoique nombreuses, elles n'offrent ni surfaces planes ni angles.

On a vu qu'un calcul, en apparence unique, pouvait être composé de plusieurs. Sous ce rapport, des dispositions variées ont été rencontrées. La vésicule était remplie par une masse orbiculaire, composée de calculs parfaitement assemblés. Un globe calculeux, pesant 75 grammes, se sépara en soixante calculs, tous pentaèdres. J'ai trouvé moi-même une vésicule distendue par une masse blanchâtre, glutineuse; cette masse se sépara par le lavage en un grand nombre de petits calculs. Ces agglomérations ne sont pas extrêmement rares, car lorsque le cholécyste ne se débarrasse pas des calculs qui se forment quelquefois en quantité considérable dans son intérieur, ceux-ci finissent par y déterminer une sécrétion mucoso-purulente, et l'inflammation, dont cette sécrétion est un produit, épaissit les parois et les fait rétracter sur les concrétions, de manière à les lier ensemble.

En traitant des calculs en général, ceux de la vésicule ayant servi de type pour presque tout ce qui a rapport à la forme et à la couleur, nous n'y reviendrons donc pas. C'est surtout dans les concrétions de cette poche qu'on a remarqué une surface grenue comme une mûre, ou les aspérités dont il a été question en parlant des calculs noirs.

La vésicule offre quelquefois des culs-de-sac, des replis valvulaires, des anfractuosités même, où se forment facilement des concrétions, par suite de la stagnation que la bile y éprouve.

Dans quelques cas, on a constaté sur la membrane muqueuse de la vésicule beaucoup de points noirs qui semblaient être de petits dépôts calculeux et avaient l'aspect d'incrustations. Une matière calculeuse se forme quelquefois dans l'épaisseur des parois du réservoir biliaire et paraît contenue dans les follicules, dont l'ouverture tantôt n'est pas apparente, tantôt est indiquée par un point noir, et tantôt est béante. Enfin, des calculs peuvent être séparés ou enveloppés par des pellicules, des cloisons, qui sont une sorte de prolongement de la membrane intérieure.

Les cholélithes, par leur séjour prolongé dans la vésicule, par leur nombre, leur volume, leurs aspérités, peuvent y déterminer des altérations variées. Quand ils sont d'une forme très-irrégulière, ils contractent des adhérences si intimes avec la membrane muqueuse, qu'on a de la peine à en opérer la séparation. Lorsqu'ils sont en grand nombre ou très-gros, ils peuvent comprimer le pylore. Un calcul avait une pointe si aiguë, qu'il avait perforé la vésicule resserrée sur lui : il en était résulté une péritonite partielle.

On a trouvé fréquemment, à la surface interne du cholécyste, des ulcérations plus ou moins étendues; c'est même cette altération qui est la suite la plus ordinaire des calculs. Il n'est pas rare non plus d'y rencontrer du pus ou une humeur s'en rapprochant plus ou moins. On y a observé des fongosités, de fausses membranes, des productions lichénoïdes, le ramollissement de la membrane muqueuse. Cette dernière peut aussi s'hypertrophier, prendre l'aspect des vessies à colonnes. L'épaississement des autres tuniques, leur dégénération squirrheuse, le développement de fibres d'apparence musculeuse, des adhérences avec les parties voisines, toutes altérations déjà mentionnées, peuvent aussi être le résultat de la présence longtemps continuée des concrétions.

Un abcès véritable peut se former dans le cholécyste, s'ouvrir dans le péritoine ou dans divers organes. Cette ouverture a lieu par ulcération, par gangrène, ou par les procédés de l'art. Des concrétions s'échappent souvent par cette voie, comme nous le verrons en parlant des fistules. La vésicule se contracte quelquefois sur un calcul plus ou moins volumineux ; ses parois alors s'épaississent, blanchissent et y adhèrent même intimement, comme nous l'avons vu à l'article *Atrophie de la vésicule*. Le séjour prolongé des cholélites dans la vésicule peut devenir, en quelque sorte, le germe des affections hépatiques les plus graves et les plus variées.

Symptômes des calculs dans la vésicule. — On a remarqué de tout temps que, dans beaucoup de cas, il ne résultait aucun symptôme de la présence des calculs dans la vésicule, lorsque leur surface est unie, qu'ils n'ont qu'un petit volume et qu'ils ne sont pas en très-grand nombre. Dans ces conditions, en effet, ces corps, légers par eux-mêmes, soutenus par la viscosité de la bile, n'irritent point les parois du réservoir où ils sont contenus ; et, d'ailleurs, comme ils s'y sont formés peu à peu, le cholécyste s'est graduellement aussi habitué à leur présence. Il n'en est plus de même si les concrétions sont en grand nombre, si elles ont un volume considérable : elles déterminent alors de la gêne, de la tension, de la pesanteur, une douleur sourde, la sensation d'un corps qui se porte d'un côté à l'autre.

De gros ou de nombreux calculs dans une vésicule contenant beaucoup de bile, décèlent, dans quelques cas, leur présence par un bruit de collision, lorsqu'on presse en divers sens la région occupée par cette poche. On a comparé ce bruit au craquement qui résulte de noisettes enfermées dans un sac, ou à celui de petits cailloux qu'on roulerait dans la bouche, à une crépitation : ces comparaisons sont exagérées. L'application du stéthoscope donnerait à ces recherches une plus grande précision. Il ne faut pas oublier que les concrétions, plongées dans un liquide très-visqueux, onctueuses elles-mêmes à leur surface, peu consistantes, sont loin de pouvoir donner, sur le vivant, des sensations aussi marquées que celles qu'on éprouve lorsqu'elles sont desséchées et qu'on les tient dans la main.

Les calculs sont quelquefois assez volumineux et en assez grand nombre pour qu'ils puissent être sentis par la palpation. Cela n'est, en général, possible que dans le cas où le sujet est maigre; cependant, j'ai pu les constater sur une dame qui avait un certain embonpoint. Par leur accumulation, ils peuvent soulever la vésicule près du rebord costal.

Lorsque, en raison de leur nombre ou de leur volume, les concrétions appuient contre les parois de la vésicule, elles déterminent des symptômes locaux plus prononcés et qui s'irradient même à une plus ou moins grande distance; ces symptômes seront surtout intenses, si elles développent de l'inflammation, du pus, des ulcérations, des fausses membranes, de l'épaississement dans les diverses tuniques. Le malade alors ressentira des douleurs plus ou moins vives dans la région de la vésicule, dans l'hypochondre droit et à l'épigastre ; ces douleurs pourront s'étendre au dos, dans l'hypochondre gauche, à l'épaule, à la hanche, du côté droit, dans tout le thorax. Les pressions imprimées à la vésicule par les états alternatifs de plénitude et de vacuité des organes digestifs, les augmenteront ; il en sera de même d'une grande inspiration et des mouvements dans lesquels le corps sera penché en avant. Ces douleurs ne commencent parfois à se manifester qu'après une longue marche, une course, une violence extérieure, etc.

D'autres accidents peuvent encore survenir. Les calculs volumineux de la vésicule, qui venaient appuyer sur le pylore, déterminaient des vomissements. On a vu que le cholélithe pointu, en perforant la vésicule, avait produit une péritonite partielle avec des symptômes propres à cette affection. Lorsque ce réservoir, rempli de nombreuses concrétions, s'ulcère et se déchire, l'épanchement de bile qui en résulte détermine une phlegmasie péritonéale promptement mortelle. Dans les cas où il se contracte sur un calcul et où ses parois s'épaississent, cette altération amène des douleurs sourdes, et, de temps en temps, quelques symptômes aigus.

On a donné à tort divers signes comme indiquant la présence des concrétions biliaires dans la vésicule : anorexie, digestions difficiles, morosité, hypochondrie, etc. On a annoncé aussi la disposition au suicide ; mais la fréquence, malheureusement trop grande de nos jours, de ce genre de crime, permet de donner un démenti à cette opinion.

Nous ne pouvons partager l'opinion des auteurs qui ont écrit que la vésicule doit tôt ou tard se débarrasser des calculs qu'elle renferme. Lorsqu'ils sont volumineux, rarement ils trouvent le moyen de s'engager dans le canal cystique. Si l'on compare le nombre et la fréquence des gros cholélithes trouvés dans le réservoir biliaire, avec le peu de cas qu'on possède de leur engagement dans les conduits, on reconnaîtra facilement qu'il est bien plus fréquent que ces corps ne tendent pas à s'en échapper. Il est toutefois un certain nombre de circonstances qui favorisent l'introduction des gros calculs dans le canal cystique : ainsi, le cours de la bile, une forme particulière de la vésicule, les parois de ce réservoir ayant une grande irritabilité, et, si des fibres musculaires s'y sont développées, une grande disposition à entrer en contraction, un canal cystique naturellement court, dilatable, à valvules peu prononcées, des concrétions se présentant à ce conduit par une extrémité un peu allongée, etc. Les gros calculs s'échappent plus souvent dans l'intestin par une communication pathologique qui s'établit entre la vésicule et les voies digestives ; mais ces cas sont encore très-bornés, relativement au nombre des gros cholélithes qui séjournent indéfiniment dans le réservoir biliaire.

4° *Calculs dans le conduit cystique.* — Les calculs de la vésicule s'engagent très-fréquemment dans ce conduit. Le cours de la bile tend à les entraîner de la vésicule dans le canal cystique. Le petit volume de ces concrétions, une forme allongée, leur peu de consistance, favorisent leur introduction dans cette voie ; cependant, comme on l'a vu, celles de toutes sortes peuvent également y pénétrer. Tantôt elles s'engagent par leur extrémité la plus mince, tantôt par leur plus gros bout ; dans quelques cas même, c'est en travers. Elles pressent parfois très-longtemps l'ouverture et la déforment sans pouvoir s'y introduire, ou s'engagent de telle manière qu'il est impossible qu'elles aillent au delà. Dès qu'elles sont introduites, soit en partie, soit en totalité, elles peuvent revenir en arrière ou être retenues d'une manière fixe. On doit présumer qu'il en a été ainsi, quand on trouve la portion du canal cystique, qui correspond à la vésicule, large et dilatée, et celle qui va aboutir au canal cholédoque conservant son étroitesse ordinaire ou même oblitérée, et lorsque, en même temps, le cholécyste contient des calculs.

Il peut arriver que de petites concrétions pénètrent dans le canal cystique, séjournent entre les valvules, s'y accroissent par le passage continuel de la bile, et finissent par arriver dans le cholédoque, quoique leur volume soit devenu plus considérable. D'autre part, de gros calculs peuvent se frayer, à la longue, un passage dans le conduit : poussés alors par les contractions de la vésicule et des muscles abdominaux, contractions que suscite la douleur, ils affaissent les valvules à force de les presser, et opèrent en même temps la dilatation du canal.

On a assez souvent trouvé, aux autopsies, le conduit cystique complétement bouché par un calcul. Quelquefois ce calcul contracte, par son séjour, une adhérence plus ou moins intime avec les parois du conduit.

Une inflammation aiguë peut résulter de l'introduction et du séjour des concrétions dans le conduit cystique. On a vu même cette inflammation étendue en dehors, le canal entouré de pus, le péritoine et le tissu cellulaire sous-jacent rouges et épaissis, et des adhérences entre le canal, la vésicule et le colon. Dans d'autres cas, le conduit a été frappé de gangrène et a donné lieu à un épanchement de bile dans le péritoine ; les intestins eux-mêmes ont été trouvés enflammés et parsemés d'une infinité de points gangréneux.

Si les accidents ne deviennent pas mortels, et si, par suite de l'inflammation, le conduit cystique reste oblitéré, la bile de la vésicule, ayant perdu toute communication avec les autres parties des voies biliaires, éprouve des altérations diverses ; ce réservoir peut devenir lui-même, dans cette circonstance, le siége de lésions anatomiques qu'il est important de noter.

En général, on ne trouve alors que peu de bile dans la vésicule, celle-ci devenant inutile et tendant à disparaître. Cette humeur y subit les changements qui suivent. Tantôt, à cause de l'absorption de ses parties les plus fluides, elle s'épaissit, se fonce en couleur, devient d'un vert noirâtre ; tantôt, s'altérant, elle se change en un liquide séreux, jaunâtre, ressemblant à de la synovie, à de l'urine ; en une mucosité verdâtre, grisâtre, plus ou moins épaisse, filante ; à une gelée tremblotante comme de la gélatine, etc. Telles sont les altérations indiquées par les observateurs.

La bile plus ou moins altérée s'accumule bien rarement en grande quantité dans la vésicule, lorsque le canal cystique est oblitéré. Sur dix-sept cas de ce genre que nous avons pu réunir, une seule fois il y avait beaucoup de bile dans cette poche. Nous sommes donc porté à croire que,

dans les faits décrits sous le nom d'*hydropisie de la vésicule,* le canal cystique n'était pas fermé.

Dans les cas où la bile est retenue dans la vésicule par
l'oblitération du canal cystique, ce réservoir éprouve lui-
même diverses altérations. Il s'atrophie assez souvent; ses
parois s'épaississent, se convertissent en un tissu cellulo-
fibreux; il s'y forme parfois des points cartilagineux et
même osseux. La membrane interne se décolore, peut s'enflammer, le ramollissement peut aussi s'emparer de ses diverses tuniques, et une perforation en être la suite. La
vésicule finit souvent par disparaître plus ou moins complétement. Nous retrouvons ici les lésions qui caractérisent
l'*atrophie* déjà décrite.

Symptômes des calculs dans le canal cystique. — C'est à
l'engagement et au passage des calculs dans ce conduit qu'il
faut rapporter la plus grande partie des symptômes qui
constituent les *coliques hépatiques.* On a vu, en effet, que
les concrétions de toute espèce se forment presque toujours
dans la vésicule, et que ce n'est que dans des cas assez rares
qu'on en rencontre dans les racines du canal hépatique;
comme, d'autre part, le passage dans le canal cystique est
plus difficile à cause de son étroitesse et de ses valvules, et
que les calculs doivent se trouver ensuite plus à l'aise dans
le cholédoque, dont le diamètre est beaucoup plus grand,
cette double circonstance fait qu'on doit attribuer, à leur
introduction dans le premier de ces canaux, la plupart des
douleurs qui ont précédé l'arrivée de ces corps dans l'intestin. On ne devra donc pas s'étonner que nous décrivions,
dans cet article, tous les symptômes qui appartiennent à
cette cruelle affection. Toutefois, des cholélithes peuvent
être, comme nous le verrons, retenus dans le cholédoque,
et de violents et douloureux efforts d'expulsion sont encore
nécessaires pour les faire passer au delà de l'orifice de ce
conduit.

Rien n'est plus variable que la nature et l'intensité des symptômes par lesquels s'annoncent les coliques hépatiques. Cette variabilité dépend de bien des causes. La longueur et le diamètre du canal cystique, ainsi que le nombre et l'étendue de ses valvules, offrent les plus grandes différences ; nous rappellerons qu'il en est encore de même pour le volume des calculs, leur dureté, l'irrégularité de leur surface, etc., ce qui déjà peut faire comprendre pourquoi les symptômes seront plus marqués, suivant la difficulté que ces concrétions éprouveront à traverser le conduit. Ajoutons que l'âge, le tempérament, la susceptibilité propre à chaque sujet doivent apporter aussi les plus grandes modifications. Chez une femme jeune, très-irritable, par exemple, les canaux se crisperont, les muscles de l'abdomen entreront en contraction, des accidents sympathiques se manifesteront, etc.; tandis que, chez un individu avancé en âge, d'une constitution molle, etc., les canaux céderont peu à peu, et sans donner lieu à une grande manifestation de douleur. L'effort de dilatation, dont les fibres musculaires sont l'agent, sera d'autant plus cruel, que ces fibres n'auront point encore agi et que leur sensibilité n'aura pas encore été émoussée.

Les premiers symptômes peuvent se manifester à l'occasion d'une chute, d'un effort, d'une pression sur l'hypochondre droit, circonstances qui font violemment contracter les muscles abdominaux et le diaphragme. Il peut en être aussi de même d'une impression morale très-vive. La cause occasionnelle n'est pas toujours appréciable. Mais une des circonstances qui paraissent le plus aider à leur développement, est le moment où la bile cystique se précipite dans l'intestin pour opérer la digestion. On a remarqué, en effet, que les coliques hépatiques se manifestent fréquemment quelques heures après le repas.

Ces coliques se sont quelquefois montrées périodiquement, tantôt tous les ans, tantôt tous les mois, et à l'époque menstruelle.

Ce serait une erreur de croire qu'à chaque nouvelle atteinte de colique hépatique, tous les calculs contenus dans la vésicule fussent expulsés. Il est sans doute des cas où, le travail d'expulsion étant commencé, il persiste d'une manière plus ou moins continue, jusqu'à ce que la vésicule soit complétement débarrassée, d'autant mieux que, le passage une fois frayé par le premier calcul, les autres éprouvent moins de difficulté à s'échapper. Mais il est certain que la crise, quelle que soit sa durée, n'entraîne le plus ordinairement dans l'intestin qu'une partie des cholélithes que contient le réservoir biliaire.

On a dit que les coliques hépatiques étaient précédées de constipation, d'urines jaunâtres ou d'un rouge foncé, contenant parfois un dépôt noirâtre et comme huileux ; qu'un sentiment douloureux se faisait sentir à l'hypochondre droit ; que les yeux et les traits offraient une teinte jaunâtre, etc. Plusieurs de ces symptômes ont, en effet, été observés, mais ils sont relatifs à un trouble quelconque des fonctions hépatiques et n'ont rien de spécial. Dans une observation très-curieuse, que nous avons rapportée ailleurs, l'accès était précédé d'un sentiment de bien-être.

Dès que les concrétions biliaires s'engagent dans le canal cystique, presque tous les malades éprouvent, au même moment, des douleurs précordiales et épigastriques plus ou moins vives, accompagnées de nausées, de vomissements et d'un sentiment de défaillance. Après ce premier trouble, la douleur se localise en quelque sorte. Elle se fait ordinairement sentir un peu à droite de l'épigastre, quelquefois en même temps à la partie correspondante du dos. Assez souvent, c'est un sentiment douloureux de constriction presque égal dans les deux hypochondres. Cette douleur est, en général, très-vive, et parfois si intense, qu'elle surpasse celle de l'inflammation des parties les plus sensibles du corps ; elle est atroce, suivant le dire de quelques malades. Une syncope véritable peut être la conséquence de son premier développement. On l'a comparée à un pincement, un frétillement, un déchirement, à une vrille qui traverserait le corps, à une lame rougie au feu qui passerait de l'épigastre au dos, etc. Il n'est pas rare qu'elle s'étende dans tout l'hypochondre droit, dans le gauche, au sein, au cou, à l'épaule du côté droit, le long du trajet des nerfs diaphragmatiques, dans les parties inférieures de l'abdomen, etc.

On remarque dans le ventre, mais particulièrement au niveau de la vésicule et des conduits, une tension plus ou moins douloureuse, profonde, où le palper est extrêmement sensible. Dans quelques cas, cette dernière région est tellement soulevée, que le doigt et l'œil découvrent de suite une tuméfaction distincte, où aboutissent les efforts de contraction, efforts auxquels se livre instinctivement le malade pour arriver à sa délivrance. Dans d'autres cas plus rares, on a constaté une sorte de rétraction et d'enfoncement dans cette même partie.

Bientôt le trouble se communique à toute l'économie, et il arrive même que la région du foie attire moins l'attention que l'état général. On voit alors des malades en proie à une agitation continuelle, ne trouvant aucune position du corps qui allége leur souffrance. Les uns se croisent les bras sur l'épigastre et cherchent à se soulager en le comprimant de cette manière, s'accroupissent, se livrent à un balancement régulier en poussant des gémissements. Nous avons vu une jeune personne qui se mettait à genoux et, se penchant en avant, allait appuyer sa tête par terre. D'autres, éperdus par l'excès de la douleur, se roulent sur leur it, sur le sol de leur appartement, poussent des cris aigus, se lamentent, font entendre l'accent du désespoir, appel-

lent la mort à leur secours, veulent se précipiter par la fe-
nêtre ou mettre fin de toute autre manière à leur existence.
Les forces sont quelquefois exaltées, quadruplées, et tous
les muscles du corps dans un état de contraction spasmodique. Les yeux sont hagards, menaçants ; le visage est en
flammé ou altéré.

Les désordres sympathiques les plus variés peuvent être
le résultat de la douleur portée à un haut degré : ainsi la
céphalalgie, des vertiges, des spasmes divers, de terribles
attaques de nerfs. Dans quelques cas, on a remarqué un
spasme clonique, commençant par le côté droit de l'abdomen, dont la paroi, de ce côté seulement, présentait des
mouvements brusques, vifs et répétés, d'élévation et d'a-
baissement alternatifs. Bientôt la cuisse correspondante était
prise à son tour de mouvements convulsifs. Ils s'étendaient
ensuite à la jambe, et de là au pied, qui était porté dans
l'adduction avec extension forcée, par les secousses successives ; puis la convulsion, qui s'était propagée de haut
en bas, gagnait la poitrine, et, alors, la respiration s'em-
barrassait, devenait irrégulière ou saccadée. Cette convulsion envahissait le membre supérieur, le cou, la tête, aux
diverses parties de laquelle elle imprimait des contractions
qui rappelaient celles occasionnées par l'épilepsie. Tout à
coup, les fonctions cérébrales se troublaient, se suspen-
daient, le malade tombait dans l'assoupissement, et à l'a-
gitation spasmodique succédait une résolution des membres
convulsés. Ces phénomèmes se renouvelaient par accès,
avec et comme les coliques hépatiques.

Des malades d'une constitution délicate et nerveuse peuvent succomber par l'excès de la douleur. Nous avons déjà
indiqué la syncope comme ayant lieu au début ; elle peut
aussi survenir dans le cours de l'attaque. On a eu quelquefois beaucoup de peine à en faire revenir les malades,
et elle peut même les entraîner au tombeau.

On a observé des hallucinations : une femme, à chaque crise, croyait voir une vipère lui ronger le flanc.

Les coliques hépatiques sont fréquemment accompagnées de nausées et de vomissements. Comme ces coliques se manifestent le plus souvent après le repas, la digestion est troublée et les aliments sont rejetés de suite, à demi digérés. Lorsque l'estomac est vide, le malade ne rejette que des mucosités ou les boissons qu'il a prises. Ces vomissements peuvent devenir si opiniâtres et tellement violents, qu'ils font craindre une catastrophe. Ils contiennent quelquefois de la bile, dont la sécrétion est plus abondante par suite de l'irritation qu'éprouve le foie.

La bouche est le siége d'une grande sécheresse, ainsi que la gorge, qui est en même temps serrée et douloureuse. La soif est vive, et le malade éprouve souvent le désir de boire à la glace. L'épigastre, l'hypochondre droit, sont si douloureux qu'ils ne peuvent supporter le contact de la plus légère couverture. L'estomac se distend quelquefois énormément de gaz, et gêne la respiration en empêchant le diaphragme de s'abaisser. La constipation est ordinaire; cependant il survient parfois des évacuations alvines, qui, lorsqu'elles sont bilieuses, tiennent aux mêmes causes que le vomissement de cette nature.

Il survient fréquemment de violentes palpitations de cœur, des battements dans les artères de la région épigastrique. Le sang peut se porter aux divers organes : ainsi le foie est devenu, dans quelques cas, le siége d'un engorgement sanguin que le palper pouvait constater. Des congestions cérébrales, des hémorrhagies nasales, un flux hémorrhoïdal, etc., peuvent aussi se produire. Mais il est rare, malgré le trouble des fonctions, qu'on observe un véritable état fébrile, à moins qu'il ne se développe de l'inflammation dans les conduits ou dans leur voisinage. Si le pouls est parfois dur et convulsif, il est le plus sou-

vent petit et fréquent. Assez généralement il se manifeste
un tremblement accompagné d'une sueur glaciale.

L'apparition de l'ictère est loin d'être constante dans
cette période de la maladie ; il n'est pas ordinaire que ce
symptôme prenne alors de l'intensité ; car, tant que l'obstruction se trouve dans le canal cystique, il ne peut tenir
qu'à un trouble sympathique dans les fonctions du foie.
Il ne se développe habituellement que sur la fin de la
colique hépatique, ce qui indique que le calcul est passé
dans le cholédoque et met obstacle à l'écoulement dans le
duodénum de la bile venant du foie. Lorsque ce passage
est effectué, le malade éprouve une sorte de répit, la concrétion se trouvant un peu moins serrée dans ce nouveau
conduit. On peut parfois remarquer, en même temps, que
la grande sensibilité qui existait à droite de l'épigastre,
ainsi que la tension transversale, ont diminué sensiblement.

La crise dont nous venons de dérouler le cruel et ef-
frayant tableau, a une durée variable. Elle peut être très-
courte ou se terminer en quelques heures ; mais il arrive
aussi qu'elle persiste pendant plusieurs jours et même bien
plus longtemps, ne laissant aux malades que quelques instants de tranquillité. Elle offre, çà et là, des rémissions et
ne s'anime que par *bouffées*.

On peut se rendre compte, jusqu'à un certain point, des
variétés qu'on observe dans les symptômes. Le passage
des calculs dans le canal cystique est plus douloureux,
comme nous l'avons dit, que dans le canal cholédoque, en
raison de son étroitesse et de ses nombreuses valvules.
Lorsque les concrétions sont petites, elles traversent assez
rapidement le premier conduit; mais si la colique hépatique
qu'elles déterminent est de peu de durée, elle est, en re-
vanche, excessivement douloureuse, ce qui s'explique par
le nombre de points où le corps étranger va successivement porter son action irritante. Le diamètre des concré-

tions surpassant presque toujours celui des conduits, ceux-ci ne peuvent être dilatés que peu à peu par les efforts auxquels se livre le malade. Le trajet met assez longtemps à s'effectuer et n'a lieu qu'avec de très-grandes douleurs qui ont un caractère propre à leur but d'expulsion. C'est alors que se manifestent, alternativement, ces bouffées et ces rémissions : celles-ci sont en effet nécessaires, la nature ayant besoin de repos pour retremper ses forces. Lorsque le calcul a un fort volume, il faut bien plus de temps encore pour agrandir le canal et affaisser ses valvules. Les rémissions sont alors plus longues ; mais il ne faut pas se fier à ce calme, car le travail d'expulsion reprend bientôt son cours et avec une nouvelle intensité.

Cependant, il peut arriver qu'un gros calcul, après avoir pénétré dans le canal cystique, y séjourne, soit parce que, en raison de son volume, il n'opère plus une assez grande dilatation, soit parce que les forces du malade ne lui permettent pas de le chasser au delà, soit enfin parce que, ayant fini par émousser la sensibilité des parties, l'économie s'y habitue. Il n'y a plus alors de douleurs vives de contraction, mais seulement une gêne, une sensation pénible ou douloureuse. La bile hépatique cessant de pouvoir se rendre dans la vésicule pour y prendre les qualités qui lui sont propres, la digestion en éprouve toujours quelque dérangement.

Il est des cas où les petites concrétions sont engagées dans le conduit cystique en très-grand nombre, et s'y pressent de manière qu'il en résulte des distensions analogues à celles que déterminent les gros calculs ; le nombre supplée au volume. Le travail, alors, moins pénible pour chaque portion du conduit, est plus étendu et plus général.

Les douleurs qu'éprouvent les malades sont quelquefois sans résultat pour leur délivrance : les cholélithes, qui 'étaient engagés dans le conduit cystique, peuvent revenir sur leurs pas et retomber dans la vésicule, après avoir donné lieu à de très-vives douleurs; cette circonstance ne paraît pas être très-rare. Dans ces cas, la bile cystique reprend son cours ordinaire, comme cela arrive dans les intervalles des crises qui sont produites par le passage de petits calculs.

Une circonstance qui paraît favoriser le passage des calculs, surtout quand ils ont un certain volume, est une sécrétion abondante de mucus qui se fait dans les conduits.

En examinant les lésions anatomiques qui résultent de l'introduction des calculs dans le conduit cystique, nous avons dit que ce conduit peut s'enflammer et l'inflammation s'étendre aux parties voisines, que du pus peut se former, la gangrène même survenir. Dans le cas d'inflammation, un appareil fébrile se joint aux symptômes spasmodiques ou les remplace ; on a vu, dans ce cas, des malades éprouver un sentiment continuel de suffocation. Si la gangrène survient, on remarque tout à coup un grand affaissement, le pouls devient misérable, les extrémités se refroidissent.

Lorsque les coliques ont été très-violentes, elles laissent quelquefois à leur suite divers symptômes nerveux. Des personnes qui avaient éprouvé une agitation extrême et presque convulsive des membres, sont restées avec des tremblements des mains et des bras, ou avec des spasmes divers de ces parties, tremblements et spasmes que l'apparition de nouvelles coliques ne faisait qu'augmenter. Sans être très-intenses, si les accès se renouvellent fréquemment, les malades maigrissent, leurs traits s'altèrent, leurs yeux se cavent et s'entourent d'un cercle jaunâtre ; les fonctions digestives se dérangent ; la menstruation est troublée ; le moral s'affecte, le caractère devient morose ; ceux qui avaient le plus de gaieté tombent dans un état habituel de tristesse. Nous avons vu que la raison s'égarait quelquefois

au milieu des crises violentes : cet état peut se prolonger
et persister après la crise. Il faut remarquer, toutefois, que
l'opium que l'on est obligé d'employer à haute dose et que
les malades réclament et exigent même, ne contribue pas
médiocrement à produire cet effet.

5° *Calculs dans le conduit cholédoque.* — Tous les calculs, hors les cas de fistules, qui s'échappent par les voies
biliaires, traversent le conduit cholédoque. Ils viennent des
deux parties des voies biliaires : des racines du conduit
hépatique en traversant ce conduit, et de la vésicule en
passant par le conduit cystique.

Des calculs peuvent s'arrêter dans le canal cholédoque
sans l'oblitérer entièrement. La bile, alors, filtre au milieu
d'eux ou sur leurs côtés. Cela se voit, en général, quand
ils sont petits et nombreux ; cependant cette filtration peut
encore avoir lieu au milieu de concrétions nombreuses et
volumineuses, et même lorsque toutes les voies biliaires
sont engouées. Celles-ci prennent, dans ce cas, un grand
développement. Le passage de la bile peut encore s'opérer
lorsque le calcul est volumineux, mais d'une forme irrégulière, lorsqu'il est sillonné à sa surface ou canaliculé, ce
qui a été noté par quelques observateurs.

Mais, dans d'autres circonstances, des cholélithes, de
formes et de volumes divers, ferment complétement le
canal. Il suffit quelquefois d'un très-petit calcul pour amener ce funeste résultat, et il serait même inévitable, s'il y
avait déjà un rétrécissement du conduit. Nous avons rapporté, dans notre *Traité* spécial *de l'affection calculeuse du
foie,* le fait d'une concrétion qui, bouchant complétement le
conduit cholédoque, pouvait cependant revenir en arrière.
Cette concrétion, par un séjour prolongé, peut devenir
adhérente et comme enchatonnée, et produire même une
ulcération plus ou moins étendue. Un ou plusieurs calculs
sont quelquefois arrêtés dans l'ampoule commune aux ca-

naux cholédoque et pancréatique. Là même, il suffit encore d'une très-petite concrétion qui s'y trouve engagée, pour intercepter complétement le cours des fluides biliaire et pancréatique. Les calculs, ainsi arrêtés, et en contact avec la bile qui s'accumule au-dessus d'eux, peuvent sans doute augmenter de volume par tous les points où cette humeur les baigne.

Les lésions les plus graves résultent de l'oblitération du cholédoque. La bile, qui ne cesse d'être sécrétée, s'accumule non-seulement dans les conduits intra-hépatiques, mais encore, refluant dans la vésicule, cette poche en est distendue, et ses conduits eux-mêmes en sont plus ou moins dilatés. Nous décrirons, dans un chapitre spécial, les altérations qui résultent de la rétention de la bile, parce que cette rétention, pouvant être produite par des causes diverses, n'appartient pas, d'une manière exclusive, à l'histoire des calculs.

Symptômes des calculs dans le conduit cholédoque. — Lorsque les concrétions sont parvenues du canal cystique dans le canal cholédoque, elles éprouvent, en général, comme nous l'avons déjà dit, moins de resserrement, ce qui fait que les symptômes douloureux perdent une partie de leur intensité. Si même elles sont très-petites, elles peuvent franchir assez brusquement ce conduit, entraînées qu'elles sont par les deux biles, hépatique et cystique. Mais si ces concrétions viennent à séjourner dans cette dernière partie des voies biliaires, et surtout si elles en obstruent complétement la capacité, les symptômes prendront une expression différente.

Pendant le temps plus ou moins long que les concrétions mettent à parcourir le conduit cholédoque, les malades ne sont pas à l'abri de nouvelles douleurs, malgré le soulagement qu'ils ont éprouvé après l'arrivée de ces concrétions dans ce conduit. Si, dans un certain nombre de cas, il ne faut que quelques efforts de la nature pour leur faire franchir le pore duodénal, dans d'autres le trajet du canal cystique à l'intestin ne se fait pas sans occasionner des accès très-longs et d'affreuses douleurs.

En général, une fois le corps étranger parvenu dans le conduit cholédoque, la sensibilité des parties devient moindre; la tension interne paraît quelquefois se déplacer et se porter un peu vers l'épigastre; les spasmes douloureux semblent aussi prendre cette direction. On peut présumer alors qu'il chemine et qu'il est sur le point de tomber dans le duodénum. Ces douleurs finissent par s'émousser s'il subit un temps d'arrêt. Cependant, de nouveaux efforts, soit spontanés, soit provoqués par l'art, peuvent les réveiller et produire une crise terminale qui le fait passer dans le tube digestif.

Pour peu que les concrétions séjournent dans le canal cholédoque, l'ictère, qui, dans ce cas, ne manque pas de se développer, en est un indice. Il devient plus ou moins prononcé, en raison de l'obstacle qu'elles apportent à l'arrivée de la bile dans le duodénum, et il persiste tant que cet obstacle n'est pas détruit. Il n'est, toutefois, pas constant, car il peut arriver, comme on l'a vu dans l'article précédent, que ces concrétions dilatent le conduit sans le boucher complétement, et laissent filtrer la bile dans leurs intervalles. Il est possible même que, après avoir oblitéré le passage pendant quelque temps, elles se placent de manière à laisser sur leurs côtés un écoulement à cette humeur; les fèces peuvent alors reprendre leur coloration, l'ictère diminuer, et finir même par disparaître. Beaucoup de malades, pendant toute la durée de leurs coliques, terminées pourtant par des décharges calculeuses, n'ont présenté qu'une teinte jaune de la conjonctive et du visage.

Les crises les plus terribles peuvent se terminer subitement, et comme par enchantement, par l'entrée des calculs dans le duodénum. L'échappement de ces corps est quelquefois indiqué par une sensation particulière, comme celle d'un ressort qui se détend, d'une espèce de rupture, d'un gonflement qui cesse tout d'un coup.

Cette cessation si brusque des douleurs, ce bien-être si inattendu, qui succèdent avec tant de promptitude à d'horribles angoisses, ont donné, chez des personnes impressionnables et exaltées, le spectacle des états les plus singuliers. Les unes se sont agenouillées, rendant grâce à la Providence, ou se sont jetées, en fondant en larmes, dans les bras de leurs parents ; les autres sont restées comme surprises, hébétées, ou, au contraire, se sont livrées à une joie qui pouvait passer pour de la folie ; d'autres, enfin, coutumières de leur mal, ont surpris l'assistance en se remettant tranquillement à leurs occupations habituelles.

Une sueur abondante survient fréquemment à la fin des crises ; son odeur est quelquefois désagréable ; il arrive aussi qu'elle teigne le linge en jaune, bien qu'il n'y ait pas un ictère prononcé. Les urines, à la suite, sont souvent épaisses, jaunes, avec un dépôt noirâtre et comme huileux.

Quoique le calme le plus complet survienne ordinairement après les coliques hépatiques terminées par l'issue des calculs dans l'intestin, on comprendra que la plupart des malades doivent éprouver, pendant plus ou moins de temps, de la fatigue, du brisement, une courbature proportionnée à la durée et à l'intensité des souffrances. Ils accusent souvent une sorte de bandeau douloureux sur le front et autour de la tête. L'épigastre et l'hypochondre droit restent tendus et douloureux, et les femmes surtout, quelque temps après leur délivrance, osent à peine se décider à abandonner cette partie à l'exploration du médecin. Le bras droit demeure souvent comme engourdi, et les mouvements en sont pénibles et même douloureux dans l'épaule. Le moral peut se ressentir, pendant un certain temps, du trouble qui a été occasionné par des souffrances réitérées et prolongées. Les organes digestifs conservent également une grande susceptibilité.

Une seule colique hépatique entraîne quelquefois la sortie de plusieurs et même d'un grand nombre de calculs. On en a vu plus d'une centaine être rendus en deux ou trois selles ; un plus grand nombre encore peut s'échapper en moins de temps. Le plus ordinairement, les calculs sortent peu après la fin de la crise ; dans quelques cas, ce n'est que le lendemain ou le surlendemain qu'on trouve les concrétions dans les garde-robes. Il peut en sortir plusieurs jours de suite. L'ictère, une fois les calculs passés dans le duodénum, se dissipe rapidement ; s'il n'y a qu'une teinte ictérique, elle peut même disparaître en peu d'heures.

Nous avons déjà dit que l'ictère était le résultat nécessaire de l'obstacle apporté au cours de la bile dans le cholédoque. Un calcul rendra cet obstacle d'autant plus absolu, qu'il aura une forme plus régulière, qui permettra au conduit de l'embrasser plus exactement. Ce résultat aura lieu encore plus facilement si le corps étranger est arrivé près de l'embouchure duodénale, qui est étroite et oblique. Lors donc qu'un calcul ou une agglomération de calculs dans le canal cholédoque constituent un obstacle absolu et permanent au cours de la bile, la vésicule se distend peu à peu, en même temps que le foie. Elle forme, au-dessous des côtes, une tumeur variable en volume, en forme et en étendue. Mais, par les raisons indiquées dans l'article précédent, nous renverrons aussi à l'avant-dernier chapitre la description des symptômes qui sont la conséquence de la rétention de la bile, soit dans la vésicule, soit dans le foie lui-même, ainsi que celle des symptômes indiquant les complications qui peuvent alors survenir.

§ IV. — DE LA PRÉSENCE DES CALCULS BILIAIRES DANS LES
DIFFÉRENTES PARTIES DES VOIES DIGESTIVES ; DES ALTÉRA-
TIONS ANATOMIQUES ET DES SYMPTÔMES QUI EN RÉSULTENT.

La plupart des calculs qu'on trouve dans les voies digestives, ou qui en sont expulsés, viennent des conduits de
la bile. Ils sont quelquefois en telle disproportion avec le
diamètre de ces conduits, qu'on ne peut s'empêcher de
croire qu'ils sont sortis par une ouverture anormale, en
supposant même qu'ils aient pris de l'accroissement dans
les voies digestives. Nous verrons, en effet, dans le paragraphe suivant, que ce mode de passage, de la vésicule à
l'intestin, s'établit peut-être plus souvent qu'on ne le croit
communément. Les concrétions, une fois passées des voies
biliaires dans le canal intestinal, s'échappent, comme nous
l'avons dit, presque toujours promptement en dehors. Dans
quelques cas rares, c'est par le vomissement ; mais habituellement, leur sortie a lieu par les selles. Il est pourtant
des circonstances où ces concrétions sont retenues dans les
diverses parties des intestins et y produisent les plus graves accidents. En terminant ce paragraphe, nous ferons
mention d'un fait singulier, relatif à des calculs biliaires
formés au milieu du sang de la veine porte.

1° *Calculs rendus par le vomissement.* — Nous ne connaissons pas d'exemple de calculs retenus dans l'estomac.
Ceux qui sont rejetés par le vomissement ont traversé les
voies biliaires, car leur évacuation a toujours été précédée des symptômes auxquels donne lieu leur passage dans
ces voies, et leur composition est la même. La bile ne
remonte habituellement dans l'estomac qu'en trop faible
quantité pour qu'on puisse admettre que des concrétions
calculeuses puissent s'y former ; cependant on a trouvé,
sur les parois de ce viscère, des incrustations d'une nature

semblable à celle des calculs ; elles y formaient des taches nombreuses et d'un vert foncé.

Nous n'avons pu réunir que huit observations de calculs rendus par le vomissement. On y remarque autant d'hommes que de femmes. L'âge n'a été noté que cinq fois : trois femmes avaient vingt-deux, trente-six et quarante-neuf ans, et les deux hommes, quarante-cinq et soixante ans. Les calculs rejetés avaient un volume qui variait depuis le plus petit jusqu'à celui d'une noix. Plusieurs fois, un seul a été expulsé ; d'autres fois, il y en a eu jusqu'à vingt et plus, mais très-petits ; tantôt avec des matières mucoso-bilieuses, tantôt avec une grande quantité de bile. Dans deux observations, les selles, à la suite de la même crise, ont entraîné également des concrétions biliaires : une femme, à trois reprises, avait vomi un calcul, à plusieurs années d'intervalle.

2° *Calculs retenus dans les intestins.* — Les calculs, après avoir traversé les voies biliaires, quelquefois après s'y être frayé un passage artificiel, arrivent dans le canal intestinal. Ils y cheminent entourés de mucus, de bile, de matières alimentaires, et obéissent au mouvement péristaltique qui les pousse incessamment. Cependant il est des circonstances où ils sont retenus. Alors ils peuvent s'accroître par des couches que viennent y former, soit la bile qui passe sur eux, soit des matières glutineuses sécrétées par la membrane interne de l'intestin. Le volume énorme de certains calculs rendus par l'anus, sans que les malades aient éprouvé d'accidents notables du côté du foie, et sans qu'on ait trouvé, dans ces cas, de communication fistuleuse entre la vésicule et l'intestin, prouve que l'accroissement a eu lieu de la sorte. Ajoutons à l'appui qu'on a rencontré, dans le canal intestinal, de semblables masses presque aussi grosses qu'un œuf de poule et ayant dans le centre un petit calcul biliaire,

Les concrétions calculeuses peuvent être retenues dans
le duodénum, dans l'intestin grêle, dans l'appendice cœcal
et dans le gros intestin. Nous indiquerons à mesure les accidents qui peuvent en résulter.

Calculs retenus dans le duodénum. L'étendue et le nombre des replis valvulaires de cet intestin expliqueraient jusqu'à un certain point comment des calculs peuvent y être
retenus; mais cela n'a été observé que dans un cas où la
membrane muqueuse présentait un relâchement anormal.
L'accroissement des calculs serait facile dans le duodénum
s'ils étaient arrêtés près de l'ouverture du cholédoque, la
bile devant passer incessamment sur eux avant de se mêler aux autres humeurs intestinales.

Calculs retenus dans les intestins grêles. On possède cinq
observations dans lesquelles une grosse pierre biliaire, ou
une agglomération de calculs arrêtés dans l'intestin grêle
y ont déterminé des accidents d'étranglement et par suite
la mort. Elles sont dues à MM. Mayo, Monod, Renaut et
Reignier, Broussais et Puyroyer. En voici le résumé. Elles
ont été faites sur des hommes de cinquante-six, soixante-
six et soixante-douze ans, une femme de soixante-quatre
ans et une autre femme âgée.

Chez ces individus, les vomissements survinrent assez
brusquement et ne cessèrent plus jusqu'à la mort, excepté
dans un cas où ils se terminèrent lorsque le calcul put être
rejeté par les garde-robes. Chez l'un d'eux, ils furent précédés d'étouffements et de toux. Les matières vomies étaient
d'abord alimentaires, puis bilieuses, verdâtres, d'un jaune
brunâtre, et, enfin, stercorales. L'abdomen était très-douloureux, ballonné dans sa partie supérieure, plat et comme
empâté dans sa partie inférieure. La constipation était constante; on sentait des fèces dans le gros intestin, et, dans
un cas, on croyait même, par le palper, reconnaître l'obstacle; les traits étaient grippés, abattus, le pouls petit

et fréquent. Le dépérissement avait été rapide et la mort était arrivée du sixième au huitième jour, sauf dans la dernière observation, où elle n'avait eu lieu que le vingt-sixième.

Dans trois cas, l'oblitération du canal intestinal existait dans le jéjunum ; un autre la présentait dans l'iléon. L'obstacle était complet et ne permettait à aucun liquide de passer sur ses côtés. Les calculs sont indiqués comme ayant eu le volume d'un œuf de pigeon, 2 centimètres 1/2 de diamètre ; cependant, on a des exemples de calculs plus considérables qui ont pu franchir les intestins et être évacués par les selles. Dans l'observation de Puyroyer, l'obstacle était dû à une réunion de calculs formant un cylindre continu. Au-dessus de l'oblitération, les voies digestives étaient très-dilatées. Dans l'observation de M. Monod, la dilatation s'étendait jusqu'à la moitié inférieure de l'œsophage ; dans celle de MM. Renaut et Reignier, l'estomac, agrandi, descendait jusqu'au bas de l'hypogastre. Dans le premier de ces faits, l'intestin grêle offrait, au-dessus de l'obstacle, une dilatation d'environ 16 centimètres de diamètre. Au-dessous, le tube digestif avait généralement diminué de volume.

La nature du liquide trouvé dans la partie agrandie des voies digestives n'est mentionnée que dans une observation. Ce liquide était brunâtre et d'une odeur fétide.

Le canal digestif, comme cela se conçoit, surtout d'après les violents efforts de vomissement, offrait de vives injections au-dessus de l'obstacle, surtout dans la deuxième observation ; au-dessous, il était d'une couleur violacée, ce qui était dû sans doute à l'étranglement.

La gravité du pronostic ne ressort que trop des faits, puisque dans tous, hors le premier, la mort a été la conséquence de cette obturation.

Que peut la thérapeutique en faveur du malade ? Dans

la première observation, la palpation de l'abdomen ayant
pu dégager le calcul, on devra donc d'abord essayer ce
moyen; mais s'il ne réussit pas, on ne peut qu'administrer
des calmants à l'intérieur et à l'extérieur. Peut-être en
narcotisant le patient avec de l'opium, de la belladone,
avec l'éther ou le chloroforme, peut-être aussi en admi-
nistrant des lavements de décoction de tabac, pourrait-on
faire cesser le spasme de la membrane musculaire, si tant
est qu'il joue alors un rôle essentiel, ou déterminer des
contractions *utiles* dans l'intestin grêle. On ne peut guère,
sans s'exposer à augmenter l'intensité des accidents, chercher par un purgatif à chasser le calcul dans les gros intestins. Qui oserait proposer une opération pour lever l'obstacle, en incisant les parois abdominales?

Calculs retenus dans l'appendice cœcal. Il n'est pas extrêmement rare que des matières biliaires s'arrêtent dans
cet appendice. Par suite, il a pu s'allonger, être dilaté au
au point d'égaler le volume de la vésicule, s'enflammer,
être frappé de gangrène, se perforer, former fistule au dehors ou s'ouvrir seulement dans une petite poche accidentelle, etc. Il existe plusieurs observations dans lesquelles
ces matières formaient de véritables calculs; quelques-uns
étaient constitués par des couches concentriques. Ces corps,
introduits ou ayant pris naissance dans l'appendice, y ont
déterminé les plus graves accidents. Il en a été de même
d'autres calculs qui avaient pour origine un cheveu, une
aiguille, un débris de viande non digérée, des pepins de
tomate et de groseille, et qui étaient incrustés d'une substance calcaire. L'un de ces calculs avait le volume d'une
noisette, un autre quelques millimètres, un troisième plus
de 2 centimètres de diamètre.

Ces corps étrangers, arrêtés ou amassés dans l'appendice du cœcum, ont déterminé des coliques sourdes dans
la partie droite du ventre, vers la fosse iliaque. Au bout de

quelque temps, ces douleurs se sont accrues, s'accompagnant de tension dans cette partie de l'abdomen, augmentant par la pression ; dans d'autres cas, elles ont été très-
vives dès le début et précédées de frissons ; elles sont
devenues atroces, déchirantes, se propageant à tout le ventre, qui alors se distendait, et se sont accompagnées de
nausées, de grands efforts pour vomir, de vomissements
de bile porracée et même de matières stercorales, bien
que, à l'autopsie, on n'ait pas trouvé d'indice d'étranglement. Lorsque l'inflammation s'était étendue au péritoine, ces symptômes avaient été encore plus prononcés.
Mais la gangrène s'annonçait par la prostration des forces,
la décomposition des traits, la petitesse et la fréquence du
pouls, des sueurs glaciales, le refroidissement des extrémités, des syncopes, la cessation des douleurs, le météo-
risme de l'abdomen, symptômes que nous avons eu l'occasion d'indiquer déjà pour des cas analogues.

La mort a été souvent la suite de l'introduction de ces
concrétions dans l'appendice cæcal, car ce n'est que par
les autopsies qu'on a pu constater les lésions ; mais il est
probable que les choses ne se passent pas toujours d'une
manière aussi funeste, que ces corps étrangers peuvent se
dégager par suite de la contractilité dont est doué l'appendice, séjourner même plus ou moins de temps sans déterminer d'accidents notables. En cela, sans doute, la sensibilité propre aux individus doit avoir une grande influence
sur le développement de ces accidents.

On comprend, d'après ce que nous venons de dire, combien on se doit tenir en garde, lorsque des symptômes
comme ceux qui ont été mentionnés commencent à se
manifester, et avec quelle activité il faut les combattre.
Les sangsues, en plus ou moins grand nombre, placées
sur le point douloureux, seront le premier moyen à mettre en usage. On les réitérera tant que la douleur sera vive.

Des applications émollientes et narcotiques seconderont leur effet. Il en sera de même des vésicatoires volants. Les potions antispasmodiques, l'opium, même à haute dose, pourraient peut être entraver la marche de l'inflammation.

Calculs retenus dans les gros intestins. Les gros intestins, en raison de leurs dimensions et de la facilité qu'ils ont à se dilater pour contenir une plus ou moins grande quantité de fèces, sont moins exposés aux obstructions que nous avons décrites dans l'intestin grêle ; toutefois ils n'en sont pas complétement exempts. Ainsi, des calculs, soit volumineux, soit nombreux et réunis, peuvent être retenus au-dessus du sphincter pendant un certain temps sans pouvoir être évacués, et donner lieu à une constipation opiniâtre. On a vu même se développer alors d'assez graves accidents, des symptômes analogues à ceux d'une hernie étranglée. Dans un autre cas, une douleur fixe avait été ressentie, pendant plusieurs mois, dans la région du cœcum, et, après plusieurs jours de terribles douleurs, un calcul de la grosseur d'un œuf de poule avait été évacué.

Sans que les calculs aient un grand volume, ils peuvent se placer de telle manière dans les anfractuosités du cœcum, qu'ils déterminent de l'inflammation, des ulcérations, la gangrène, une perforation, la péritonite. On a vu ces concrétions passer de l'intestin au milieu de fausses membranes ou dans l'humeur purulente résultant de la péritonite. Un fait singulier d'une pierre perforée qui, retenue dans le rectum, laissait passer les matières les plus liquides, est cité par Morgagni.

Si les symptômes peuvent permettre de diagnostiquer la présence des calculs, on se hâtera, après avoir employé les calmants et même les antiphlogistiques, de provoquer leur sortie par l'emploi réitéré des lavements et par de doux purgatifs.

3° *Calculs rendus par les selles.* — C'est presque constamment par les garde-robes, ainsi que nous l'avons dit plusieurs fois, que s'échappent les calculs, à la suite des accidents variés et quelquefois cruels dont nous avons présenté les tristes scènes. Quelques personnes en rendent fréquemment et en assez grand nombre, sans avoir éprouvé auparavant de coliques hépatiques ; mais les calculs sont alors très-petits et mal formés. Souvent ces concrétions se trouvent au milieu de selles ordinaires, quelquefois au milieu de fèces très-dures et formant une grosse masse. Assez fréquemment aussi, elles sont mêlées de selles bilieuses, parfois sanguinolentes. Tantôt il n'est rendu qu'un seul calcul ou un petit nombre de ces corps, tantôt il y en a un très-grand nombre ; dans quelques cas, ce n'est qu'un sédiment épais, jaunâtre, brunâtre ou même tout à fait noir, qui peut être très-abondant. Quand les concrétions sont fort petites, elles échappent souvent, ainsi que le sédiment, à un examen superficiel.

Les calculs évacués avec les garde-robes ont quelquefois été remarquables par leur grande agglomération. Dans un cas rapporté par le docteur Bermond, ils formaient dans le rectum une masse vraiment surprenante, du volume des deux poings ; ils ne purent être expulsés par l'anus qu'après les plus grands efforts et comme par une sorte d'accouchement. Des calculs d'un très-grand volume sont quelquefois rendus par cette voie ; on en a vu égalant une grosse noix, un œuf de pigeon, de poule, etc. Ils ont ordinairement la forme de la vésicule dans laquelle ils se sont formés et dont ils ne sont sortis, selon toute apparence, que par une communication anormale entre ce réservoir et le canal digestif. Il faut pour leur expulsion autant d'efforts douloureux que pour le cas d'agglomération dont nous venons de parler.

Les gros calculs évacués par les selles ont quelquefois offert des formes singulières : on en cite ayant offert celle d'un cœur, d'une clef de voûte, etc. Dans quelques cas,

c'est à l'autopsie seulement qu'on a pu vérifier que les calculs qu'on trouvait dans la vésicule s'adaptaient à ceux qui
avaient été rendus ; mais il est arrivé aussi que de volumineux cholélithes, évacués successivement, montraient des
surfaces répondant parfaitement les unes aux autres. Enfin,
des hydatides ont été expulsées par les selles en même
temps que des caculs.

4° *Calculs biliaires formés au milieu du sang de la
veine porte.* — Dans toutes les descriptions précédentes,
les calculs dont nous nous occupons étaient formés au sein
de la bile, et, lorsqu'on les trouvait en dehors des voies
biliaires, ils avaient suivi le trajet de ces voies pour arriver
au canal intestinal, ou bien, les ayant perforées, ils s'étaient
introduits dans divers trajets fistuleux. Nous avons même
dit que ces calculs pouvaient se former hors des voies biliaires, si la bile y stationnait. Mais, ici, nous avons à mentionner un fait unique, remarquable par sa singularité, et
qui pourrait être révoqué en doute s'il n'était rapporté par
un savant médecin, et entouré, du reste, de toutes les preuves de la véracité. Il s'agit, en effet, d'une concrétion qui
s'est formée au milieu du sang de la veine porte, et qui a
été trouvée par M. Fr. Deway, médecin de l'Hôtel-Dieu de
Lyon. Cet auteur nous apprend que M. Imbert, médecin
du même hôpital, a rencontré un grand nombre de petites
concrétions dans l'intérieur de la veine porte ; mais cette
assertion n'est point accompagnée de détails qui nous donnent l'assurance qu'elles fussent bien de nature biliaire.

Nous plaçons, dans le chapitre de l'*Affection calculeuse
du foie*, cette remarquable observation, faute de trouver,
dans le cadre de notre ouvrage, une place plus appropriée.
Elle a pour sujet une femme de quarante-sept ans, d'une
constitution naturellement forte, qui entra à l'Hôtel-Dieu
avec un ictère datant de sept années. Ses règles avaient
cessé depuis ce temps ; toute sa vie, elle avait été resser-

rée du ventre. A la même époque, atteinte d'une fièvre tierce qui dura six mois, sa santé fut ébranlée, et elle fut sujette à des dyspepsies, à des vomissements, à une alter-native de diarrhée et de constipation, et à une douleur obtuse dans la région hépatique. Après son entrée à l'hô-pital, l'ictère se fonça davantage, la douleur devint per-manente en arrière du foie ; il survint un abattement gra-duel, et la malade succomba.

A l'autopsie, le foie fut trouvé d'un petit volume et sa substance très-ramollie ; sa coloration était d'un jaune sale tirant sur le vert. A la place de la vésicule, on ne trouvait qu'une sorte de kyste renfermant un calcul de la grosseur d'une petite noix. Le canal cystique, par suite, était ob-strué. Le tronc et les branches principales de la veine porte étaient très-dilatés ; le volume de cette veine était double au moins de celui de la veine cave inférieure. On en sortit un corps cylindrique, noirâtre extérieurement, ayant 2 centimètres 12 millimètres de longueur, et un poids de 4 grammes 10 centigrammes.

L'analyse chimique de cette concrétion donna les ca-ractères suivants. Elle était d'une pesanteur spécifique moindre que celle de l'eau, d'une consistance friable, for-mée de couches concentriques, parsemée de petits grains cristallins ; réduite en poudre, elle était d'un rouge de brique et laissait aux doigts une matière onctueuse jaune ; exposée à l'action du feu, elle brûlait avec flamme. Nous n'entrerons pas dans les détails de l'analyse. Il suffit de dire que cette substance offrait tous les caractères physi-ques d'une concrétion biliaire, ainsi que tous ses caractères chimiques ordinaires. La cholestérine y était en majeure partie, et le picromel, dont la présence n'est pas essen-tielle à la détermination de l'espèce de calcul, pouvait y être soupçonné. On peut énoncer ainsi les principes que renfermait cette concrétion : 1° cholestérine, 2° stéarine,

3° matière colorante jaune, 4° matière résineuse verte **de** la bile, 5° picromel, 6° sels magnésiens.

Les divisions hépatiques de la veine porte contenaient une matière analogue. La concrétion dont il s'agit n'a pu atteindre que très-lentement son développement ; elle s'est sans doute constituée comme ces cristallisations qui s'opèrent dans un liquide qui tient beaucoup de sels en suspension.

§ V. — DES FISTULES BILIAIRES.

Les fistules biliaires étant le plus souvent occasionnées par des calculs, leur histoire ne peut être séparée de celle de ces corps. Elles peuvent être externes ou internes. Dans les premières, la bile s'écoule des voies biliaires à l'extérieur ; dans les secondes, il s'est formé une communication anormale entre les voies biliaires et un organe intérieur.

Fistules biliaires externes. —Ces fistules sont une maladie rare. Quelque soin que j'aie pris à rechercher les faits de ce genre, je n'ai pu en rassembler que vingt-six, dont quelques-uns manquent même complétement de détails. Sur ces vingt-six, dix-neuf ont pour cause des calculs. C'est au moyen de leur analyse que nous allons tracer une description de cette singulière affection.

Dans les dix-neuf cas de fistules biliaires occasionnées par des calculs, le sexe des malades n'a été indiqué que quatorze fois, et il est remarquable qu'il se trouve treize femmes. L'âge varie de vingt-trois à quatre-vingt-un ans sur onze cas où il en est fait mention. La plupart des malades chez qui ces fistules étaient survenues avaient éprouvé des coliques hépatiques et quelquefois des ictères.

L'ouverture extérieure de la vésicule a été presque toujours précédée de l'inflammation de cette poche. Cette inflammation ayant déjà été décrite, nous devons nous borner à ajouter quelques particularités relatives aux cas où il existait des calculs. Le gonflement a parfois été très-considérable, sans qu'il se fût formé une très-grande quantité d'humeur dans le cholécyste. Ce gonflement a lieu alors aux dépens de ses parois, des parties voisines et surtout du foie. Dans d'autres cas, la tumeur ne consistait qu'en une sorte d'empâtement, et ce n'a été qu'après plusieurs mois ou même plusieurs années de douleurs sourdes dans l'hypochondre droit, que l'abcès est venu à se former et qu'il a fini par se présenter à l'extérieur. Quelquefois, l'ouverture s'est opérée par une simple ulcération, une sorte d'usure. Dans une observation, la malade se plaignait d'un corps qui lui perçait la peau, et l'incision fut faite, en effet, sur le calcul même.

L'ouverture a donné issue à du pus plus ou moins formé, à de la bile et à des calculs; parfois, au lieu de pus, ce n'a été qu'une sérosité plus ou moins limpide. Le pus était tantôt peu abondant, tantôt en plus ou moins grande quantité. Dans quelques cas, il était teint par la bile en une couleur jaune-verdâtre plus ou moins foncée; dans d'autres, la bile était en grande quantité; celle-ci recevait seulement du pus une teinte blanchâtre ou grisâtre et parfois sanguinolente. Quand le canal cystique est oblitéré, il arrive qu'il ne sort pas de bile, cette humeur ayant été convertie en pus, résorbée ou diversement altérée. Après l'ouverture, la bile ne s'est pas toujours échappée de suite, ni en même quantité, ce qui tenait à des obstacles passagers qu'elle peut éprouver dans le canal hépatique. Quelquefois, il en est sorti une énorme quantité, au point d'inonder, en quelque sorte, le malade. Dans une observation, la quantité rendue en douze jours fut estimée à 2 litres.

Les calculs, dont la présence dans la vésicule a déterminé des fistules, étaient, dans un certain nombre de cas,

très-nombreux ou très-volumineux. On en a vu une qua-
rantaine évacués successivement. Dans un autre cas, pendant l'espace de neuf ans, il en était sorti cinq à six cents
petits. Quant au volume, dans l'un des faits, un calcul gros
comme un œuf de poule était sorti spontanément ; dans un
autre, le cholélithe avait le volume d'un œuf d'oie ; enfin,
celui dont nous avons parlé, d'après le docteur de Meers-
mann, et qui avait été extrait par les parois abdominales,
était plus volumineux encore.

La fistule n'a pas toujours abouti directement de la vé
sicule à l'extérieur. Dans une observation, on a pu constater que le calcul s'était porté de cette poche dans la
substance hépatique, avait occasionné dans cette dernière
un abcès, lequel, s'ouvrant à son tour à l'extérieur, donna
lieu à une fistule biliaire externe ; il y existait donc alors
une double fistule.

Le siége de l'orifice externe de la fistule variait : tantôt
il était immédiatement sous le rebord costal, et il correspondait à la vésicule ; tantôt, plus ou moins éloigné du
niveau de celle-ci, il se trouvait près de l'ombilic et même
à gauche de la ligne médiane. On a constaté, en même
temps, plusieurs orifices plus ou moins éloignés l'un de
l'autre. Au bout de quelque temps, ainsi qu'il arrive pour
les fistules de toute autre nature, les orifices s'étaient
beaucoup rétrécis.

Les trajets fistuleux ne se sont pas toujours trouvés en
ligne directe ; ils étaient quelquefois obliques, tortueux,
anguleux, et même bifurqués. Ils avaient, en conséquence,
une plus ou moins grande longueur. Leur intérieur offrait
ordinairement des callosités. Leur diamètre s'est montré
généralement très-petit ; quoique ces trajets eussent été
parcourus par de gros calculs, ils n'avaient pas tardé à se
rétrécir. Dans le cas où ils étaient longs, on y constatait
quelquefois des culs-de-sac plus ou moins profonds, où

s'étaient amassés du mucus, de la bile et des concrétions. Dans une des observations, un calcul énorme, puisqu'il avait 8 centimètres de longueur sur autant de circonférence, s'y était arrêté. Les cholélithes qui se sont engagés dans ces fistules ont pu s'y fixer, lors même que le trajet de celles-ci était direct, et y déterminer une tumeur inflammatoire. Il est certain que, dans quelques circonstances, ils y ont augmenté de volume par le passage de la bile ; ils pourraient même y prendre origine si cette liqueur était retenue. Dans une observation de J.-L. Petit, des bourgeons cellulo-vasculaires, introduits dans de petites cavités que présentait l'extrémité d'un calcul, avaient pris adhérence et le fixaient dans le conduit fistuleux. Dans une autre observation de Dargeat, il existait un petit foyer sur le trajet de la fistule, sorte de lac que traversait la bile.

Ces fistules, ayant en général leur siége vers le bas-fond de la vésicule, étaient entretenues par le suintement de l'humeur biliaire, lors même qu'elle coulait librement dans l'intestin. Elles ont été aussi entretenues par des calculs s'échappant de temps à autre.

Plusieurs abcès se sont quelquefois formés successivement dans le cholécyste, et ont laissé après eux des fistules plus ou moins longues à guérir. Une nouvelle tumeur a été ordinairement produite par un calcul qui avait tendance à se porter au dehors. L'ouverture de ces abcès subséquents ne s'est pas toujours faite au même endroit que la première.

Dans la plupart des faits, les malades n'ont pas succombé à ces accidents ; un certain nombre ont guéri complétement. Chez ceux qui n'avaient qu'un calcul, quoique volumineux, la plaie s'est cicatrisée sans presque arriver à l'état fistuleux ; et ceux chez lesquels il en existait un grand nombre, dont quelques-uns sortaient de temps à autre, voyaient leur fistule persister, ou se fermer pour se rouvrir bientôt, et cela quelquefois pendant un certain nombre d'années. Dans divers cas, on ne pouvait empêcher la cicatrisation ; dans d'autres, même lorsqu'il n'y avait pas de calculs, au contraire, il n'était pas possible de l'obtenir, parce que l'arrivée continuelle de la bile en entretenait l'ouverture.

Certains malades, après avoir guéri de leurs fistules, ont fini par succomber, soit à des lésions organiques du foie qui avaient pour origine l'affection calculeuse elle-même, soit à d'autres maladies ayant un rapport plus ou moins direct avec cette affection.

Les fistules biliaires externes par elles-mêmes ne produisent, en quelque sorte, qu'une incommodité, du moins une fois passés les accidents qui ont déterminé leur formation. On a vu que les pertes de bile étaient parfois très-considérables ; elles peuvent affaiblir beaucoup les malades. Un homme de cinquante-cinq ans, après une perte abondante et subite de cette liqueur, était tombé dans un grand abattement ; mais une déperdition d'environ 45 grammes, en vingt-quatre heures, ne paraissait pas apporter un obstacle notable aux digestions. Dans une observation, on a remarqué un appétit extraordinaire et qui était en raison directe de la déperdition qui s'opérait par la fistule. Généralement, lorsque le trajet s'était beaucoup rétréci, il ne s'écoulait plus qu'une faible quantité de bile. L'économie, d'ailleurs, non-seulement s'habituait à cette perte, mais elle finissait même quelquefois par avoir besoin de se débarrasser ainsi ; car il est arrivé, dès que la fistule se fermait, lors même qu'il n'y avait plus de calculs à évacuer, que la peau se gonflait, devenait rouge, douloureuse, que la fièvre, des symptômes gastriques, etc., survenaient, et que ces accidents ne cessaient qu'autant que la bile et la matière purulente recommençaient à couler au dehors.

Lorsque l'occasion s'est présentée d'ouvrir le corps d'in-

dividus qui avaient été atteints de fistules biliaires, on a
eu de la peine à reconnaître les anciens trajets, surtout s'ils
dataient de loin, tant ils étaient confondus avec les adhérences qui réunissaient la vésicule aux parois abdominales.
Ce réservoir, le plus souvent, était revenu sur lui-même,
contracté sur un ou plusieurs calculs, épaissi, tiraillé. Les
fausses membranes étaient quelquefois si épaisses qu'on ne
pouvait disséquer les voies biliaires ; dans un cas même, on
ne trouva aucune trace du cholécyste. Le foie a éprouvé
quelquefois, en même temps, de fortes atteintes : on a remarqué qu'il était déformé, altéré, ayant contracté, ainsi
que la vésicule, des adhérences avec les parties voisines.

Fistules biliaires internes. — Nous avons déjà dit que
ces fistules consistent en une communication pathologique
entre les voies biliaires et un organe intérieur. Malgré le
petit nombre d'observations qui existent sur ces perforations, elles doivent cependant être assez fréquentes ; car,
bien que d'assez gros calculs puissent finir par franchir les
valvules spiroïdes du canal cystique, il est bien probable
que ceux, si volumineux, qui sont quelquefois rendus par
les selles, ont passé directement de la vésicule dans le canal intestinal, au moyen d'une perte de substance.

Ainsi que les externes, ces fistules ont été produites,
dans presque tous les cas, par des calculs qui ulcèrent
le choléecyste ou le point des voies biliaires avec lequel ils
sont en contact, et passent d'une cavité dans une autre.

Les symptômes qui accompagnent la formation des fistules internes ont été peu observés, les faits qu'on possède
ayant presque tous été recueillis sur des individus qui
avaient succombé longtemps après à d'autres maladies.
Ces symptômes doivent être très-variables, suivant les
diverses circonstances. On croit pouvoir y rapporter des
douleurs à l'hypochondre droit, plus ou moins vives et
plus ou moins durables, étendues quelquefois assez loin,

au dos et à l'épaule droite, des vomissements, etc. Dans un cas, une tuméfaction dure, qu'on sentait à l'hypochondre, disparut peu à peu. L'absence fréquente de symptômes prononcés peut tenir à la lenteur du travail d'ulcération, à la sensibilité émoussée des vieillards chez lesquels ont lieu le plus souvent ces lésions. Ce travail d'ulcération est certainement moins douloureux que le passage des calculs de petit et moyen volume par les canaux cystique et cholédoque, et c'est ce qui explique comment on a dit que l'expulsion des gros calculs est moins douloureuse que celle des petits.

Les fistules internes ont lieu le plus ordinairement de la vésicule au canal intestinal ; mais on en a observé encore avec des abcès du foie et avec le système veineux abdominal. On suppose aussi que cette communication a eu lieu avec les voies urinaires.

Communication avec le canal intestinal. — Le contact qui existe entre diverses parties du canal intestinal et les voies biliaires permet que des adhérences se forment facilement des unes aux autres, et rend ainsi la communication fistuleuse facile à s'établir. Elle a été observée un certain nombre de fois. On ne l'a pas trouvée avec l'estomac, mais avec le duodénum et avec le colon.

Communication avec le duodénum. Cet intestin se trouvant en rapport d'une manière plus fixe avec la vésicule, la formation de la fistule entre ces organes est moins rare. Nous en avons réuni huit exemples. Ces fistules vésiculoduodénales ont presque toujours eu pour cause un ou plusieurs calculs, qui, ulcérant la vésicule et même les parois des voies biliaires avec lesquelles ils sont en contact, produisant en même temps des adhérences avec les parties voisines, ont fini par passer d'une cavité dans une autre. Quelquefois, c'est au moyen d'une véritable gangrène,

résultat de la pression exercée par les calculs, que la perforation s'est opérée.

Le trajet de ces fistules ne pouvait avoir que peu d'étendue ; il offrait seulement de l'obliquité. Le diamètre de l'ouverture variait suivant le volume des calculs qui y avaient
donné lieu ; le plus grand n'avait que 1 centimètre. Dans
un cas, cette ouverture était formée en même temps aux
dépens de la vésicule et du canal cystique. Elle était généralement arrondie ; tantôt sa circonférence a été trouvée
lisse et unie, et tantôt inégale. Une des observations offrait
un gros mamelon formant une sorte de soupape, disposée
de manière à laisser passer plus facilement les liquides de
l'intestin vers la vésicule, que de celle-ci vers l'intestin ;
un fragment de balle de graminée s'y était introduit. Dans
les cas de gangrène, cette circonférence était noirâtre ; l'ouverture même était remplie d'une matière pultacée. Les
trajets fistuleux, suivant qu'ils étaient récents ou anciens,
étaient formés par des parties molles engorgées, ou par
des adhérences intimes et fermes. Malgré l'existence de ces
trajets, il était quelques cas où les canaux biliaires pouvaient continuer à donner passage à la bile. Presque toutes
les observations appartenaient à des femmes âgées, comme
pour les fistules externes.

Communication avec le colon. Elle paraît bien plus rare
qu'avec le duodénum ; cependant il y a contact habituel
entre la vésicule et la partie droite de l'arc du colon, et
l'on trouve fréquemment des adhérences entre celle-ci et
le cholécyste. La grande rareté de cette fistule tient sans
doute à ce que cet intestin est très-mobile. Je n'en con-
nais que deux exemples bien précis.

Communication avec un abcès du foie. — Les communications fistuleuses entre les voies biliaires et les abcès hépatiques ont été observées un assez grand nombre de fois.
Bien souvent ces perforations reconnaissent pour cause la

présence de concrétions calculeuses. Un gros calcul, après avoir passé dans le tissu du foie où il avait déterminé un abcès, s'était échappé au dehors par l'ouverture de cet abcès. On a vu aussi du pus, entourant la vésicule, s'ouvrir un passage dans ce réservoir et de là dans l'intestin.

Communication avec le système veineux abdominal. — Il existe deux faits qui peuvent être considérés comme des fistules des voies biliaires ouvertes dans les veines de ce système. Le premier est de Columbus, qui rapporte que, chez *Ignace de Loyola*, le célèbre fondateur de l'ordre des Jésuites, des calculs biliaires se frayèrent une route de la vésicule dans le confluent de la veine porte, où ils furent trouvés. Dans le second fait, dû à M. Robert, il n'est pas question de calculs. Cet habile chirurgien a montré à la Société anatomique une pièce où le cholédoque avait contracté des adhérences avec la veine mésentérique supérieure. L'érosion des vaisseaux, dans le point de contact, avait déterminé un épanchement de bile dans cette veine, épanchement suivi de phlébite et de formation d'abcès dans une foule d'organes différents.

Communication présumée avec les voies urinaires. — M. Faber donne, avec beaucoup de détails, l'histoire d'une femme qui rendit des calculs biliaires par l'urètre sans avoir éprouvé les symptômes ordinaires des coliques hépatiques ou de quelque autre affection du foie, ni présenté d'ictère; mais, après avoir souffert pendant quelque temps de douleurs et de pression dans la région hypogastrique, de ténesme vésical, elle vit s'échapper, par le canal de l'urètre, plusieurs petites concrétions que l'analyse chimique démontra être formées par les mêmes principes que ceux contenus dans les cholélithes. Une fois, les symptômes de dysurie furent si violents, qu'on se trouva obligé de pratiquer l'urétrotomie pour extraire un calcul plus volumineux. Cette femme finit par guérir. Le bassinet du

rein droit n'est pas tellement éloigné de la vésicule, qu'une
adhérence ne puisse se former entre ces deux organes. Si,
par suite, une perforation venait à s'y produire, on conce-
vrait qu'un ou plusieurs calculs biliaires pussent passer
dans les voies urinaires pour être enfin rejetés par l'urètre.
M. Faber admet une autre explication, et pense que les
éléments de la bile se sont déposés dans le bassinet du
rein, et que là les calculs se sont constitués. Le docteur
Barraud, de Lyon, a recueilli une observation analogue à
celle de M. Faber.

§ VI. — DU TRAITEMENT DE L'AFFECTION CALCULEUSE DU FOIE.

Le traitement de cette affection est presque toujours
uniquement médical. Nous examinerons aussi les circonstances dans lesquelles il exige l'intervention de la chi-
rurgie.

Traitement médical. — Ce traitement doit nécessairement offrir une foule de modifications, suivant l'intensité
des symptômes, et aussi suivant la période de l'affection.

Dès que les cholélithes, par leur présence dans la vésicule, leur engagement, leur arrêt ou leur progression dans
les voies biliaires, détermineront des douleurs vives, on
s'empressera de faire placer le malade dans un bain et on
l'y laissera le plus longtemps possible. Quand il en sera
sorti, on fera des frictions avec les huiles narcotiques sur les
parties qui seront le siége des douleurs ; puis on recouvrira ces mêmes parties avec de larges cataplasmes émollients. En même temps, on administrera des boissons
adoucissantes, rafraîchissantes, ainsi que des potions où
l'on fera entrer des eaux distillées antispasmodiques avec
diverses préparations opiacées.

Si, malgré ces premiers moyens, les douleurs ne sont

pas apaisées, et si l'on a lieu de craindre l'inflammation, on aura recours à la saignée du bras ou à une application de sangsues, moyens qui seront réitérés suivant les circonstances. Pour dissiper l'inflammation, un ou plusieurs vésicatoires volants pourraient encore être mis en usage. La fougue des symptômes peut être telle, qu'on se trouve obligé de ne pas se borner à la thérapeutique précédente. On essaiera donc la belladone, le castoréum, le bain de vapeur, l'application de vessies à demi remplies de glace pilée, le chlorhydrate de morphine par la méthode endermique, les frictions avec l'éther, le chloroforme, et, en désespoir de cause, les remèdes perturbateurs dont l'emploi paraîtra sans danger.

Dès qu'on aura suffisamment calmé l'acuité des souffrances, on cherchera à dégager les calculs des voies biliaires au moyen de purgatifs doux. On ne se pressera pas de les administrer, car ils ne pourraient atteindre leur but si les concrétions n'étaient pas encore arrivées dans le canal cholédoque, ce qu'on reconnaîtra par la diminution des douleurs, leur changement de place, et surtout par l'apparition de l'ictère, ainsi que par le gonflement de la vésicule. Le purgatif que nous avons coutume d'employer, et le plus souvent avec avantage, c'est l'eau de Sedlitz artificielle. On en renouvellera l'usage suivant le besoin, et de manière à ne point réveiller ou produire trop d'excitation. Loin d'avoir remarqué que le gaz acide carbonique qu'elle contient eût un mauvais effet, il nous a semblé, au contraire, qu'il empêchait que cette eau ne fût vomie.

Si l'on ne réussit pas au moyen de ce sel, on aura recours à d'autres laxatifs, à l'huile de ricin, au calomel, etc., et successivement à plusieurs autres médicaments pouvant produire une secousse légère, mais suffisante, dans tout l'appareil biliaire, y exciter une sécrétion abondante propre à dilater les conduits et à entraîner les calculs, de nature aussi à augmenter le mouvement péristaltique des intestins pour tirailler les conduits, faciliter et déplacer la progression des concrétions.

. L'expérience a prouvé que le remède de Durande, dont on trouvera plus loin la composition, a amené de bons résultats pour remplir l'indication du dégagement des pierres. On pourra donc l'employer, mais toujours avec une grande réserve, en raison des symptômes d'irritation qui, sans cela, en seraient la suite.

On se gardera d'employer les vomitifs conseillés par quelques médecins dans le but d'exciter des mouvements de compression sur la vésicule de la part des muscles abdominaux. Les vomissements ne sont que trop fréquents déjà dans les coliques hépatiques ; ils en sont même souvent un des symptômes les plus fâcheux, non-seulement par les efforts qu'ils déterminent, et d'où peuvent résulter l'inflammation et des ruptures, mais encore parce qu'ils s'opposent à l'admission de tout secours intérieur. Dans les cas où des calculs ayant été vomis, il y aurait lieu de soupçonner, au retour de nouvelles crises, que d'autres concrétions sont disposées à profiter de la même issue, ce serait peut-être le seul cas, après l'emploi des antiphlogistiques et des calmants, de se servir de quelques légers vomitifs.

Lorsque les calculs sont arrivés dans le canal intestinal, les laxatifs sont encore utiles pour les pousser avec les garde-robes et déterminer leur évacuation, car on a vu qu'ils peuvent s'amasser dans quelques points de l'intestin et y former des masses dont la sortie devient ensuite très-difficile. Dans les cas où de grosses concrétions ont obstrué l'intestin grêle et ont produit tous les accidents de l'étranglement, on doit encore essayer de les déloger au moyen de laxatifs ; mais si ceux-ci ne sont pas supportés, il ne reste plus qu'à pallier les symptômes au moyen des antiphlogistiques et des narcotiques ; car, ainsi que nous l'avons déjà fait remarquer, une opération chirurgicale pour pénétrer jusqu'à l'obstacle et l'enlever, offrirait autant de danger que la maladie elle-même.

Dans le but de dissoudre les calculs qui restent dans les voies biliaires, deux méthodes principales ont été proposées : l'éther et la térébenthine ou remède de Durande, et les alcalins.

Remède de Durande. Après un assez long usage de délayants et d'apéritifs, Durande commençait l'emploi de son remède, dont la composition est la suivante :

Éther sulfurique . . . . 3 parties.
Essence de térébenthine. 2   —

Il le donnait à la dose de 4 grammes chaque matin ; il faisait prendre ensuite quelques tasses de petit-lait, d'eau de veau, de chicorée, ou de sirop de violettes délayé dans de l'eau pure. En général, les malades devaient en prendre 500 grammes. Si le remède agitait, s'il échauffait trop, si la région du foie devenait douloureuse, il pratiquait la saignée et employait les bains. Il joignait, au contraire, à ce remède les toniques, si les patients étaient plus appesantis qu'excités. Lorsque les douleurs de l'hypochondre et l'ictère avaient disparu, on administrait des purgatifs doux. Tels sont les préceptes donnés par Durande pour la mise en pratique de sa méthode.

Ce médecin a rapporté vingt observations de colique hépatique, recueillies par lui, dont quelques-unes avec sortie de pierres biliaires par les selles. Il dit qu'il a vu rendre par cette voie des calculs dissous et transformés en une matière blanchâtre, semblable à de la poix.

Ce remède est d'un goût des plus désagréables ; il exige beaucoup de précaution dans son usage, car il irrite l'estomac, pèse sur cet organe, produit de fortes nausées et

même des vomissements. Des femmes jeunes et très-sus-
ceptibles en ont épouvé une violente irritation ; on a même
vu l'inflammation du foie, etc. Les médecins qui tenaient
à l'employer pouvaient être effrayés de ce qu'en dit son
auteur et de ce qu'ils avaient pu remarquer eux-mêmes:
ils ont dû songer à affaiblir son action irritante. Haller déjà
le faisait prendre conjointement avec l'opium. Sœmmering supprimait l'essence de térébenthine et conseillait un
mélange d'éther sulfurique et de jaunes d'œufs. Degardanne n'ayant pu faire supporter la formule de Durande,
en modifia la composition ainsi qu'il suit, et ordonnait
de celle-ci une cuillerée à bouche chaque matin :

> Sirop de guimauve. . . . .   45 grammes.
> Eau distillée.   15   —
> Huile volatile de térébenthine. . . .   6 jusqu'à 10.
> Éther sulfurique. . . . .   8 grammes.
> Mêlez.

M. le docteur Duparque a aussi introduit dans la pratique une modification au remède de Durande; au lieu
d'huile de térébenthine, il a mêlé à l'éther de l'huile de
ricin, dans la formule suivante :

> Huile de ricin. . . . .   60 grammes.
> Éther.   4   —

Il fait prendre cette mixture en vingt-quatre heures, par
cuillerées à bouche. La saveur peu prononcée de l'huile
le ricin est complétement masquée par celle de l'éther.
Celui-ci, se mixtionnant parfaitement avec cette huile, en
corrige d'une manière très-remarquable la viscosité, qui
la rend d'ordinaire si difficile à couler et à être ingérée. On
doit avoir moins à craindre l'huile de ricin que celle de
térébenthine.

Voyons, d'abord, quel est le mode d'action du remède

de Durande ; nous examinerons, ensuite, celui des modifications qu'on lui a fait subir.

L'éther, à la température de l'estomac, doit se séparer en grande partie de l'huile essentielle de térébenthine et se volatiliser ; ce qui anéantit déjà la vertu complexe de la préparation de Durande. En second lieu, on ne peut prendre celle-ci qu'en petite quantité ; et, quand bien même on en userait à forte dose, il ne pourrait en arriver jusqu'à la vésicule, ou il en arriverait si peu, qu'on ne saurait compter sur l'action dissolvante reconnue aux deux substances qui la composent. Il n'est pas possible d'admettre que les vapeurs ou les parties les plus fluides du médicament, pénétrant par les canaux cholédoque et cystique jusqu'à la vésicule, ou transsudant de l'intestin dans ce réservoir, soient capables d'y dissoudre les concrétions calculeuses, surtout celles qui sont bien formées. Rappelons aussi que ces concrétions sont généralement composées de cholestérine et de matière colorante ; que si l'éther dissout très-bien la cholestérine, il n'a pas d'action sur la matière colorante qui abonde à leur surface, et que l'essence de térébenthine ne dissout que lentement ces deux substances.

Si les choses se passent ainsi dans un appareil chimique où les corps à dissoudre sont en contact direct avec leurs dissolvants, peut-on raisonnablement penser qu'il se passe une action analogue dans le corps humain ? D'ailleurs, le médicament, loin de remonter dans la vésicule, se trouve mêlé aux sucs digestifs, qui diminuent son action et la dénaturent, puis à la masse du sang, qui achève de l'anéantir. En supposant que le sang, après des circulations réitérées, conserve quelques vertus lithontriptiques, il ne pourrait agir sur les calculs que par la bile qu'il fournit au foie et par les mucosités de la membrane interne de la vésicule, et cette action doit être nulle.

Cependant, comme on ne peut nier les bons effets obtenus par les praticiens avec le remède de Durande, il faut les expliquer autrement. Ce remède, comme nous l'avons déjà dit, agit plutôt en favorisant le transport des pierres dans l'intestin. On peut encore attribuer à l'éther une action antispasmodique puissante, capable de faire cesser le resserrement des conduits où sont engagés les calculs. D'une autre part, l'essence de térébenthine n'est pas absorbée dans l'estomac; elle pénètre dans le duodénum. Irritant, comme les purgatifs que nous avons conseillés, la membrane muqueuse de cet intestin, elle provoque énergiquement la sécrétion de la bile, comme un sialagogue provoque la sécrétion de la salive, et cette activité imprimée à tout l'appareil biliaire peut déterminer l'expulsion d'un calcul engagé dans le canal cholédoque.

Les modifications apportées au remède de Durande par Haller, Sœmmering et Degardanne, n'ayant eu d'autre but que de modérer ses qualités irritantes, nous n'avons aucune objection à présenter à ce sujet. Mais il n'en sera pas de même à l'égard de la préparation imaginée par M. Duparcque; car, bien que cet honorable confrère la considère comme principalement propre à l'expulsion des calculs, il lui attribue aussi une propriété fondante. Il a remarqué que l'huile de ricin évacuée par les malades avait pris une couleur vert-émeraude, et il en conclut que cela tient au mélange intime du médicament avec une partie des concrétions. C'est cette explication que nous voulons combattre.

Nous avons dit pourquoi on ne devait pas admettre que l'éther pût arriver à la vésicule en assez grande quantité pour opérer la dissolution des cholélithes, même à leur superficie. L'huile de ricin qu'on y ajoute n'augmentera pas, assurément, cette propriété dissolvante, car, par elle seule, elle n'agit en aucune façon sur les calculs. Comment, d'après cela, serait-il possible d'admettre que l'huile des garde-robes, qui offrait une couleur vert-émeraude, pût la devoir à la dissolution de ces corps? On sait, d'ailleurs, que les personnes qui font usage d'une huile douce quelconque ont des selles qui contiennent des concrétions rondes ou ovales, dont le volume varie depuis celui d'un petit pois jusqu'à celui d'une grosse amande et même plus. Ces concrétions sont verdâtres, translucides et d'une consistance assez ferme. En les approchant de la flamme d'une bougie, elles brûlent en pétillant. Ce serait à tort qu'on voudrait considérer ces masses comme autant de calculs biliaires formés dans l'appareil hépatique, dont l'évacuation aurait été provoquée par l'huile ingérée et dont la nature se trouverait modifiée par cette huile. Ces remarques avaient été faites par Pujol, de Castres, et elles ont été renouvelées, depuis la publication du mémoire de M. Duparcque, par Mérat, ainsi que par Mojon, professeur honoraire de l'Université de Gênes.

Traitement alcalin. Si nous avons élevé des doutes, ou plutôt des dénégations, sur la possibilité de fondre les concrétions biliaires par le remède de Durande et ses modifications, en raison des petites quantités qu'il est seulement possible d'en prendre et des inconvénients qui suivent son usage, nous manifesterons, au contraire, toute notre prédilection pour le traitement alcalin, qui peut être administré abondamment, sans crainte de fatiguer les organes digestifs ni de troubler leurs fonctions, et que nous considérons comme le moyen le plus approprié à l'affection qui nous occupe.

Convenons d'abord, cependant, que les alcalins n'ont pas d'action dissolvante sur la cholestérine; mais, comme ils s'emparent des matières grasses du sang et les entraînent en les saponifiant, ils peuvent empêcher le dépôt de cette espèce de cholestérine dans la bile, s'ils ne peuvent fondre celle qui est déjà déposée dans la vésicule.

Il n'en est pas de même de la matière colorante, les alcalins pouvant la dissoudre ; et comme ceux-ci ont la même action sur le mucus, il en résulte que la cholestérine est isolée des deux principes qui constituent avec elle la plupart des calculs biliaires. Cette cholestérine, ainsi désagrégée, peut s'échapper plus facilement par les conduits biliaires.

Au moyen des boissons alcalines, on peut saturer les différentes humeurs et augmenter considérablement l'alcalinité de la bile. On la rend plus liquide et plus abondante, double condition bien propre à entraîner les grumeaux cholestériques ou autres qui peuvent se trouver dans les voies biliaires. La matière résinoïde, l'albumine de la bile, étant tenues en suspension dans cette humeur par la soude, on comprendra comment le traitement alcalin peut contribuer à la séparation des parties constituantes des calculs.

Le bicarbonate de soude est le sel alcalin qu'on emploie le plus ordinairement. Comme on le trouve en abondance et en parfaite dissolution dans les diverses sources de Vichy, on fait prendre ces eaux aux malades, soit chez eux, soit, mieux encore, aux sources mêmes. Pour les personnes dont les organes sont délicats, pour les femmes surtout, nous conseillons les eaux d'Ems, qui ont la même composition, sauf que le bicarbonate y est en plus faible quantité. Ces eaux sont onctueuses, calmantes, si l'on peut ainsi dire, et tout à fait propres à rétablir la régularité d'action du système nerveux, si souvent dérangée par les coliques hépatiques. Le voyage, d'ailleurs, offrant de l'intérêt et de l'agrément, peut encore, sous ce dernier rapport, être avantageux aux malades qui ont éprouvé de longues souffrances. Pendant l'hiver, nous faisons souvent boire des eaux minérales plus légères, telles que celles de Bussang, de Saint-Alban, de Saint-Galmier, et surtout celles de Condillac, qui sont très-digestives et très-agréables aux repas avec le vin.

D'après M. Bouchardat, on peut également administrer plusieurs sels à base de soude et à acides organiques, qui agissent absolument comme les carbonates alcalins, et qui quelquefois même devraient être préférés à ces derniers. Ces sels, lorsqu'ils ont pénétré dans le torrent circulatoire, sont détruits; l'acide organique disparaît et est remplacé par l'acide carbonique qui reste combiné à la soude; et, en résumé, quoique l'on donne aux malades des citrates, des lactates, des acétates, des stéarates ou des oléates de soude et de potasse, ou des végétaux qui en contiennent, c'est comme si l'on avait fait prendre des bicarbonates de ces bases. Comme ces sels organiques ont une action locale moins active que les bicarbonates, ce savant professeur les recommande, parce qu'il est possible de les administrer à une dose plus élevée. On peut dissoudre, par exemple, 5 grammes d'acide citrique et 6 grammes de bicarbonate de soude dans une bouteille d'eau, et, si l'on a soin de boucher exactement, on a une solution de citrate de soude saturée d'acide carbonique, laquelle est très-agréable à prendre. On peut, très-légitimement encore, employer l'acétate de soude à la dose de 10 grammes, et le savon amygdalin en égale quantité.

Pour varier le traitement alcalin, je ne dois pas omettre de parler d'un sirop de cette nature que j'ai fait préparer par l'habile pharmacien qui a bien voulu s'occuper de l'analyse des concrétions biliaires de ma collection. Aux éléments alcalins, M. Garot a joint des substances purgatives, dans le but d'appeler dans le duodénum et d'entraîner par les selles les matières calculeuses. En voici la formule :

Jalap concassé. . . . . ⎫

Rhubarbe concassée. . . . . ⎬ $\overset{\frown}{aa}$ 12 grammes.

Sous-carbonate de soude. . . . . . . ⎭

Faites infuser, pendant deux heures, dans eau
froide.   144   —

Pilez ensuite dans un mortier de porcelaine, et
passez à travers du coton, dans un entonnoir; à
la colature pesant 144 grammes, ajoutez sucre blanc.   248   —

Faites fondre à chaud; et quand le sirop est re-
froidi, aromatisez avec teinture d'écorce d'orange.   48   —

Chaque 30 grammes de sirop contient la partie soluble
de 70 centigrammes de jalap et de rhubarbe, et de 80
centigrammes de sous-carbonate de soude.

Ce sirop, d'un goût agréable, est donné à la dose de
deux cuillerées à bouche chaque matin. On peut en augmenter la quantité. Comme il laisse à la gorge quelque
âpreté, nous conseillons aux personnes qui en font usage
de boire un demi-verre d'eau après chaque cuillerée. Les
malades à qui j'ai administré ce sirop ont été purgés sans
coliques, ont rendu beaucoup de bile et même quelques
calculs. Plusieurs d'entre eux, en ayant fait usage assez
longtemps, m'ont paru moins sujets aux coliques hépatiques.

On a beaucoup vanté les sucs d'herbes. Ils contiennent,
en effet, des sels alcalins unis à des acides organiques. Il
faut en prescrire au moins 150 grammes, pour prendre
chaque matin, et choisir la chicorée, le taraxacum, la fumeterre et les autres plantes riches en sels alcalins. Pour en
augmenter l'activité, on peut y ajouter de 5 à 15 grammes
d'acétate de potasse ou de soude.

Une dernière indication reste à remplir dans le traitement de l'affection calculeuse du foie : c'est de prévenir la
formation de nouvelles concrétions. Pour cela, on recommandera aux personnes qui ont éprouvé des atteintes de
colique hépatique de faire un usage abondant de boissons

délayantes et apéritives, composées avec les substances qui
contiennent des sels alcalins ; on leur conseillera également
ment les eaux minéralisées par ces sels, afin de tenir
la bile plus liquide et d'empêcher la précipitation de sa
matière colorante. On proscrira, au contraire, les boissons acides, alcooliques, qui pourraient augmenter la con-
crescibilité des fluides. Les amers et les balsamiques seront
convenables dans les cas surtout où la vésicule a été distendue par la bile, afin de lui rendre le ressort nécessaire
à ses fonctions.

Une grande sobriété doit être particulièrement observée
par les personnes disposées aux concrétions biliaires. Leurs
repas devront être légers, égaux, composés d'une petite
quantité de viande et de beaucoup de légumes. Ces précautions sont principalement applicables à celles qui vivent
dans l'abondance, dont la nourriture est trop substantielle, et qui, faisant habituellement peu d'exercice, con-
somment plus qu'elles ne dépensent. Ces malades restrein-
dront le plus possible, dans leur régime, la proportion des
corps gras, afin de diminuer dans la bile la production de
la cholestérine.

On défendra les mets épicés et de haut goût. S'il faut
éviter l'usage des poissons dont la chair est grasse, comme
l'anguille, la carpe, la sardine, on peut permettre le bro-
chet, le merlan, la truite, etc., qui sont dans des conditions opposées. Tout en autorisant l'usage des poires fon-
dantes, du raisin et des autres fruits bien mûrs, puisque
leurs acides sont décomposés dans l'économie, on fera en
sorte que le sang ne puisse pas se surcharger de ces acides.
La cuisson peut, jusqu'à un certain point, les amortir. Le
thé et le café pourront être tolérés, si l'on en use avec modération, si le malade n'est pas maigre et s'il n'est pas sujet à des insomnies.

Quelques purgatifs seront, de temps en temps, nécessaires pour faciliter l'écoulement de la bile avec les matières fécales. Les bains domestiques, qu'on rendra quelquefois alcalins et gélatineux, seront utiles pour entretenir les fonctions de la peau, détendre la fibre et faciliter l'action des divers moyens. Des frictions sur l'hypochondre droit avec les mains pendant le bain, et, après le bain, avec des flanelles, contribueront à activer la circulation des nombreux liquides qui traversent tout le système hépatique.

Les malades se vêtiront chaudement et éviteront soigneusement l'impression du froid. Par un exercice journalier et suffisant, ils maintiendront leurs membres agiles et favoriseront le mouvement général de toutes les humeurs. L'activité de la respiration qui en résulte paraît même un moyen assez puissant pour débarrasser le sang de son excès de cholestérine, l'oxygène de l'air s'en emparant alors plus complétement pour en faire de l'acide carbonique. On a recommandé les voyages sur mer pour donner au système hépatique une plus grande action.

Enfin, on cherchera à garantir les personnes qui ont éprouvé les cruelles angoisses de la colique hépatique, des fortes émotions de l'âme et également des occasions de tristesse et de chagrin. On s'efforcera de leur procurer des distractions. On devra les avertir que la disposition lithiasique du foie pouvant durer de longues années, la prudence exige qu'elles ne se départissent pas du régime et des précautions qui ont été indiquées.

Traitement chirurgical. — Lorsque la vésicule contient une grande quantité de calculs, et, ce qui est très-rare, lorsqu'on les sent à travers les parois abdominales, doit-on chercher à les extraire? Non sans doute, car leur séjour dans ce réservoir ne produit jamais des accidents qui puissent autoriser à tenter une opération qui ne serait pas certainement sans danger.

Le cas est différent lorsque les concrétions, en mettant

obstacle au cours de la bile, déterminent la rétention de cette humeur, et par suite une grande distension de la vésicule. L'ictère qui survient alors, le dépérissement qu'il produit, et surtout la crainte fondée d'une rupture de la poche biliaire dans le péritoine, ne doivent-ils pas déterminer le médecin à agir? Celui-ci, en présence d'un malade voué à une mort certaine, restera-t-il inactif? Ne devra-t-il pas, au contraire, s'efforcer de prolonger la vie en établissant une fistule, s'il ne se manifeste pas une inflammation éliminatoire?

C'était l'avis de J.-L. Petit. Il avait été frappé de ce que l'ouverture d'une tumeur biliaire, ouverture à laquelle il s'était opposé, n'avait pas été suivie de mort comme dans d'autres cas, et il avait pensé que la raison devait en être dans les adhérences qui existaient entre la tumeur et les parois abdominales, puisqu'une fistule biliaire s'était établie. Mais l'embarras de ce célèbre chirurgien était de reconnaître si ces adhérences existent entre les deux feuillets péritonéaux, cette condition étant indispensable pour tenter l'opération. Aussi s'est-il efforcé d'établir les signes de cette adhérence par les considérations suivantes :

Si la maladie est ancienne, et si le malade a eu, à plusieurs reprises, des coliques hépatiques avec des symptômes inflammatoires, surtout si l'inflammation a occupé les mêmes endroits, il y a probabilité que des adhérences existent. En faisant coucher le malade sur le côté gauche, les cuisses pliées et rapprochées du ventre, et poussant alors la tumeur d'un côté et d'un autre, si on ne peut l'éloigner du point où elle fait bosse, c'est une marque qu'elle est adhérente ; et, au contraire, on sera certain qu'elle ne l'est point si cette tumeur fuit l'impression des doigts et si l'on peut la porter d'un côté et d'un autre. Si, à l'extérieur de la tumeur, il y a bouffissure, œdème ou rougeur (il suffit même que ces symptômes aient paru dans quelques attaques pré-

cédentes de colique hépatique), alors on peut être certain
que la vésicule est adhérente.

Boyer fait observer, avec raison, que ces signes ne sont
pas, à beaucoup près, aussi décisifs qu'on pourrait le croire
au premier coup d'œil. Il pense, ainsi que Degardanne, que
l'incertitude où l'on est de l'existence des adhérences doit
engager à attendre que la nature, qui cherche à porter au
dehors l'humeur dont la présence la fatigue, se soit prononcée d'une manière plus claire en produisant un abcès.
Mais, selon J.-L. Petit, il ne faut pas toujours attendre que
la nature fasse des miracles, et c'est au chirurgien à l'aider, s'il croit qu'elle ne peut achever seule ce qu'elle a commencé. Nous croyons aussi que, si la vie du malade est en
danger en temporisant, il faut agir; et que, si l'on a des
doutes sur l'existence des adhérences, il faut chercher à en
produire.

On y parviendra, d'une manière à peu près certaine, par
un procédé analogue à celui que Récamier a mis en usage
avec succès pour les kystes hydatiques. Nous n'hésitons pas,
d'après cela, à donner le conseil d'appliquer la potasse caustique ou le caustique de Vienne sur la partie centrale de
la tumeur fluctuante, de manière à obtenir une escarre de
1 centimètre à 1 centimètre 1/2 de diamètre, et assez profonde pour arriver près du feuillet péritonéal. Ce procédé
a été mis en usage heureusement dans plusieurs cas où il
n'y avait pas eu de symptômes inflammatoires.

Faut-il, après avoir fendu cette escarre, si l'on s'apercevait qu'elle ne pénétrât pas assez loin pour déterminer
des adhérences, introduire dans l'incision un nouveau morceau de potasse caustique, comme nous avons dit qu'on pouvait le faire pour un abcès du foie ? On le devrait si l'on se
trouvait encore éloigné de la vésicule; mais, ici, comme il
n'y a pas de tissu hépatique intermédiaire, on se bornera à
plonger dans l'incision un trocart, qui ne produit aucune se-

cousse, n'ayant plus la peau à traverser. Cette ponction suffira pour l'écoulement de la bile et fera disparaître les
symptômes produits par la rétention de cette humeur. Les
parois abdominales suivent le retrait de la vésicule à mesure qu'elle se vide. La canule, qu'il faut avoir soin de laisser en place, retient ce réservoir contre les parois abdominales et déterminerait des adhérences entre les deux
parties dans le cas où il n'y en aurait pas eu d'abord et
dans celui où l'escarre n'en aurait pas non plus déterminé.

Mais si l'inflammation s'est emparée de la vésicule, et si
un abcès, y prenant son origine, se porte au dehors, des
adhérences s'établissent à coup sûr. En attendant alors que
l'ouverture se fasse spontanément, il peut y avoir à craindre pour la vie du malade, soit à cause d'une rupture intérieure, soit en raison de la prolongation de la rétention de
la bile ; on doit donc se hâter de pratiquer l'ouverture, et
l'on peut, dans ce cas, le faire, sans aucun risque, avec la
pointe du bistouri, pour vider la poche de la bile et du
pus qu'elle contient.

Quelle que soit la manière dont l'ouverture ait lieu, on
devra porter avec précaution une sonde dans la vésicule,
afin de reconnaître si elle contient des calculs. S'ils paraissaient volumineux, on chercherait à agrandir l'ouverture
par des cordes à boyau de plus en plus grosses ou par
l'éponge préparée, uu même par une incision légère, jusqu'à ce qu'il soit possible d'y introduire un petit lithontri-
pleur. Le brisement des concrétions se ferait avec la plus
grande facilité, puisqu'on a vu qu'il suffisait souvent d'une
simple pression entre les doigts pour les écraser. Des injections entraîneraient les fragments. On conçoit, du reste,
le soin et la délicatesse avec lesquels on doit exécuter ces
opérations.

L'ouverture de la vésicule, sa conversion en une fistule
permanente qui donne issue à la bile à mesure qu'elle est

sécrétée, ne sont qu'un palliatif, d'où il résulte seulement
une prolongation de la vie. L'ictère peut bien diminuer,
mais la bile ne venant pas à l'intestin plus qu'auparavant,
les digestions languissent, se détériorent, et la mort finit
par arriver. On doit, dans ces cas, chercher à déblayer
l'obstacle des conduits. Ce conseil ne s'applique pas à des
cas imaginaires : on se rappellera, en effet, que, dans les
rétentions de la bile, les conduits sont extrêmement dilatés, et que le cystique perd de sa longueur en prenant de
l'ampleur. Une sonde portée alors jusque dans le cholédoque pourra faire passer dans l'intestin les calculs qui produisent l'occlusion de ce conduit biliaire.

Dans les cas où le passage de la bile dans les voies
digestives n'a pas été interrompu ou a été rétabli, la cre-
vasse de la vésicule peut se cicatriser promptement, en
faisant rester le malade couché sur le dos et incliné légèrement à gauche, et en pratiquant quelques cautérisations
avec le nitrate d'argent sur l'ouverture extérieure. La guérison serait encore plus facile si le canal cystique était obstrué et ne permettait plus l'entrée d'une nouvelle bile dans
la vésicule ; car cette poche, une fois vidée, tend à revenir
sur elle-même.

Des calculs, engagés dans des trajets fistuleux, mettent
quelquefois obstacle à la guérison. S'ils sont petits, on les
entraîne au moyen d'injections ; s'ils sont volumineux, il
devient nécessaire d'employer une pince pour en opérer
l'extraction. On peut être obligé d'avoir recours à l'incision ; on conduirait alors le bistouri sur une sonde canne-
lée, et l'on augmenterait l'ouverture assez pour dégager
le calcul, en usant de toutes les précautions convenables
pour ne point s'exposer à dépasser les adhérences.

Nous avons déjà noté qu'il était des cas où la nature
avait pris, en quelque sorte, l'habitude de se débarrasser
d'un peu de bile par la fistule, et dans lesquels l'occlusion

de celle-ci produisait des accidents. Si l'on jugeait à propos de la maintenir ouverte, on pourrait établir un petit séton dont l'ouverture inférieure donnerait dans celle de la fistule et servirait à l'évacuation de cette humeur.

CHAPITRE VINGT-QUATRIÈME.

DE L'ICTÈRE OU JAUNISSE.

L'ictère étant le plus ordinairement la conséquence d'une autre maladie, nous avons dû n'en parler qu'après avoir épuisé notre cadre nosologique. Il se manifeste par une coloration jaunâtre, morbide, générale ou partielle, du tégument externe, des conjonctives et du voile du palais, produite par la matière colorante de la bile, avec décoloration des matières fécales et teinte verdâtre des urines. Cette affection a été étudiée par un très-grand nombre d'auteurs; mais nous nous bornerons, comme nous l'avons fait jusqu'ici, à ne présenter que le résultat de leurs travaux.

Beaucoup d'espèces d'ictères ont été admises; il nous suffira de reconnaître deux grandes classes : les ictères *idiopathiques* et les ictères *symptomatiques*. Dans la première se rangent toutes les variétés dont la cause matérielle est peu appréciable; et dans la seconde, toutes celles qu'il faut rapporter à une lésion du foie ou d'un autre organe, et à l'altération du sang. Les progrès de l'anatomie et de la chimie pathologiques ont fait passer dans la seconde classe beaucoup d'ictères qu'on regardait autrefois comme idiopathiques ou essentiels.

La nature du sujet nous oblige de modifier un peu notre division habituelle. Nous étudierons dans des paragraphes distincts les symptômes, l'anatomie et la chimie pathologiques, les causes, le traitement, et l'ictère des nouveaunés.

§ I. — DES SYMPTÔMES DE L'ICTÈRE.

Nous avons indiqué les principaux dans la définition; nous devons maintenant les examiner en détail.

Coloration de la conjonctive et de la peau. — Que l'ictère se manifeste d'une manière instantanée, comme cela arrive quelquefois, qu'il se développe graduellement, ce qui s'observe le plus ordinairement, la coloration morbide apparaît d'abord sur la conjonctive. La couleur de celle-ci, qui est naturellement d'un blanc bleuâtre, permet facilement de constater le début de la suffusion ictérique. Elle commence à se montrer vers le grand angle de l'œil, d'où elle se propage au reste de la conjonctive oculaire, et, de là, à toute l'étendue de la muqueuse palpébrale. La coloration y est d'autant plus marquée, que cette membrane présente plus d'épaisseur et de vascularisation : ainsi, impossible à constater sur la cornée, elle devient successivement plus prononcée, et acquiert son degré le plus intense au point où la muqueuse se réfléchit sur la face interne des paupières.

Bientôt la teinte jaune se révèle sur divers points de la peau, le pourtour des lèvres et des yeux, les ailes du nez, les tempes où elle est ordinairement très-prononcée, le front, l'extrémité du nez, le menton et les joues. La jaunisse s'étend ensuite à d'autres parties du corps, aux mains et aux pieds, dans les lignes qui existent à leur face palmaire, autour des ongles, entre les doigts et les orteils, aux faces antérieure et interne de l'avant-bras, puis au cou, à la partie supérieure du thorax, à l'abdomen, au dos, et enfin aux membres inférieurs. Les parties qui sont atteintes les premières sont aussi celles où la coloration a le plus d'intensité. Cette sorte d'élection tient sans doute à ce que la peau y est plus perméable ; mais il faut aussi remarquer que. dans ces mêmes régions, le pigment cutané étant moins abondant, la matière colorante de la bile doit être plus promptement et plus facilement appréciable.

L'intensité de la coloration ictérique est très-variable : tantôt on reconnaît à peine sur la conjonctive et sur la peau une teinte jaunâtre, tantôt la couleur jaune acquiert la plus grande intensité. La nuance offre également de nombreuses variétés. Chez les femmes à peau blanche et fine, la couleur ressemble à celle du citron ; elle tire au rouge chez les individus dont la peau est foncée et hâlée par le grand air, et offre, chez quelques-uns, la nuance du cuivre rouge ; elle prend une couleur verte et bronzée lorsque la maladie a atteint son plus haut degré. Dans beaucoup de cas, on remarque un mélange de jaune et de vert, et, dans quelques autres, la teinte est terreuse et grisâtre. Nous avons eu occasion d'observer l'ictère chez un nègre, âgé d'environ quarante-cinq ans : la conjonctive offrait une coloration jaune très-prononcée, et la teinte noirâtre de la peau présentait un léger reflet verdâtre.

La coloration jaune ne persiste pas avec la même intensité à toutes les époques de la maladie. Quand l'ictère est symptomatique, il diminue ou augmente, de temps en temps, suivant les changements qui surviennent dans la lésion qui en est la cause. Ces oscillations ne se remarquent pas, en général, dans les ictères idiopathiques. Il est des ictères dans lesquels la coloration est beaucoup plus prononcée dans des points que dans d'autres ; des auteurs parlent d'un côté du corps qui était beaucoup plus jaune que l'autre. Il y a quelquefois des colorations inégales : le visage devient verdâtre, tandis que le reste du corps est jaune. Certaines conditions de structure tendent à favoriser ces divers degrés de la suffusion ictérique. Cette suffusion n'existe pas toujours dans toute l'étendue de la peau ; elle peut être bornée au côté droit ou gauche du visage, au ventre, au thorax, former des zones, des plaques.

La conjonctive n'est pas la seule membrane muqueuse qui soit colorée en jaune dans l'ictère. On observe encore cette teinte sur toutes ces membranes, excepté sur le bord des lèvres. Elle y est, en général, moins intense que sur la peau ; jamais elle n'a été trouvée verdâtre dans les cas où le tégument externe présentait cette couleur. Si l'on examine la cavité buccale d'un ictérique, il est facile de constater que la teinte jaune est peu marquée sur tous les points à la fois, qu'elle s'y montre inégale, excepté au voile du palais où elle est constamment uniforme, plus foncée, et tranchant vivement sur la nuance des parties environnantes ; en avant surtout, elle se termine brusquement par une ligne transversale qui correspond à la démarcation de la voûte palatine. On trouve dans la texture molle et éminemment vasculaire du voile du palais les raisons de cette particularité.

L'ictère est fréquemment accompagné, soit pendant sa période d'état, soit à l'époque de sa disparition, d'une démangeaison plus ou moins vive de la peau et des narines, sans qu'aucune éruption vienne en donner l'explication. Elle est quelquefois si insupportable, que certains sujets sont portés à se gratter jusqu'à excorier le derme, et s'en plaignent plus que des autres accidents de la maladie. Ce prurit n'est pas toujours en rapport avec le degré d'intensité de l'ictère, et peut même avoir lieu dans des ictères légers. Mais, dans d'autres cas, la peau, en même temps, est aussi le siége d'une éruption furfuracée et par plaques; parfois même on y voit apparaître des boutons très-petits, psoriformes, qui se changent en une desquamation plus ou moins étendue. La peau est sèche, quelquefois âpre, surtout aux mains et aux pieds. Dans les ictères anciens, elle devient huileuse et comme savonneuse au toucher, car alors la bile suinte, en quelque sorte en nature, à travers son tissu. Les malades, sans même que la maladie soit arrivée à ce degré, teignent leur linge en jaune. Ils exhalent une odeur spéciale qu'on a comparée à celle du musc.

État des fèces. — La décoloration des matières fécales, sans être un caractère indispensable de l'ictère, en est au moins un accompagnement habituel. Dans la plupart des cas, en effet, ces matières sont grisâtres ou blanchâtres, assez semblables à de l'argile ou à de la craie. Elles sont généralement petites, dures, arrondies, excrétées à de rares intervalles. Leur expulsion ne provoque aucun sentiment d'ardeur. La bile ne passant plus ou n'arrivant qu'en trop faible quantité dans l'intestin, la membrane muqueuse de cet organe n'est plus stimulée, et il en résulte un ralentissement dans l'action musculaire destinée à conduire au dehors les matières alvines. Dans quelques conditions particulières, on observe une diarrhée considérable de couleur blanchâtre, et d'une odeur fétide tirant sur l'aigre.

Ce n'est que dans des cas assez rares que la décoloration des selles n'existe pas dans l'ictère. Tantôt, alors, elles conservent leur couleur normale pendant toute la durée de la maladie, tantôt elles sont même colorées par une bile jaune, verdâtre ou d'un vert noirâtre. Nous avons fait mention de ces circonstances en traitant de la polycholie : la bile, sécrétée en énorme quantité, est absorbée en partie et en partie évacuée.

M. Farines a analysé les excréments d'un ictérique et
en a séparé huit dixièmes d'une matière composée : 1° d'une
grande quantité d'un principe adipeux, soluble dans l'alcool et l'éther ; 2° d'une moins grande quantité d'une matière soluble dans l'eau bouillante, lorsqu'elle a été débarrassée de la matière grasse ; 3° d'une matière grisâtre,
insoluble dans l'eau et dans l'alcool.

État des urines. — La couleur jaune toute spéciale des
urines est un signe caractéristique de l'ictère. Elle marque
l'invasion, et se manifeste souvent avant toute coloration
des conjonctives et de la peau. Il arrive même que, dans
certaines affections du foie, la peau ne perdant pas sa couleur naturelle, la teinte acquise par l'urine atteste dans ce
liquide la présence de la bile. Il est donc essentiel de constater s'il y a des traces de l'état ictérique par l'inspection
de l'urine. Celle-ci prend une teinte jaune qui se remarque
surtout aux parois intérieures du vase où on la reçoit, et
tache la chemise du malade ou une bandelette de linge
qu'on y trempe ; elle se conserve, le linge étant séché.
Lorsque l'ictère augmente, l'urine présente une couleur
plus prononcée, d'un rouge jaunâtre. Si l'on en verse une
certaine quantité dans un verre à pied, on voit que le liquide a un reflet jaunâtre et souvent verdâtre. A mesure
que la maladie se prolonge, les urines deviennent plus
épaisses, plus foncées, *safranées,* suivant une expression
consacrée. Quelquefois, elles prennent une teinte acajou,
bistre, brunâtre et même noirâtre. Lorsque l'ictère commence à décroître, on constate quelquefois une couche
comme huileuse à la surface de l'urine. Dans l'ictère idiopathique, non fébrile et non accompagné de troubles fonctionnels, les urines conservent leur densité normale, tandis
que s'il est accompagné de symptômes généraux et de fièvre, elles augmentent de densité et peuvent déposer de
l'acide urique.

Symptômes généraux. — Ces symptômes ne sont pas caractéristiques de l'ictère, mais ils l'accompagnent assez souvent. Nous ne mentionnerons que ceux qui paraissent propres à l'ictère idiopathique, en élaguant les signes qui pourraient tenir à une affection du foie ou du sang. Il est des sujets dont la peau se colore plus ou moins fortement en jaune, après une émotion morale, sans qu'ils éprouvent aucun trouble dans les diverses fonctions, et qui ne se doutent de leur état qu'en se regardant dans une glace, ou lorsqu'ils en sont avertis par les personnes qui vivent avec eux. Mais, dans d'autres circonstances, il existe, à des degrés divers, un plus ou moins grand nombre des symptômes que nous allons énumérer.

De la courbature, un malaise général, une céphalalgie parfois seulement frontale, quelquefois opiniâtre, tantôt lancinante et tantôt gravative, se montrent fréquemment dès le début. La bouche est mauvaise, amère ou pâteuse ; la langue se couvre d'un enduit jaunâtre et tenace, qui peut s'étendre à toute la muqueuse buccale, aux gencives et aux dents. La salive, parfois jaunâtre, est épaisse et collante, et provoque, chez quelques malades, un crachotement plus ou moins répété. Presque toutes les substances, les plus douces comme les plus sapides, sont mal appréciées par les malades. La soif est augmentée ; les ictériques, pour la satisfaire, recherchent les acides, ou plutôt ne savent avec quelle boisson y parvenir. Quand l'ictère se prolonge, les malades mangent par raison ou besoin, trouvant un mauvais goût à tout ce qu'ils prennent. Un sentiment de gêne, de pesanteur et de tension, des tiraillements, se font sentir à l'épigastre. La digestion est pénible et s'accompagne de gaz et de rapports nidoreux. Dans quelques cas, on a observé des nausées et des vomissements de matières muqueuses. Nous avons déjà parlé de la constipation et du caractère des selles et des urines. Sans qu'il y ait de lé-

sion organique, on a quelquefois observé un mouvement
fébrile; mais il est assez fréquent qu'il y ait un léger ralentissement du pouls; ce ralentissement devient très-manifeste dans les ictères qui se prolongent : on a vu les pulsations n'être plus alors que de quarante-quatre, trente-six
et même trente par minute. Beaucoup de symptômes dont
parlent les auteurs, tels que vomissements bilieux ou noirâtres, douleurs vives à l'hypochondre droit, dyspnée,
toux, fièvre, hydropisie, etc., sont sous la dépendance des
diverses altérations du foie.

Les ictériques voient-ils les objets colorés en jaune? Ce
phénomène, regardé comme ordinaire par beaucoup d'auteurs, est nié par d'autres. Quoique rare, il est positif qu'il
existe dans certains cas; il se montre avec diverses modifications : quelquefois il n'est que passager et reparaît un plus
ou moins grand nombre de fois. Il peut tenir à la présence
d'une petite quantité de matière colorante de la bile dans
les vaisseaux les plus ténus de la cornée, ou dans les humeurs de l'œil et même dans la rétine. Un développement
rapide et intense de l'ictère semble être nécessaire pour
que les objets paraissent colorés de cette manière.

Beaucoup de variétés existent dans l'évolution des symptômes de l'ictère. Le premier groupe, que l'on peut appeler
nerveux, se montre dès le début et avant même l'apparition de la coloration jaune ; il se dissipe lorsque cette coloration commence ou lorsqu'elle est complète. L'ictère atteint, en général, son développement en quelques jours;
mais, dans les cas où la cause est persistante, plusieurs
semaines sont nécessaires pour qu'il parcoure les diverses
nuances, depuis la simple coloration jaune jusqu'à la couleur bronzée ou noirâtre. Il décroît ordinairement vers le
septième ou huitième jour, quand il est essentiel, et sa
durée est, en tout, de deux ou trois semaines ; il n'en est
pas de même quand il est symptomatique, subordonné

qu'il est alors à la maladie organique qui l'a déterminé et qui l'entretient.

Les symptômes qui dépendent des voies digestives succèdent aux symptômes nerveux et se maintiennent à un degré plus ou moins marqué, jusqu'à ce que la bile ait repris son cours. La coloration de la peau et celle des urines suivent une marche à peu près parallèle : faibles dans le principe, elles acquièrent ensemble de l'intensité, et disparaissent d'ordinaire lorsque les fèces reviennent à leur coloration naturelle. Ce ne sont pas les parties de la peau primitivement colorées qui reprennent le plus tôt leur état normal; il est, au contraire, d'observation que les yeux et la face, par exemple, sont encore jaunes quand déjà, depuis quelque temps, le reste du corps est revenu à son état ordinaire. Il faut remarquer que la période de décoloration est généralement plus longue que celle d'accroissement. Enfin, la circulation, qui s'accélère quelquefois dans les prodromes et se ralentit pendant l'état de maladie, revient à ses conditions physiologiques à mesure que la santé se rétablit.

On a vu quelquefois l'ictère régner d'une manière épidémique.

§ II. — ANATOMIE ET CHIMIE PATHOLOGIQUES DE L'ICTÈRE.

Les altérations qui se manifestent dans l'ictère affectent les solides et les liquides de l'économie : de là notre division en anatomie pathologique ou altération des solides, et en chimie pathologique ou altération des liquides.

Altérations des solides. — L'aspect général que présente, sous le rapport de la coloration, un sujet mort avec un ictère, diffère ordinairement très-peu de celui qu'il offrait pendant la vie. La teinte jaune persiste avec une égale intensité; elle paraît même devenir plus foncée sur quelques cadavres secs et amaigris, et diminuer, au contraire, sur ceux qui sont infiltrés de sérosité. Tous les tissus de l'économie, sans en excepter ceux que leur peu de vascularité semblerait devoir en exempter, ont offert des traces évidentes de coloration jaune ; mais la suffusion ictérique peut s'y faire à des degrés différents : il faut que les ictères soient très-prolongés pour qu'elle gagne les tissus les plus compactes. Nous allons énumérer les colorations des organes intérieurs par ordre de fréquence.

Membranes muqueuses. Elles paraissent être les parties qui se colorent avec le plus de facilité. On a vu, en effet, aux *Symptômes*, que la conjonctive est le lieu où la teinte jaune commence à se manifester ; on a vu aussi la constance de cette coloration au voile du palais et dans diverses autres parties de la cavité buccale. Elle a été constatée dans les voies digestives et aériennes ; l'œsophage, l'estomac et les intestins, ainsi que la muqueuse bronchique dans toute son étendue, ont montré une teinte plus ou moins jaune. La muqueuse du vagin l'acquiert fréquemment dans les ictères anciens ; mais on ne l'a pas encore notée dans les autres dépendances des organes génito-urinaires.

Tissu cellulaire et graisse. Ils se colorent aussi très-facilement. Le tissu adipeux offre une nuance foncée, surtout dans la couche graisseuse qui entoure le cœur.

Organes parenchymateux. La coloration jaune a été observée dans les poumons, même quand ils étaient hépatisés. Il n'est pas étonnant que le foie, où la bile est retenue, acquière une teinte plus foncée. La coloration jaune ne paraît pas avoir été remarquée dans le tissu de la rate ; mais elle a été constatée dans toute l'étendue des reins, quelquefois par stries seulement. On l'a vue dans le cerveau et la moelle épinière, même dans la glande pinéale. Les méninges ont été trouvées jaunes, quand le cerveau conservait son état habituel. Les ganglions lymphatiques ont offert la coloration jaune.

Tissu musculaire, membranes séreuses, etc. Les divers tissus musculaires et même celui du cœur ont été vus colorés en jaune. Il en est de même de la membrane séreuse des intestins, des membranes synoviales, de l'arachnoïde, des plexus choroïdes, de l'iris, de la tunique interne des principales ramifications vasculaires.

Tissus fibreux, cartilagineux et osseux. Le tissu fibreux constituant la membrane moyenne des artères, la sclérotique, l'enveloppe du cœur et de la rate, la dure-mère, le névrilème des nerfs, ont été trouvés colorés en jaune. On a rencontré aussi cette coloration dans le tissu cartilagineux de la trachée, des bronches, des côtes, des oreilles. Le périoste et le tissu osseux lui-même n'ont pu s'y soustraire ; cette remarque pour ces parties n'a été faite que sur des enfants. Les cheveux eux-mêmes ont offert cette teinte.

Enfin, les *productions pathologiques* sont quelquefois imprégnées de la matière colorante de la bile : cela a été constaté dans des tumeurs encéphaloïdes, dans de fausses membranes de la plèvre, etc.

Nous terminerons en faisant remarquer que la coloration jaune peut exister dans beaucoup d'organes sans qu'elle se montre à la peau. Chez des enfants, le périoste et les os étaient jaunes, tandis que le tégument externe ne l'était pas. Chez une femme morte à la Salpêtrière, tous les solides étaient jaunes, excepté la peau. Les auteurs citent beaucoup d'autres exemples analogues.

Altérations des liquides. — C'est dans le sang et dans l'urine que ces altérations offrent les caractères les plus remarquables. On a constaté aussi des altérations dans la sérosité de l'abdomen et dans quelques autres produits de sécrétion.

Altérations du sang. Le seul caractère physique du
sang qui se lie directement au fait même de l'ictère est,
dans la phlébotomie, la coloration du sérum en jaune d'or
plus ou moins foncé, et parfois nuancé d'un reflet verdâtre.
Si le sang est couvert d'une couenne, la fibrine qui la constitue est colorée en jaune vert par la sérosité qui infiltre
ses mailles. Celle qui se sépare du sang, lorsque ce liquide
s'écoule des narines et des plaies produites par des sca-
rifications ou des piqûres de sangsues, présente également
une teinte jaunâtre. Quelquefois, enfin, on a vu le sang sortir de la veine nuancé de la même couleur, et, dans certains
cas, assez semblable à de l'urine de jument, caractère qu'il
conservait dans le vase où il avait été reçu.

Le sang des ictériques a été, sous le rapport chimique,
soumis aux expériences d'un grand nombre de savants. Il
résulte des travaux de Deyeux, Clarion, Fourcroy, Thénard,
Orfila, Lassaigne, Braconnot, Lecanu, Boudet, Berzélius,
Denis, Chevreul, Becquerel et Rhodier, etc., que ce liquide
peut être altéré de plusieurs manières. On y trouve, en
plus ou moins grande quantité, la matière colorante de la
bile ; dans les ictères prolongés, les réactifs en démontrent
des masses : le meilleur agent de cette démonstration est
l'acide nitrique. Si l'on est généralement d'accord sur la
présence de la matière colorante de la bile dans le sang
des ictériques, il n'en est pas de même quant aux autres
principes constituants de cette humeur : cependant, les
plus célèbres chimistes en admettent l'existence, quoiqu'on
ne puisse les évaluer d'une manière exacte. Ces éléments,
diversement dénommés ainsi que nous l'avons vu, loin
d'être fixes et de conserver leurs affinités, comme la substance colorante, de manière à pouvoir être accessibles
aux réactifs, peuvent, au contraire, se décomposer pendant
les actes vitaux. Toutefois, on a trouvé dans le sang de la
matière résineuse, du picromel, etc. Ainsi, bien qu'on

puisse attendre, par suite de nouvelles recherches, une démonstration plus complète, il est déjà permis d'admettre que, dans l'ictère, la bile en nature passe dans le sang, et, de plus, que les matériaux s'accumulent dans ce liquide, quand ils n'en sont plus séparés par le foie.

Altérations de l'urine. Le foie ne soutirant plus du sang les éléments de la bile, ces éléments tendent à s'échapper par les divers organes sécréteurs, et c'est surtout par les reins que cela a lieu. L'urine, en effet, est de tous les produits de sécrétion celui qui présente la matière colorante de la bile de la façon la plus tranchée et la plus constante.

Les altérations de l'urine dans l'ictère ont été étudiées par un grand nombre d'auteurs, parmi lesquels il faut remarquer Baglivi, Boerhaave, Cruikshank, Deyeux, Clarion, Fourcroy et Vauquelin, Orfila, Berzélius, etc. Les premiers se servaient déjà de l'acide nitrique et de l'acide hydrochlorique pour déceler, au moyen de la couleur verte qui en résulte, la présence des matériaux de la bile dans l'urine. Les uns ont trouvé dans ce dernier liquide une matière muqueuse facile à se putréfier, une matière huileuse particulière; d'autres, avec la substance colorante, ont aussi rencontré quelques-uns des éléments de la bile. Berzélius conseille, pour constater la présence de la matière colorante dans l'urine, de mêler à celle-ci un volume d'acide nitrique égal au sien : on voit alors le mélange prendre une teinte verdâtre qui se fonce de plus en plus et qui finit, au bout d'un certain temps, par devenir brune ou vert-bouteille. Assez souvent, cependant, dans des cas même très-tranchés de véritable ictère, on a vu la teinte verdâtre être remplacée par une teinte vert-pré ou vert-dragon. Il faut, dans ce cas, traiter l'urine évaporée au bain-marie par l'alcool anhydre, et, une fois qu'on a évaporé cet alcool, on ajoute au résidu de l'acide nitrique, qui produit alors les réactions de la matière colorante. D'après M. Rayer, si l'on fait cette expérience sous le microscope, les changements de couleur de l'urine bilieuse par l'acide nitrique, sont plus sensibles. MM. Monneret et Fleury conseillent de remplacer l'acide nitrique par l'iodure ioduré de potassium, qu'ils regardent comme ayant une action plus fidèle et plus marquée.

L'urine ictérique présente quelquefois de grandes variétés de coloration. On l'a vue bleuâtre chez un individu atteint d'un engorgement considérable du foie et de la rate, survenu à la suite d'une fièvre intermittente; on l'a trouvée aussi noirâtre et fréquemment huileuse. Son degré d'acidité paraît lié à l'intensité de la teinte ictérique. Il est des urines qui passent au vert par l'acide nitrique sans qu'elles proviennent d'un sujet ayant la peau jaune. Enfin, des urines ont une couleur jaune, sans qu'il y ait d'ictère et sans que l'acide nitrique y décèle la présence de la matière colorante de la bile. Il est bon, peut-être, d'être prévenu que la rhubarbe, la gomme-gutte, la chélidoine, ont la propriété de communiquer à l'urine une couleur jaunâtre; et que ce produit sécrétoire prend une couleur rouge après l'ingestion de la garance, des merises, des baies d'airelle et du bois de campêche; mais l'ensemble de l'affection ne permet guère une erreur de diagnostic.

Quel que soit le réactif qu'on emploie pour découvrir la matière colorante de la bile dans l'urine, cette expérience est pour le praticien d'une incontestable utilité. Facile à faire au lit du malade, elle rend le diagnostic plus sûr, dans des cas où l'ictère est encore peu marqué, ou lorsqu'on pourrait le confondre avec certaines colorations cachectiques ou saturnines. Il faut bien distinguer les urines bilieuses, quand elles sont très-foncées, d'avec des urines sanguinolentes; dans ces dernières, l'acide nitrique ne précipite pas de matière verte, et le microscope y fait reconnaître des globules sanguins.

Altérations de quelques autres produits sécrétoires naturels ou morbides. Nous avons eu déjà occasion de dire que la matière de la transpiration transmettait quelquefois la couleur jaune au linge dont se servent les malades; c'est aux aisselles qu'on peut le plus facilement constater ce phénomène; nous avons parlé aussi de l'odeur spéciale qu'elle exhale. L'expectoration de ces malades est quelquefois devenue verte en la mettant en contact avec l'acide nitrique; il en a été de même de la sérosité spumeuse de leurs poumons. Le mucus de la langue, le mucus vaginal, l'humeur spermatique, les larmes, ont été vus colorés en jaune. Le lait, suivant quelques auteurs, aurait également participé à la coloration morbide des autres produits de sécrétion. On assure que des nourrices atteintes de jaunisse, ayant offert un lait de couleur jaune à leurs nourrissons, ont communiqué leur ictère à ceux-ci; d'autres enfants auraient refusé le sein de leur nourrice, devenue ictérique; on peut dire que, dans ces cas, les enfants ont eu un instinct plus élevé que l'intelligence des parents. Schultz rapporte qu'une femme, allaitant son enfant, se mit si fort en colère, que celui-ci, ainsi qu'elle, contractèrent immédiatement l'ictère.

Il serait intéressant de vérifier si, chez les femmes enceintes affectées de jaunisse, le liquide amniotique et les liquides du fœtus décèlent la présence du pigment biliaire; une observation de Kerkringius semble démontrer la possibilité de ce fait, qu'on peut d'autant mieux croire, que M. le docteur Mêlier a observé que ce liquide s'était imprégné de l'odeur de tabac chez une ouvrière de la Manufacture de Paris. — On a retiré de la chair musculaire des ictériques un acide jaune.

Les sécrétions morbides participent aux altérations des sécrétions normales. Il n'est pas rare de trouver les sérosités accumulées dans les plèvres, le péritoine, l'arachnoïde, etc., colorées en jaune. La sérosité abdominale a fourni une quantité notable de cholestérine et de picromel, ainsi que les matières vertes et huileuses de la bile. Nous ne trouvons aucune observation relative à l'hydrocèle. L'humeur rendue par les vésicatoires et les cautères est quelquefois teinte en jaune. Les collections purulentes acquièrent aussi cette couleur. La sérosité contenue dans les kystes, de même que le pus des abcès bien enkystés, sont moins susceptibles de cette coloration, se trouvant en quelque sorte en dehors de la circulation générale.

§ III. — DES CAUSES DE L'ICTÈRE.

La distinction que nous avons déjà faite des ictères en idiopathiques et en symptomatiques va se reproduire ici dans l'étude des causes. Nous rechercherons, ensuite, si l'ictère est dû à la résorption de la bile ou à ce que ses éléments restent dans le sang, et, enfin, par quelles voies le reflux biliaire a lieu dans ce liquide générateur.

Causes de l'ictère idiopathique. — Ce nom doit être réservé aux ictères dans lesquels on ne peut découvrir aucune lésion. Les causes occasionnelles en sont très-variées. De tout temps, les impressions morales vives ont été reconnues comme étant les principales, surtout chez les individus qui offrent les attributs moraux et physiques du tempérament bilioso-nerveux ; parmi ces impressions il faut citer la colère, une grande contrariété, la frayeur, la vue d'un danger après y avoir échappé, une fâcheuse nouvelle apprise brusquement. On rapporte que des criminels sont devenus ictériques au moment où on leur signifiait leur sentence de mort ; que deux jeunes gens ayant mis l'épée à la main, par suite d'une querelle, l'un d'eux se voyant, à l'instant où il se mettait en garde, sur le point d'être atteint par son adversaire, devint d'une couleur jaune si manifeste, que celui-ci, surpris, s'arrêta sur-le-champ. Un homme, suivant Hoffmann, était affecté d'une légère jaunisse chaque fois qu'il abusait du coït. On pourrait multiplier ces exemples à l'infini.

Il faut encore ranger parmi les causes de l'ictère nerveux les douleurs physiques : ainsi la piqûre d'un nerf,
une opération très-douloureuse, un accouchement laborieux, certaines plaies d'armes à feu, une violente attaque
de goutte, d'iléus, etc.

Au moment même où l'impression morale est reçue, le
malade éprouve à l'épigastre une sensation de gêne, d'oppression plus ou moins douloureuse ; quelquefois il vomit
les aliments qui se trouvent dans l'estomac. A la pâleur
qui s'est répandue par tout le corps, succède une teinte
jaune qui, malgré la rapidité de son développement, suit
celui que nous avons indiqué. Chez quelques individus irritables, on remarque des symptômes inaccoutumés : irritation, inquiétude, morosité, démence, délire. La mort
même a quelquefois suivi la manifestation de l'ictère. On
a désigné ces ictères par l'épithète de *malins,* et on se
souvient que nous avons décrit, d'après quelques auteurs,
une affection sous la dénomination d'*ictère grave.*

Comment se produit ce trouble nerveux ? Suivant les
uns, le plexus solaire reçoit l'impression et la transmet aux
canaux excréteurs qui, en se contractant, arrêtent momentanément le cours de la bile ; suivant les autres, la cause
réside dans la profondeur même du parenchyme hépatique,
sous l'influence des irradiations du centre nerveux épigastrique. On a invoqué les fibres musculaires qu'on prétend
dans le canal cholédoque, lesquelles resserreraient ce conduit ainsi que celles du duodénum qui, en se raccourcissant,
comprimeraient le méat du conduit de la bile, et mettraient
obstacle à l'entrée de cette humeur dans l'intestin. Les ictères qui ont été observés après des attaques d'hystérie et
d'épilepsie semblent indiquer la réalité de ces contractions,

et l'on pourrait dire la même chose de ceux qui accompagnent les névralgies.

Traitement de l'ictère idiopathique. — Nous plaçons exceptionnellement le traitement de cet ictère à la suite de ses *causes*, parce que nous n'avons qu'à remédier à celles-ci. On peut se douter, par avance, de la simplicité du traitement qui leur convient. Les émotions morales y jouant habituellement le principal rôle, il faut chercher à les calmer par de bons conseils, le repos et les bains. Ces derniers seront souvent réitérés et on y ajoutera des substances émollientes, comme le son, etc., et antispasmodiques, comme le tilleul, etc. Des boissons tempérantes, délayantes et rafraîchissantes, telles que la décoction d'orge émulsionnée, les solutions de sirops de cerises, de framboises, le bouillon de poulet, etc., seront administrées. L'usage de quelques potions calmantes doit y être joint. Le régime sera aussi léger que possible. Une sorte d'état saburral étant ordinairement la suite des causes mêmes de l'ictère et des boissons qu'il convient d'administrer, on le fait facilement disparaître, lorsque les symptômes nerveux sont dissipés, au moyen d'un sel neutre purgatif donné en lavage et de manière à ne pas produire d'irritation sur les voies digestives. Si l'on remarquait quelques signes de congestion sanguine dans le foie, on se hâterait d'employer le traitement qui a été indiqué contre cette maladie.

Causes de l'ictère symptomatique. — Cet ictère étant toujours la conséquence ou le symptôme d'une lésion matérielle, il faudrait, pour en indiquer les causes, passer en revue les maladies qui le déterminent; mais, à mesure que nous avons décrit les maladies du foie, nous avons eu soin d'établir les circonstances dans lesquelles il se produisait, et nous n'avons pas à y revenir. Il ne nous reste plus qu'à indiquer l'influence qu'exercent les autres maladies sur le développement de la jaunisse.

Les irritations, les altérations fonctionnelles ou organiques des organes voisins, ayant avec le foie des rapports, soit de continuité, soit de contiguïté, peuvent déterminer l'ictère. Dans le premier cas, nous le voyons survenir lorsque des substances irritantes, corrosives, pénètrent dans l'estomac et les premiers intestins. Il peut en être de même par l'action des vomitifs et des purgatifs drastiques, par l'abus du quinquina, par suite d'un excès de table, même d'un simple écart de régime chez une personne délicate, etc. Dans le second cas, bien qu'il n'y ait que contiguïté de tissu, le trouble est assez ressenti par l'organe hépatique pour que l'ictère en soit le résultat. Il n'est pas très-rare dans la pneumonie, surtout quand elle a son siége à droite ; on le remarque plus souvent lorsque l'inflammation occupe le lobe inférieur du poumon droit que lorsqu'elle siége au sommet de cet organe ; on l'a même observé dans des cas où cette inflammation était bornée au sommet du poumon gauche, ainsi que dans la péricardite. La coloration jaune de la peau, qui se manifeste dans la pneumonie bilieuse, se déclare ordinairement du cinquième au neuvième jour, et ne dure guère au delà d'une semaine ; elle n'est jamais très-foncée. Cet ictère doit être attribué au trouble qu'éprouve l'organe hépatique et d'où résulte une suspension momentanée de sa sécrétion, comme cela arrive dans les émotions morales.

La fièvre bilieuse des pays chauds, ou rémittente bilieuse, s'accompagne le plus souvent de phénomènes ictériques assez intenses ; ils se montrent aussi dans le typhus. Les cadavres des individus qui ont succombé à la fièvre jaune offrent une coloration jaune générale, marquée surtout aux joues, aux aisselles et aux aines ; cet ictère se manifeste le plus souvent vers la deuxième période de la maladie. La jaunisse se développe quelquefois dans le cours des fièvres périodiques simples du printemps ou de l'automne ;

on l'a particulièrement notée dans des cas de fièvres pernicieuses. On a aussi parlé d'un ictère qui surviendrait dans le *delirium tremens*. Dans la morsure d'animaux venimeux, l'action immédiate de leur virus entraîne l'altération subite du sang; l'hypersécrétion biliaire qui a lieu dans ces circonstances paraît être secondaire. On sait que la morsure de la vipère produit une teinte jaune de la peau ; il en serait de même de celle du scorpion, d'après Méad, et de celle du serpent à sonnettes, d'après Mosseley. Bartholini et Greysig ont vu l'ictère se produire à la suite de la morsure d'un chien enragé.

Traitement de l'ictère symptomatique. — Nous ne mentionnons le traitement de cet ictère que pour mémoire, car il ne peut être séparé de l'histoire des maladies qui l'occasionnent. Nous renvoyons donc à ce qui a été dit dans les chapitres qui traitent de ces maladies.

L'ictère est-il dû à la résorption de la bile ou à ce que ses éléments restent dans le sang? — Les médecins de l'antiquité attribuaient la jaunisse au passage de la bile dans le sang, et cette croyance est restée populaire. Si elle est applicable dans un grand nombre de circonstances, elle ne l'est cependant pas dans toutes. Elle n'explique pas comment la coloration jaune de la peau a quelquefois lieu sans qu'on trouve dans le sang ni dans l'urine les matériaux de la bile ; elle ne donne pas la raison des ictères partiels, de ceux qui se montrent sans que le moindre trouble fonctionnel puisse faire soupçonner une affection du foie, de ceux qui sont occasionnés par la morsure d'animaux venimeux. On s'est demandé si le principe colorant jaune que le sang peut fournir et qu'on a retiré même de la chair musculaire, ne pouvait pas devenir, par suite d'une altération, d'une disjonction des principes du sang, la cause matérielle de certains ictères.

Nous pensons qu'il faut admettre que la coloration icté-

rique peut tenir à plusieurs causes. Lorsqu'il y a un obstacle mécanique au cours de la bile, cette humeur est résorbée en nature, et l'on trouve dans l'urine, et dans le sang
principalement, sa matière colorante et la plupart de ses
éléments. Mais, lorsque le foie est altéré dans son tissu et
dans ses fonctions, le travail de séparation des matériaux
de la bile cessant de s'effectuer, ces matériaux restent dans
le sang où ils s'accumulent : c'est ainsi que les affections
morales, en interrompant momentanément la sécrétion biliaire, en retiennent dans le sang les éléments ; que le venin
de certains animaux, en altérant ce liquide, peut aussi isoler sa matière colorante jaune ou en exagérer la production, etc.

Par quelles voies la bile reflue-t-elle dans le sang ? —
Lorsque la bile s'accumule par suite d'un obstacle mécanique, sa résorption paraît avoir lieu en grande partie par
les vaisseaux lymphatiques. On a trouvé ces vaisseaux,
dans les cas d'oblitération des conduits biliaires, remplis
d'un liquide jaune ; et la lymphe du canal thoracique présentait les mêmes caractères. Si l'on place une ligature sur
le conduit cholédoque, les lymphatiques du foie se remplissent de bile et la transportent continuellement dans le
canal thoracique, d'où elle passe dans le sang. Les expériences de Mascagni, de MM. Meckel, Kiernan et Lambron
confirment cette manière de voir, en montrant que, dans
les injections faites par les conduits biliaires, la matière de
ces injections s'échappe plutôt par les vaisseaux lymphatiques que par ceux de la veine porte.

Dans l'ictère polycholique, c'est-à-dire dans celui qui se
manifeste lorsque la bile, surabondamment sécrétée, remplit les conduits du foie ainsi que les voies digestives, l'absorption biliaire a un champ plus vaste. Non-seulement elle
peut s'exercer, comme dans le cas précédent, au moyen des
vaisseaux lymphatiques qui partent de l'intérieur des con-

duits biliaires, mais encore au moyen de ceux qui sont à la
surface intestinale, ainsi que le prouve une expérience de
Portal. Ce célèbre médecin ayant lié le duodénum sur un
chien, vit la conjonctive prendre, au bout de cinq à six heures, une couleur jaune ; ayant ouvert l'animal, il trouva les
vaisseaux lactés remplis de bile. Dans cet ictère polycholique, les veines mésaraïques sont-elles aussi les agents de
l'absorption biliaire ? Si cela avait lieu, la bile se représen-
terait aux granulations du foie pour passer dans les veines
hépatiques, afin d'arriver au torrent de la circulation.

§ IV. — DE L'ICTÈRE DES NOUVEAU-NÉS.

On a décrit sous ce nom plusieurs colorations jaunes de
la peau. Nous ne devons nous occuper que de celles qui reconnaissent la bile pour cause. Chez le fœtus, ainsi que nous
l'avons dit, le foie, quoique très-volumineux, ne sépare que
peu de bile ; mais, à la naissance, un changement considérable s'opérant dans ses fonctions, liées alors à celles de la
digestion, il acquiert une suractivité et produit une sécrétion abondante. La bile, à cette époque, remplit le canal
intestinal, et, si elle est absorbée, un ictère plus ou moins
prononcé se manifestera. On a dit que la rétention du mœ-
conium, en comprimant le conduit cholédoque, pouvait le
déterminer ; peut-être y aurait-il plus de fondement à supposer que l'absorption de ce produit, qui est dû, en grande
partie, à une accumulation biliaire, en serait la cause.

La grande action que prend le foie après la naissance expose particulièrement cet organe aux congestions sanguines. Billard nous apprend, en effet, que sur quatre-vingts
cas, il a constaté cinquante fois cette congestion. Mais des
altérations plus considérables peuvent donner lieu à l'ictère bilieux des nouveau-nés. Selon M. Bouchut, cet ictère
ne serait point une maladie essentielle ou spéciale, mais

le résultat d'une affection inflammatoire légère ou grave
du foie, ordinairement consécutive à l'oblitération de la
veine ombilicale. Cette inflammation, en produisant l'obstruction des conduits biliaires, nuirait à la circulation de la
bile et provoquerait son passage dans le sang. On a rencontré, chez les nouveau-nés affectés d'ictère, des abcès
dans le foie, et, dans les conduits biliaires, une matière visqueuse et jaunâtre ainsi que de petites concrétions calculeuses.

L'ictère des nouveau-nés se manifeste quelquefois peu
d'heures après la naissance; d'autres fois, plusieurs jours
seulement après. La couleur jaune se manifeste rapidement
sur les conjonctives et sur la peau. Elle est ordinairement
générale; mais elle peut aussi n'occuper que quelques
points de la peau, le tronc, le visage, les membres. Tantôt,
d'une de ces régions, elle s'étend successivement aux autres; tantôt elle n'apparaît sur un point qu'après avoir disparu des autres. Il en a été de même à l'intérieur du corps,
sans qu'il y eût coloration jaune de la peau. La coloration
jaune, comme dans l'ictère ordinaire, a été constatée dans
la plupart des solides et des humeurs.

Dans l'ictère des nouveau-nés, non accompagné de la lésion grave d'un organe, on n'observe pas de trouble notable dans la santé, et la maladie, après une durée très-variable suivant l'intensité et la persistance de la cause, mais,
en général, de trois à cinq jours, se termine sans aucun
traitement. On a, cependant, observé assez souvent, au
début, de la constipation, de la tension dans les hypochondres, des vomissements et des coliques, enfin une diarrhée
bilieuse qui semblait en être la crise.

On ne confondra pas avec l'ictère dont il vient d'être question, la coloration naturelle du nouveau-né. On sait qu'a-
près la naissance, le corps de l'enfant devient d'un rouge
foncé, un peu violacé, lequel, à partir du troisième jour,

commence à diminuer, surtout au visage, et se nuance d'une teinte jaunâtre qui remplace bientôt la première. Cette teinte jaunâtre, très-variable dans son intensité, persiste pendant quelques jours, et est remplacée par une couleur rose-tendre, couleur caractéristique de la peau des jeunes enfants. La cause matérielle de cette coloration diffère essentiellement de celle qui constitue l'ictère bilieux, car elle est due à la congestion sanguine de la peau, puis au travail de résorption qui s'opère dans les capillaires du derme, de même que, dans les ecchymoses, la teinte jaune est due à la disparition successive du sang infiltré.

CHAPITRE VINGT-CINQUIÈME.

DE LA DYSCHOLIE OU RÉTENTION DE LA BILE.

Comme l'ictère, et plus encore que l'ictère, la dyscholie est la conséquence d'un assez grand nombre de lésions matérielles du foie. Nous avons dû, d'après cela, renvoyer son histoire après celle des diverses maladies hépatiques. C'est par elle que nous terminerons la première partie de cet ouvrage.

La rétention de la bile peut avoir lieu dans la vésicule seulement, être bornée également au foie, ou exister, en même temps, dans le foie et la vésicule. Nous examine-rons successivement les causes qui mettent obstacle au cours de la bile, les altérations anatomiques qui résultent de cet obstacle, les symptômes qui se manifestent et le traitement qui est applicable à quelques circonstances de la maladie.

Causes. — Si la rétention de la bile n'a lieu que dans la vésicule, l'obstacle tient au canal cystique ; si c'est dans le foie seulement que cette humeur est retenue, c'est dans le canal hépatique que réside cet obstacle ; enfin, dans le cas où toutes les voies biliaires sont le siége de la réten-tion de la bile, c'est dans le cholédoque qu'il faut en cher-cher la raison. Un grand nombre de causes, et de natures très-diverses, peuvent agir à l'intérieur ou à l'extérieur des conduits. Nous les avons indiquées, en grande partie, dans le cours de nos descriptions ; nous les rappellerons dans celle-ci.

A l'*intérieur des conduits*, c'est quelquefois simplement un mucus épaissi, de la bile également épaissie, dégénérée, de petites concrétions graisseuses, cholestériques ; d'au-tres fois, c'est une inflammation, soit aiguë, soit chroni-que, le plus souvent produite par le passage de calculs, ou développée spontanément. Dans ces cas, du gonflement de la muqueuse peut résulter l'oblitération des conduits. Ce même effet peut avoir lieu par une exhalation sanguine qui vient à se concréter, par du pus, des fausses membra-nes, une matière gélatiniforme, des végétations cellulo-vasculaires, de petites tumeurs encéphaloïdes, tuberculeu-ses, un dépôt de matière jaune élastique, une ossification, une bride, des coarctations successives, par suite, aussi, d'une phlegmasie qui fermerait le méat du duodénum. Doit-on admettre, d'après Job-à-Meckreem, l'intussusception du canal hépatique ? Elle ne paraît pas possible quand on considère l'adhérence de ce conduit avec les parties qui l'entourent.

Des corps étrangers peuvent aussi venir obstruer les conduits biliaires. Nous avons déjà parlé de pepins de groseille retenus à l'embouchure du cholédoque, des vers ou helminthes qui s'y introduisent de l'intestin, d'une aiguille ou d'une épingle qui, avalées, chemineraient jusque dans ces parties. Mais, de toutes les causes, sans contredit, la plus commune consiste dans les concrétions biliaires. On a vu qu'elles pouvaient s'arrêter dans tous les points des conduits. Enfin, comme nous le dirons dans la seconde partie de ce livre, un calcul pancréatique, arrêté dans l'ampoule commune au conduit de ce nom et au cholédoque, peut encore produire la rétention de la bile dans les voies biliaires.

A l'*extérieur des conduits*, des causes d'une autre nature déterminant cette rétention biliaire; elles peuvent résider dans le foie lui-même ou dans les organes voisins. Au sein du parenchyme hépatique, des tumeurs tuberculeuses, encéphaloïdes, kystiques, se portant vers les conduits, y produisent assez souvent un aplatissement par suite duquel le passage de la bile est interrompu.

Des tumeurs siégeant dans d'autres organes amènent quelquefois le même résultat. Il n'est pas rare, comme déjà nous en avons fait la remarque, que les ganglions lymphatiques qui occupent l'anse formée par le duodénum, ainsi que le tissu cellulaire qui entoure le cholédoque, venant à se tuméfier et à s'altérer, finissent par comprimer ce canal. Des dégénérations squirrheuses du pancréas, de l'épiploon, du pylore, du duodénum, etc., sont dans le même cas. On a vu des brides formées par suite d'adhérences, en raison des tiraillements qu'elles opèrent, fermer la capacité du cholédoque. Le colon distendu par des vents, le cœcum par des fèces, l'utérus par le produit de la conception, peuvent, dans quelques cas, produire la compression des conduits biliaires. Il en est encore ainsi des diverses tumeurs kystiques, développées même loin du foie.

Altérations. — Ces altérations sont très-différentes, suivant que l'obstacle se trouve dans le canal cystique, dans le canal hépatique ou dans le canal cholédoque. Nous avons eu déjà occasion de parler de celles qu'on remarque dans les cas d'occlusion du canal cystique.

Lorsque l'obstacle réside dans le canal hépatique, c'est dans l'intérieur du foie, c'est-à-dire dans les racines de ce canal que la bile est retenue. La sécrétion de cette humeur ne cessant de s'opérer, celle-ci s'accumule et dilate plus ou moins tous les conduits qui sont au-dessus de l'oblitération. Les principaux acquièrent souvent le volume du doigt, du pouce, jusque près de la périphérie du foie. Les racines se terminent ordinairement en un cul-de-sac, quelquefois renflé, d'où partent de très-petites divisions. Les radicules les plus ténues, qui, dans l'état ordinaire, ne sont pas visibles à l'œil, le deviennent. On en voit ramper à la surface hépatique, où il n'est pas rare d'en trouver de plus grosses qu'une plume d'oie. La bile passe dans les vaisseaux lymphatiques qui prennent origine dans les conduits biliaires ; elle les dilate considérablement. La rétention de cette humeur n'a lieu que dans un lobe du foie, si une seule branche du canal hépatique est comprimée.

Malgré la résistance du tissu du foie, les parois des conduits biliaires peuvent céder en beaucoup de points. On remarque alors un grand nombre d'anfractuosités dans les principales racines du canal hépatique, ou bien il se forme, tant à l'intérieur qu'à l'extérieur du viscère, des espèces de petites tumeurs anévrismales remplies de bile, à laquelle du pus est quelquefois mêlé. Tantôt la membrane interne est conservée, tantôt il y a rupture des parois et épanchement ordinairement circonscrit de bile dans le parenchyme hépatique.

Par suite de l'accumulation de cette liqueur, le foie acquiert un volume énorme. On l'a vu quelquefois remonter jusqu'à la troisième côte, dépasser de plusieurs travers de doigt le rebord costal, s'étendre beaucoup transversalement, s'arrondir sur son bord antérieur, former une poche sphéroïde, dure, fluctuante, d'un vert noirâtre. La piqûre la plus légère, qu'on y fait au hasard, donne lieu à un écoulement continuel de bile. Le tissu hépatique, pressé de toutes parts par les canaux biliaires dilatés, s'atrophie et peut tomber dans un état d'extrême ramollissement. Le sang, refoulé aussi, forme çà et là de vives injections. On trouve, dans ces cas, un épanchement séreux dans le péritoine, épanchement qui est évidemment le résultat de la compression qu'éprouve le réseau capillaire de la veine porte.

Mais, *lorsque c'est dans le canal cholédoque que se trouve un obstacle permanent au cours de la bile*, les altérations qui en résultent sont complexes. Outre celles que nous venons de décrire dans le foie, on observe la distension de la vésicule, dans laquelle la bile reflue par le canal cystique. Ce réservoir se distend de plus en plus, et peut acquérir des dimensions énormes. Les auteurs s'évertuent à en citer des exemples; le plus extraordinaire est celui des *Transactions philosophiques*, n° 333, où il est dit que le cholécyste contenait huit litres de bile, ce qui peut faire présumer le prodigieux volume auquel il était parvenu.

La vésicule, en se dilatant ainsi, prend des formes variées : dans les observations que nous avons réunies, elle était pyriforme, cylindrique, courbe comme un concombre. Assez souvent elle était divisée en deux parties inégales par la bride fibreuse qui lui est naturelle. Dans le cas d'ampleur excessive, on la trouvait globuleuse et ne tenant, en quelque sorte, au foie que par un pédicule. Ce pédicule persiste ordinairement, lorsque le cholécyste s'est vidé de la bile qu'il contenait.

On a vu ce réservoir distendu former des bosselures plus ou moins considérables, sortes de hernies résultant de la rupture de la membrane interne. Une des observations les plus remarquables sous ce rapport est insérée par M. Ehrmann, dans le Musée de la Faculté de médecine de Strasbourg. Il y avait deux poches accessoires, chacune grosse comme le poing ; l'une d'elles tenait à la vésicule par un gros pédicule. La membrane muqueuse du réservoir biliaire était ulcérée en plusieurs endroits. Deux ouvertures, d'une grandeur à y placer le pouce, pratiquées dans cette membrane, établissaient la communication avec les poches accidentelles. La tunique extérieure, qui formait les parois de ces kystes, s'était épaissie, tout en se distendant considérablement.

Par suite de son extrême ampleur, la vésicule peut se crever dans le péritoine, et l'épanchement de bile ne manque pas, comme nous l'avons dit plusieurs fois, d'y déterminer une péritonite promptement mortelle. Nous avons vu, à l'article des *Fistules biliaires*, comment elle peut s'ouvrir dans les intestins et ailleurs.

Les *conduits biliaires* éprouvent en même temps une grande dilatation. Le *cholédoque*, dans sa partie située au-dessus de l'obstacle, a été vu ayant le volume d'un intestin grêle, *large et enflé comme un estomac* d'après une observation mentionnée dans la Lettre 37ᵉ de Morgagni. Ce canal peut sans doute se rompre aussi par excès de distension. Lorsque son oblitération a lieu tout à fait à son ouverture duodénale, le canal pancréatique lui-même se développe, et l'on peut suivre dans son intérieur ses racines dilatées. Le *conduit hépatique* acquiert également des dimensions considérables ; on lui a trouvé 2 centimètres de diamètre ; on a constaté sa rupture par suite de l'accumulation de la bile. Le *conduit cystique* éprouve aussi des changements remarquables. Parfois il participe tellement à la dilatation de la vésicule, qu'il disparaît et ne se distingue plus de cette poche. Dans quelques cas, les parois des divers conduits avaient pris une épaisseur de 2 millimètres ; leur surface interne, devenue blanchâtre et semblable à celle des grosses artères, était éraillée en nombre de points.

Suivant le volume et la forme que présente la vésicule dilatée, elle occupe des espaces variables : tantôt elle descend perpendiculairement jusqu'à la crête iliaque droite, et même devant elle ; tantôt elle longe le dessous du foie et dépasse la ligne blanche. La tumeur qu'elle constiue est mobile et fluctuante, quoique dure. Dans son développement, elle presse et refoule les organes qui l'avoisinent, l'estomac, les intestins, le foie lui-même, malgré la distension qu'il éprouve en même temps. Entre la vésicule et ces organes, il se forme souvent des adhérences occasionnées par l'irritation sourde qui résulte de la pression et du frottement continuel de ces parties entre elles ; il s'en établit aussi avec les parois abdominales contre lesquelles le cholécyste se porte.

La bile, retenue dans les voies biliaires, y subit des altérations diverses et différentes de celles qui ont été énumérées pour les cas où cette humeur est emprisonnée dans la vésicule seulement. Elle s'épaissit, devient d'un vert foncé, noirâtre, quelquefois d'un gris verdâtre, d'un beau vert ; d'autres fois, elle dépose des grumeaux de matière jaune. Il est des cas où elle perd sa viscosité, se change en une sérosité insipide, transparente, ou conservant seulement une légère couleur jaune ou verdâtre, etc. C'est aux altérations de ce genre qu'il faut rapporter les observations désignées sous le nom d'*hydropisies de la vésicule.* Gibbons, qui a trouvé aussi la vésicule développée énormément et contenant 4 kilogrammes de bile très-épaisse, a remarqué que celle-ci avait formé des *couches concentriques*. Cette accumulation de la bile, ainsi que nous l'avons fait plusieurs fois remarquer, est une circonstance qui favorise particulièrement la formation d'une foule de concrétions calculeuses dans toutes les voies où elle séjourne.

Nous avons déjà noté également que, lorsque les obstacles au cours de la bile avaient cessé, les conduits dilatés, ayant perdu leur élasticité, revenaient très-lentement sur eux-mêmes, et qu'on pouvait expliquer ainsi ces grandes dilatations observées aux autopsies, et dont rien d'actuel ne pouvait rendre compte.

Symptômes. — Ces symptômes étant différents suivant que l'obstacle se trouve dans le conduit cystique, dans l'hépatique et dans le cholédoque, nous devons suivre la division établie dans l'article précédent. Nous noterons à part les symptômes communs à ces diverses circonstances, et nous rappellerons ceux qui indiquent la complication inflammatoire.

1° *Lorsque l'obstacle réside dans le conduit cystique*, on observe, en général, peu de symptômes. La bile en s'altérant, et la vésicule en subissant les altérations dont il a été question, ne déterminent que des douleurs sourdes, qui n'offrent le plus ordinairement rien de caractéristique.

2° Mais il est bien loin d'en être ainsi, *lorsque l'obstacle a son siége dans le canal hépatique ;* les symptômes deviennent alors très-prononcés et très-graves. Le foie, où la bile s'est accumulée, repoussant les parois abdominales, produit la saillie du ventre et devient perceptible au toucher au-dessous du rebord costal. Remontant en même temps dans le thorax et s'y élevant quelquefois, comme on l'a vu, jusqu'à la hauteur de la troisième côte, il produit une grande dyspnée, par le refoulement qu'il opère sur le cœur et les poumons. La percussion et l'auscultation peuvent servir à constater ses progrès dans la cavité thoracique. Ces symptômes sont plus prononcés lorsque l'obstruction s'est formée dans le conduit hépatique que dans le cas suivant, parce que le foie conserve toute l'accumulation biliaire.

3º Enfin, comme cela arrive dans la majorité des cas, *si c'est dans le cholédoque que se trouve l'obstacle*, la vésicule se distendant en même temps que le foie et assez rapidement, constitue au-dessous des côtes une tumeur variable en volume, en forme et en étendue, suivant les circonstances indiquées anx *Altérations*. Le palper peut la sentir longeant le rebord costal, faisant saillie à l'épigastre, dépassant la ligne médiane en se portant à gauche, descendant à l'ombilic, à la crête iliaque, se perdant dans la fosse de ce nom, et occupant même tout l'abdomen.

Cette tumeur, d'ordinaire, est facile à circonscrire. On sent qu'elle tient au foie et qu'elle se prolonge sous les côtes. Elle est mobile ; elle offre une fluctuation qui se fait également sentir dans tous les points de son étendue. Les téguments restent souples et sans changement de couleur. La distension du foie et de la vésicule par la bile cause un sentiment pénible de pesanteur, de tension, qui augmente et devient quelquefois très-douloureux dans les efforts de la respiration et dans la toux. Suivant Annesley, ces sensations s'accompagneraient d'un froid désagréable. Il faut rappeler que ce n'est pas seulement chez des adultes et des vieillards que cette tumeur biliaire a été observée : elle s'est rencontrée quelquefois chez des enfants ; on l'a constatée aussi dans le cours des fièvres graves, sans complication de calculs.

4º Nous avons annoncé que nous noterions à part les *symptômes qui sont communs aux diverses circonstances déjà mentionnées*. L'ictère n'est pas une conséquence de l'occlusion du canal cystique ; mais il est un des premiers symptômes qui annoncent que la bile est retenue dans le foie. Son intensité est en rapport avec la force de l'obstacle que cette humeur éprouve pour se rendre dans le duodénum. Lorsque cet obstacle est complet et dure depuis longtemps, la coloration devient verdâtre et même noirâtre, si la vie se prolonge; elle est, au contraire, peu intense et passagère, si l'occlusion des conduits, se dissipant promptement, laisse arriver la bile dans l'intestin.

Lorsque l'obstacle ne bouche pas complétement les canaux, et que ceux-ci donnent encore passage à une petite quantité de bile, les fèces peuvent être colorées, et cependant l'ictère persiste ou diminue seulement de temps à autre. Il est des cas où les causes de l'obstruction se déplacent brusquement; on remarque parfois alors des vomissements de bile; mais cette humeur a plus de tendance à s'échapper par les intestins. Le malade est averti de son passage dans ces organes par des coliques, et enfin par la nature des selles qui en résultent. Ces évacuations font disparaître peu à peu les tumeurs formées par la vésicule et le foie. Le cours de la bile étant rétabli, l'ictère se dissipe également, et même avec assez de rapidité.

Il peut arriver, ainsi que nous l'avons dit, que, après la disparition de l'obstacle, la vésicule et les conduits biliaires, dont la contractilité a été vaincue, ne puissent plus se resserrer et restent distendus. La bile, alors, ne s'écoule plus qu'en partie et par une sorte de regorgement. On a vu ce genre de rétention durer plusieurs années, la tumeur formée par la vésicule augmentant et diminuant alternativement, se vidant par une légère pression, ou se vidant d'elle-même de temps en temps. On peut, avec J.-L. Petit, comparer cet état à ce qui arrive à la vessie urinaire, après une longue rétention d'urine.

L'observation rapportée par ce célèbre chirurgien est si remarquable et explique si bien cette affection, que je crois devoir la transcrire ici : « Un homme de trente-cinq à

quarante ans était, depuis huit ou dix jours, attaqué de
coliques hépatiques. Les grands symptômes furent apaisés
par les saignées, les potions et autres remèdes propres à
combattre l'inflammation. Mais il restait encore une tumeur à la région de la vésicule, qui, alternativement, était
sans douleur et plus ou moins douloureuse, plus ou moins
élevée et accompagnée d'une fluctuation, tantôt plus, tantôt
moins apparente. On avait agité, dans une consultation,
la question de l'opération. Celle-ci fut rejetée, d'après
l'avis de J.-L. Petit, qui avait déjà vu de ces tumeurs re-
gorger un peu de bile qui teignait les selles. En effet, au
bout de peu de jours, le malade reprit des forces et se rétablit ; mais la tumeur subsista pendant plusieurs années
sans l'empêcher de vaquer à ses affaires. Cette tumeur
était quelquefois considérablement affaissée ; d'autres fois,
elle reparaissait aussi saillante qu'elle l'avait été dans le
fort de la maladie ; mais elle ne lui causait pas de douleur. Il la pressait lorsqu'il y sentait quelque tension, et il
en diminuait le volume en faisant couler une partie de la
bile dans l'intestin. Ce moyen ne lui réussissait pas toujours. Il arrivait souvent que la nuit, et quelquefois même
le jour, sa tumeur se vidait d'elle-même sans qu'il la
pressât et sans qu'il s'en aperçût. Il était parfois averti de
cette évacuation par de petites tranchées qui lui annon-
çaient qu'il irait bientôt à la selle et qu'il rendrait beaucoup de bile. Cela n'arrivait pas, cependant, immédiatement après que la tumeur était vidée, parce qu'il était
souvent constipé ; et, comme les excréments retenus occupaient le colon et le rectum, la bile ne pouvait sortir
qu'après avoir excité les intestins à chasser ces matières.
Quand la résistance était grande, il était tourmenté de coliques avant d'aller à la selle. »

Ces symptômes peuvent même se reproduire périodiquement, et nous pouvons [citer encore à l'appui une ob-

servation recueillie à la clinique de M. le professeur Cho-
mel : « Une femme de quarante-cinq ans portait à l'hypochondre droit, depuis un an, une tumeur ayant tous les caractères de celles formées par la vésicule distendue de bile.
Chaque mois, cette tumeur devenait plus volumineuse, et
tellement douloureuse, que la malade était forcée de s'aliter ; il lui était même arrivé plusieurs fois d'entrer à l'hôpital. La jaunisse survenait, et ses urines, ainsi que ses
selles, prenaient la couleur propre à cette affection. M. Cho-
mel administra des purgatifs variés, et, en dernier lieu, la
scammonée combinée avec le savon. Au bout de quelque
temps, la malade sortit de l'hôpital sans tumeur et ne souf-
frant plus. »

D'autres symptômes graves se manifestent lorsque la
rétention de la bile dans le foie, et dans la vésicule en
même temps, vient à se prolonger. Les malades éprouvent
du dégoût pour la nourriture : s'ils sentent le besoin d'en
prendre, elle ne leur procure plus la sensation accoutumée
et leur paraît souvent avoir un goût terreux La langue se
couvre d'un enduit épais, grisâtre ; assez souvent les lèvres et les gencives sont revêtues de pellicules blanchâtres. L'absence de bile a rendu, dès le principe, les digestions pénibles ; les aliments et même les boissons produisent
un sentiment de pesanteur et de gonflement ; il y a de fréquents vomissements de matières glaireuses, noirâtres dans
quelques cas. La constipation est habituelle, mais on observe quelquefois une diarrhée muqueuse et même puri-
forme. L'abdomen offre une fluctuation presque toujours
manifeste par suite de l'accumulation de sérosité qui s'est
formée dans le péritoine. Les malades sont abattus, décou-
ragés, plongés dans une espèce de torpeur, tourmentés
d'un grand malaise, d'insomnie, du *tædium vitæ ;* ils s'af-
faiblissent graduellement ; le pouls et la chaleur diminuent
de plus en plus ; la salive devient visqueuse ; le hoquet

survient et se continue sans interruption ; l'ictère a pris
une couleur verdâtre particulière, comme bronzée. La
peau, ainsi que nous avons eu occasion de le dire, est huileuse et exhale une odeur de bile, quelquefois une odeur
spéciale. Les malades finissent par succomber dans une
sorte d'état adynamique et sans agonie ; souvent ils pré-
voient et annoncent leur fin.

5° Nous terminerons en indiquant les symptômes de la
complication inflammatoire de la vésicule dans la dyscho-
lie. Cette complication n'est pas rare. La surface interne
du cholécyste sécrète du pus, qui se mêle à la bile. Déjà il
a été question des phénomènes par lesquels se manifeste
cette phlegmasie. Nous rappellerons qu'elle est annoncée
par une tension douloureuse à l'hypochondre droit et à
l'épigastre, par des frissons et de la fièvre ; quelquefois,
il s'y joint des hoquets, des vomissements, de la dyspnée.
Le gonflement inflammatoire peut devenir énorme : on l'a
vu s'étendre depuis le rebord des côtes jusqu'à l'épine iliaque et prendre le volume de la tête d'un enfant. Tantôt
ces abcès sont d'une nature demi-inflammatoire et fort longs
à s'ouvrir ; tantôt, au contraire, ils produisent des douleurs
extrêmement vives et forcent les malades à se tenir pen-
chés en avant. Pendant le travail phlegmasique, des
adhérences s'établissent entre la vésicule et la paroi abdominale. Au bout d'un temps qu'on peut, d'après les observations, fixer approximativement de douze à dix-huit
jours, la peau rougit, s'amincit et finit par s'ouvrir.

L'ouverture, de quelque manière qu'elle ait lieu, produit
un grand soulagement ; elle donne issue à du pus, à une
plus ou moins grande quantité de bile et souvent à quelques calculs. Lorsque le canal cystique est oblitéré, il est
possible qu'il ne sorte pas de bile, celle-ci, comme on l'a
vu, ayant été résorbée ou convertie en pus. L'ouverture,
dans ce cas, peut se fermer. Mais si c'est le cholédoque

qui est obstrué, cette humeur ne trouvant d'autre issue que par cette ouverture, celle-ci devient nécessairement fistuleuse, si la vie du malade se prolonge.

Il est arrivé qu'une rupture ait lieu dans les intestins, et qu'une fistule interne, établie de cette manière, soit devenue un moyen de guérison. J.-L. Petit en rapporte un exemple. C'était une dame de trente ans, tourmentée depuis quelques années de coliques hépatiques. Dans un accès des plus violents et qui durait depuis sept jours, une tumeur très-douloureuse et très-tendue s'était formée à la région de la vésicule ; la douleur et la tumeur se dissipèrent à la suite de selles abondantes de matières purulentes et bilieuses. La malade se rétablit ; mais à sa mort, qui survint quelques années après, on put constater la réalité de cette fistule. Frank fait mention d'un fait bien extraordinaire : il a vu la vésicule, distendue et adhérente à l'utérus chez une femme grosse, se rompre pendant l'accouchement et donner lieu à un abcès qui sortit par le vagin.

Diagnostic. — D'après ce qui a été dit dans ce chapitre et dans les précédents, on ne devra pas confondre la rétention biliaire avec un kyste hydatique ou un abcès du foie ; cependant, pour ce dernier cas, il y en a des exemples, et je ne résiste pas à en rapporter un d'après le célèbre J.-L. Petit, que je me plais, comme on le voit, à citer souvent. « Il conférait avec plusieurs médecins et chirurgiens sur la nature d'une tumeur au foie. Après avoir écouté le détail de ce qui s'était passé depuis vingt jours que durait la maladie, tous les consultants ne doutèrent point qu'il n'y eût abcès au foie, et furent d'avis de l'ouvrir. J.-L. Petit fut chargé d'exécuter l'opération. A peine eut-il coupé la peau, qu'il s'aperçut de l'affaissement et de la diminution de la tumeur. Il n'acheva point l'ouverture et en rapprocha, au contraire, les bords avec intention de les réunir. Les assistants, étonnés, lui demandèrent pourquoi

il n'avait pas ouvert jusqu'au foyer de l'abcès. Il leur dit
ce qu'il avait aperçu, et que, s'il ne se trompait, le prétendu abcès n'était que de la bile retenue dans la vésicule;
que la tumeur n'avait disparu, pendant qu'il opérait, que
parce que cette humeur avait commencé de couler ; qu'elle
se vidait actuellement et que le malade la rendrait bientôt
par les voies ordinaires. En effet, sitôt qu'il fut pansé, il
lui prit envie d'aller à la selle, et il évacua quantité de bile
verte. Il fut guéri en quatre ou cinq jours, tant de la plaie
que de son prétendu abcès. »

Justement frappé de ces erreurs de diagnostic, J.-L. Petit
s'est efforcé d'établir les signes distinctifs des deux affections. Voici leurs principales différences. La rétention de
la bile peut avoir pour cause une inflammation résidant
dans les conduits ou autour d'eux; mais cette phlegmasie
ne peut être aussi étendue ni aussi violente que celle que
détermine l'abcès. Dans la tumeur biliaire ordinaire, la
fluctuation est évidente dès le principe et par toute son
étendue, tandis que l'abcès est dur au commencement, la
fluctuation y est d'abord douteuse et ne s'établit que du
centre à la circonférence. La tumeur biliaire est indolente,
sa surface est toujours la même, sauf son accroissement;
l'abcès, au contraire, est généralement douloureux ; on y
remarque de l'œdème, de la rougeur et une tendance à se
porter au dehors ; de plus, des frissons irréguliers annoncent la formation du pus dans l'abcès, et rien de semblable
n'arrive dans la tumeur biliaire. Enfin, la rétention de bile
est inévitablement accompagnée d'un ictère qui va toujours
en augmentant d'intensité; dans l'abcès hépatique, la jaunisse est généralement moins intense; elle peut diminuer
et même ne pas exister.

Lorsque la rétention de bile se complique d'inflammation et qu'il se forme du pus dans la vésicule, ce n'est plus
que par la marche de la maladie qu'on peut éclairer le

diagnostic, et l'étude attentive de toutes les circonstances qui ont accompagné son développement doit mettre un praticien exercé à l'abri d'une erreur. La conséquence, au reste, n'en serait pas à redouter, car nous avons déjà établi qu'il faut ouvrir, par les mêmes procédés, l'abcès hépatique et la tumeur biliaire compliquée d'inflammation suppurative.

Puisque nous sommes un instant sorti de notre cadre habituel en parlant exceptionnellement du diagnostic, nous dirons quelques mots des caractères distinctifs de la tumeur biliaire avec la tumeur kysto-hydatique. Cette dernière se développe sans aucun signe d'inflammation, sans la moindre douleur, tandis que la tumeur biliaire est généralement précédée de coliques hépatiques et de symptômes inflammatoires. La jaunisse est très-rare dans la tumeur kysto-hydatique; elle est, au contraire, le signe ordinaire de la rétention biliaire. La dyscholie s'accompagne de troubles digestifs, de dépérissement, etc. ; rien de semblable ne se manifeste dans le cours de l'affection acéphalocystique. Enfin, si les deux tumeurs venaient quelquefois à se ressembler, on pourrait, dans quelques cas, comme différence, reconnaître le bruit hydatique dont nous avons parlé en faisant l'histoire de ces tumeurs.

Traitement. — D'après ce que nous avons eu, en plusieurs endroits, l'occasion de dire sur ce traitement, il ne nous reste plus qu'à en rappeler les données principales et à le compléter par quelques particularités. Nous n'avons pas à nous occuper des corps étrangers qui naissent ou s'introduisent dans les voies biliaires, ni des calculs, ni des autres obstacles qui dépendent de l'inflammation, comme le mucus, le pus, les pseudo-membranes, etc. ; ces sujets ont été épuisés dans les chapitres précédents. Il en est de même des obstructions produites par une bile épaissie, dégénérée, par des concrétions graisseuses, par des tumeurs

scrofuleuses, cancéreuses, par des brides ou des coarctations, etc. Mais, après avoir dirigé le traitement contre les
causes présumées de la dyscholie, on a souvent encore à
combattre ses effets. Deux cas, comme on l'a vu, se présentent : la tumeur biliaire peut être simple ; elle peut aussi
être compliquée d'inflammation et se montrer au dehors
sous forme d'abcès.

Nous avons dit quelle ampleur la vésicule était susceptible d'acquérir lorsque la bile trouve un obstacle à son déversement dans l'intestin, et quels symptômes résultent de
la prolongation de la rétention de cette humeur ; nous avons
établi par quels moyens on devait ouvrir ces tumeurs sans
s'exposer à un épanchement péritonéal. Nous rapporterons
ici deux faits qui prouvent l'innocuité de cette opération :

« Une dame de quarante-quatre ans éprouva, en 1835,
des douleurs à l'hypochondre droit et un gonflement du
foie. Les antiphlogistiques dissipèrent ces symptômes,
mais il se forma, sur la région de la vésicule, une tumeur
rénitente qui augmentait à chaque époque menstruelle.
L'ictère se manifestait chaque fois que les douleurs se renouvelaient ; il finit par persister, et la tumeur s'étant beaucoup accrue, on se décida, d'après l'avis de M. le professeur Fouquier, à y appliquer un morceau de potasse
caustique. A la chute de l'escarre, il sortit une grande
quantité de bile, et, quelques jours après, cinq ou six calculs biliaires. Cette humeur jaillissait en quelque sorte, si
bien que des serviettes et des draps en étaient en un instant
imbibés. De temps en temps, il s'échappait encore des
calculs dont l'issue était précédée de vives douleurs. La
malade pouvait avoir perdu 8 à 10 litres de bile, et
cependant sa constitution n'en paraissait pas affaiblie ; son
appétit même augmentait en raison directe de l'évacuation.
La faim se faisait sentir de la manière la plus impérieuse ;
les substances les plus indigestes furent ingérées en très-

grande quantité sans produire aucune incommodité. Le cours de la bile, toutefois, n'était pas complétement empêché dans l'intestin; car, lorsqu'on parvenait, à l'aide de lavements purgatifs, que la constipation rendait nécessaires, à ramener des garde-robes, celles-ci étaient noirâtres. A diverses reprises, l'ouverture s'oblitéra et se rouvrit pour donner issue à des calculs; plus de soixante en sortirent. Plusieurs saisons furent passées à Vichy, et, en 1839, cette dame paraissait dans un état complet de santé. Mais, en 1842, elle succomba à un retour, ou plutôt peut-être à une extension de sa maladie du foie. »

Voici le second fait : « Un homme de soixante-cinq ans, obligé par ses fonctions à une vie sédentaire, fut pris de coliques hépatiques sourdes, puis assez fortes. L'une d'elles, d'une grande violence, avait déterminé le vomissement. Des douleurs qui persistaient à l'hypochondre droit engagèrent le malade à aller prendre les eaux de Vichy. Peu après, il se forma assez rapidement, à l'hypochondre droit, dans la région de la vésicule, une tumeur grosse comme le poing. On y sentait de la fluctuation. Jamais aucun ictère ne s'était montré. MM. Cruveilhier et Rostan, consultés, conseillèrent au malade de garder sa tumeur; mais celui-ci, ayant dans sa jeunesse étudié la médecine, en jugea autrement et se fit faire triangulairement trois applications du caustique de Vienne. Le corps n'ayant pas d'embonpoint, toutes trois aboutirent; la plus interne se referma de suite, les deux autres donnèrent issue à beaucoup de mucosités teintes de bile. Vingt-cinq calculs et de petites concrétions molles sortirent par le trou supérieur, qui resta fistuleux; l'inférieur s'était refermé en laissant une cicatrice creuse. Le sujet de cette observation vit encore, et vient quelquefois nous consulter. »

Nous n'avons rien à ajouter ici à ce que nous avons dit ailleurs sur le traitement de la rétention biliaire compliquée d'inflammation. Comme, dans ce cas, des adhérences ne manquent pas de s'établir, on n'a pas à craindre d'épanchement péritonéal et l'on peut ouvrir directement la tumeur avec le bistouri, lorsque la peau est devenue rouge et suffisamment amincie.

DEUXIÈME PARTIE.

MALADIES DU PANCRÉAS.

CHAPITRE PREMIER.

ANATOMIE ET PHYSIOLOGIE DU PANCRÉAS.

L'analogie de structure qui existe entre le pancréas et les glandes salivaires avait porté de tout temps les anatomistes à rapprocher ces organes les uns des autres, et le pancréas, à cause de cette comparaison, avait reçu le nom de glande salivaire abdominale. Le plus grand nombre des physiologistes, guidés sans doute par la même induction, et aussi par des expériences insuffisantes, avaient donné au suc de cette glande les attributs fonctionnels de la salive.

M. Claude Bernard, dont les découvertes relatives au pancréas ne sont pas moins remarquables que celles qu'il a faites sur le foie, a prouvé que ce rapprochement physiologique était complétement erroné. Il a établi que le suc pancréatique agit d'une manière toute particulière sur les matières grasses neutres et qu'il intervient puissamment dans les phénomènes chimiques de la digestion intestinale. Par suite de ses recherches, il a, en outre, été conduit à trouver des caractères spéciaux qui distinguent facilement le tissu et la sécrétion du pancréas d'avec ceux qui sont propres aux autres organes glandulaires, et à élucider, à l'aide de ces caractères différentiels, des points qui étaient restés obscurs dans l'anatomie comparée de cet organe.

Ce fut en étudiant la digestion des diverses matières alimentaires, comparativement chez les animaux herbivores et carnivores, que M. Bernard découvrit, en 1846, les fonctions du pancréas. En poursuivant, sur des chiens et des lapins, dans les diverses parties de leur canal intestinal, les changements physiques ou chimiques des matières grasses qu'il leur avait fait ingérer, il s'aperçut que, chez les chiens, la graisse était émulsionnée et absorbée par les vaisseaux lactés dès le commencement de l'intestin grêle et presque aussitôt après le pylore, tandis que, chez les lapins, le phénomène ne devenait très-évident que beaucoup plus bas, à une distance de l'ouverture pylorique qui pouvait varier de 30 à 40 centimètres, suivant la taille de l'animal.

Frappé de cette différence, il rechercha avec soin si elle ne tenait pas à quelque disposition anatomique particulière, et constata, en effet, que, chez le chien, les deux conduits pancréatiques s'abouchent dans l'intestin au commencement du duodénum, et que, chez le lapin, au contraire, le conduit pancréatique principal répand beaucoup plus bas son fluide que le canal biliaire, et précisément dans le point où l'absorption des corps gras commence avec une grande activité.

Ce rapport entre la présence des chylifères lactescents et le lieu de déversement du suc pancréatique porta M. Bernard à penser que c'était à ce liquide qu'il fallait attribuer la propriété de modifier la matière grasse pour la rendre absorbable. Afin de vérifier cette présomption par des expériences directes sur le fluide de cette glande, il chercha les procédés les plus convenables pour le recueillir dans de bonnes conditions, et arriva à constater que ce fluide possédait, comme il l'avait présumé, la propriété spéciale d'émulsionner instantanément les graisses. Cependant le pancréas présente, en outre, des propriétés qui s'étendent aux autres matières alimentaires ; quoiqu'on puisse spécialiser son action, cela ne l'empêche pas d'exercer, par son mélange avec les divers fluides intestinaux, une influence générale sur tous les phénomènes chimiques de la digestion intestinale.

Comme nous l'avons fait dans la première partie, avant de tracer l'histoire des maladies du pancréas, nous allons présenter un aperçu de l'anatomie et des fonctions de cette glande.

§ I. — DU PANCRÉAS ET DE SON ORGANISATION.

Le pancréas est placé transversalement sur la colonne vertébrale, entre les trois courbures du duodénum, à la partie postérieure de l'estomac et à droite de la rate. Sa forme est irrégulière et très-variable, de même que son étendue et son poids, qui s'élève de 100 à 180 grammes, suivant les individus. Allongé, aplati d'avant en arrière, il est légèrement concave dans ce dernier sens pour s'accommoder à la courbure du rachis. Son extrémité gauche, très-mince, se prolonge au-dessous de la rate jusqu'à la capsule surrénale correspondante; on la désigne souvent sous le nom de *queue du pancréas*. L'extrémité droite de cette glande, qu'on appelle souvent aussi sa *tête*, irrégulièrement arrondie, est plus épaisse et plus large; presque toujours, un peu au-dessous d'elle, on trouve une petite masse, détachée, qu'on a appelée *petit pancréas*.

Le pancréas est d'un blanc grisâtre, tirant un peu sur le rouge. Son parenchyme est composé de lobes et de granulations distincts, réunis par un tissu cellulaire dense. Le tissu glandulaire lui-même se fait remarquer par sa grande friabilité et par la facilité avec laquelle il peut s'altérer. Au microscope, sa structure ne diffère pas essentiellement de celle des autres glandes conglomérées ; elle est constituée par des culs-de-sac résultant d'une grande quantité de cellules rapprochées les unes des autres, et communiquant avec les conduits par lesquels s'écoule le produit de la sécrétion.

On voit sortir de chacune des granulations les radicules des canaux excréteurs ; ces radicules sont très-déliées et s'unissent les unes aux autres pour constituer les deux principaux conduits. Le plus volumineux rampe dans toute la longueur du pancréas, et il reçoit un très-grand nombre de rameaux latéraux qui augmentent son calibre à mesure qu'il s'approche de l'intestin, où il vient, en se recourbant, s'ouvrir de concert avec le cholédoque. Le petit conduit pancréatique se sépare du précédent vers le cinquième interne de la longueur de l'organe, et s'insère dans l'intestin à 2 centimètres environ au-dessous du gros et sur un plan plus antérieur. Dans son trajet, il reçoit un certain nombre de ramifications qui lui apportent le liquide sécrété dans les parties voisines.

Ce petit conduit pancréatique se fait remarquer par son calibre qui, contrairement à ce qui a lieu dans le conduit principal, va en diminuant à mesure qu'il approche de son insertion, de telle sorte qu'il semble prendre naissance dans l'intestin, pour se porter, par un trajet récurrent, vers le gros canal, et avoir plus de tendance à déverser son liquide dans le conduit principal que dans l'intestin. L'écoulement du suc pancréatique par l'ouverture duodénale du petit conduit ne serait en quelque sorte qu'accidentel et réservé pour les cas d'occlusion du grand conduit. La communication entre les deux canaux est, du reste, parfaitement libre et n'est gênée par la présence d'aucune valvule. Cette disposition a engagé M. Bernard à désigner le petit conduit sous le nom de *récurrent*, et le grand sous celui de *direct*.

Les deux conduits pancréatiques se comportent différemment quant à leur mode d'abouchement dans le duodénum. Le petit canal récurrent, parfois accompagné par le tissu glandulaire jusque sur la membrane musculaire de cet intestin, vient s'ouvrir sur une papille simple par un orifice étroit. Le canal direct subit un léger rétrécissement et traverse obliquement, de haut en bas, les tuniques intestinales en venant se placer au-dessous du conduit biliaire, avec lequel il s'abouche dans le fond d'un renflement commun nommé *ampoule de Water*. Tantôt, l'orifice du canal pancréatique s'ouvre dans le fond même de l'ampoule, à côté de l'orifice biliaire ; tantôt, le conduit biliaire se prolonge isolément jusqu'à l'orifice de l'ampoule. Dans ce dernier cas, la bile est apportée jusque dans les voies digestives sans se mélanger avec le suc pancréatique, tandis que, dans le premier, les deux liquides ont dû se mêler dans le renflement. On peut concevoir alors que si, par des circonstances particulières, l'écoulement de la bile se fait avec abondance au moment où l'orifice de l'ampoule se trouve contracté, ce fluide pourra refluer dans le conduit pancréatique, surtout si celui-ci se trouve vide, comme cela a lieu pendant l'abstinence.

Outre la disposition dans l'abouchement des conduits pancréatiques que nous venons de signaler, et qui est la plus ordinaire, on peut rencontrer un grand nombre de variétés, parmi lesquelles nous citerons les plus fréquentes. La disposition ci-dessus est quelquefois renversée, de telle sorte que le conduit principal s'ouvre le plus haut et par une papille isolée, tandis que le petit conduit s'abouche en commun avec le cholédoque. D'autres fois, on trouve les deux conduits pancréatiques à peu près aussi développés l'un que l'autre, parcourant toute la longueur du pancréas et communiquant entre eux par une anastomose transversale. On a encore trouvé des cas dans lesquels les conduits pancréatiques s'ouvraient isolément dans l'intestin sans se réunir avec le canal biliaire.

Il existe, dans le fœtus, deux conduits à peu près égaux. Par les progrès de l'âge, il s'établit une disproportion dans l'accroissement de l'un de ces canaux. Quand l'atrophie se manifeste dans le petit conduit récurrent, elle s'opère en procédant de son ouverture intestinale vers sa communication avec le conduit direct. Chez les vieillards, le pancréas se durcit et diminue de volume.

Le pancréas est placé au milieu de parties très-mobiles; il n'a aucune enveloppe distincte et se trouve seulement recouvert, dans une portion de sa périphérie, par le péritoine, qui ne lui adhère pas, ainsi que cela a lieu pour le foie. Il est pénétré de toutes parts par une multitude de ramifications vasculaires. Les artères, qui sont très-petites, viennent de la cœliaque, de la splénique, de la mésentérique supérieure, de la gastro-épiploïque droite, de la coronaire stomachique et des capsulaires gauches; leurs divisions capillaires forment des mailles qui environnent les cellules glandulaires. On voit les veines du pancréas se rendre dans les racines de la veine porte, et en particulier dans la petite mésaraïque et dans la splénique, et ses vaisseaux lymphatiques se diviser dans les ganglions voisins. Enfin, ses nerfs émanent du plexus solaire.

Le pancréas existe chez tous les mammifères. Chez les oiseaux, cette glande est ordinairement double et proportionnellement plus volumineuse que chez les premiers. Dans les reptiles, on la trouve constamment ; elle est divi-

sée en lobes distincts et ses canaux excréteurs sont réunis
en faisceaux. Sa décroissance est successive dans la classe
des poissons, après laquelle on n'en reconnaît plus une
seule trace.

§ II. — DES FONCTIONS DU PANCRÉAS.

Pour exposer ces fonctions, nous suivrons pas à pas les
écrits de M. Bernard, qui les a découvertes. Nous examinerons, successivement, les propriétés chimiques spéciales
au tissu du pancréas, le suc de cette glande, et son action
sur les matières grasses.

Propriétés chimiques spéciales au tissu du pancréas. —
Le tissu du pancréas acidifie rapidement les graisses neutres; il fournit une matière colorante particulière; il transforme l'amidon en sucre. Ces trois propriétés vont nous
occuper.

1° *Le tissu du pancréas acidifie rapidement les graisses
neutres.* Cette propriété caractérise le tissu du pancréas
d'une manière toute spéciale et le distingue des autres organes glanduleux avec lesquels sa forme pourrait le faire
confondre; elle se retrouve, comme nous le verrons plus
loin, dans le suc de cette glande. Quand on place, à une
température égale à celle du corps (de 30 à 40 degrés),
du tissu pancréatique frais, broyé avec une graisse quelconque, on voit que bientôt le mélange devient acide d'une
manière très-manifeste. En délayant ce mélange avec un
peu d'eau, il ressemble, au bout de trois ou quatre heures,
à une émulsion épaisse, encore plus nettement acide. Cette
modification des matières grasses s'opère par leur dédoublement en glycérine et en acides gras; et, en effet, après
vingt-quatre heures de contact, on peut, comme nous le
montrerons à propos du suc pancréatique, séparer ces
corps de l'émulsion en traitant celle-ci convenablement.

La réaction acide qui se produit au contact de la graisse neutre et du tissu du pancréas dépend d'une altération spéciale, du dédoublement de la graisse, et non pas d'un acide qui se serait développé par la décomposition de la matière seule du pancréas. On le prouve en laissant du tissu pancréatique broyé avec un peu d'eau à la température de 30 à 35 degrés ; jamais alors on n'observe son acidification, et, au contraire, il se développe bien vite des produits ammoniacaux à réaction alcaline. Toutefois, quand de la graisse se trouve naturellement dans le tissu de la glande et qu'on n'a pas eu soin de l'enlever exactement, il peut se développer une réaction acide lorsqu'on vient à mélanger par le broiement cette graisse avec le tissu pancréatique, ce qui indiquerait que la matière active est renfermée dans des cellules dont les parois ne permettent pas son action sur les tissus environnants. On connaît, dans le règne végétal, d'autres substances qui sont dans le même cas ; l'amygdaline et l'émulsine, par exemple, qui se trouvent dans l'amande amère, ne réagissent l'une sur l'autre qu'au moment où l'on vient à rompre les cellules qui les contiennent.

Cette réaction acide des graisses neutres peut être produite au moyen de parcelles excessivement ténues et même microscopiques de tissu pancréatique. Il s'agissait seulement d'avoir une manière de rendre la réaction évidente. M. Bernard a trouvé, dans la butyrine, que M. Berthelot est parvenu à reproduire artificiellement, la substance qu'il cherchait pour caractériser le tissu du pancréas et le distinguer des autres tissus glandulaires. Il a préparé un véritable réactif du pancréas en mélangeant de la monobutyrine avec deux fois son volume de teinture aqueuse bleue très-concentrée de tournesol. Dans ce mélange, il y a : 1° la graisse neutre qui doit être acidifiée, et, 2° la teinture bleue susceptible de manifester à l'instant, par son changement de couleur, l'acidification dès qu'elle est survenue. Le mécanisme de cette réaction paraît, au premier abord, facile à comprendre : on peut penser que le tissu du pancréas étant mis en contact avec la solution de tournesol chargée de butyrine, il y a dédoublement de cette dernière substance et mise en liberté de l'acide butyrique qui, immédiatement, manifeste sa présence à l'aide de la teinture de tournesol, qui de bleue devient rouge. Cette acidification du réactif sous l'influence du tissu pancréatique se fait très-bien sur une lamelle de verre, à l'abri du contact de l'air.

Ce réactif est d'une grande sensibilité, mais il est très-difficile de se procurer de la butyrine; c'est en raison de cet inconvénient que M. Bernard a cherché à en réaliser un autre. Il émulsionne, aussi exactement que possible, du beurre dans une matière visqueuse colorée par de la teinture de tournesol bleue. A cet effet, il prend 30 grammes d'une dissolution saturée de tournesol bleu, et il y ajoute 1 gramme de beurre et 5 grammes de graine de lin. Après avoir fait bouillir ce mélange, il décante le liquide de manière à séparer la graine de lin. Par l'agitation, cette décoction perd de sa viscosité et l'émulsion du beurre devient si parfaite, que le liquide bleu reste transparent. On emploie le réactif frais, car, au bout de quelques jours, l'émulsion se détruit, et cela a lieu plus vite pendant l'été, quand la température est élevée.

Le tissu du pancréas est le seul qui possède la propriété de décomposer *instantanément* la butyrine et de donner naissance à la coloration rouge caractéristique; seul, il acidifie le beurre émulsionné avec de la graine de lin, et il se distingue, sous ce rapport, de tous les tissus glandulaires et autres de l'économie. Dans aucun cas, M. Bernard n'a constaté l'absence de ce caractère dans le tissu du pancréas chez les animaux mammifères. Dans le fœtus, même un peu avant la naissance, cette propriété acidifiante du pancréas peut être constatée. Ni l'abstinence, ni les maladies ne la font complétement disparaître. L'action acidifiante est beaucoup plus rapide quand l'animal est tué pendant la digestion. Elle disparaît aussitôt que le tissu glandulaire est soumis à la cuisson ou lorsque la putréfaction s'en est tout à fait emparée ; elle disparaît aussi dans les cas où il a été altéré par d'autres agents chimiques capables de distraire les snbstances auxquelles on donne le nom de *ferments*; la partie active du tissu pancréatique paraît devoir être placée dans cette catégorie.

2° *Le tissu du pancréas fournit une matière colorante particulière.* Lorsque le tissu pancréatique s'altère ou se décompose, il cesse d'agir sur les matières grasses neutres pour les acidifier; mais on peut, d'après M. Bernard, y constater un autre caractère, qui consiste à développer, à l'aide du chlore, une coloration rouge particulière dans l'eau où l'on a fait macérer le tissu du pancréas.

On peut remarquer alors trois périodes de décomposition. Dans la première, là macération présente une matière coagulable par les acides énergiques, le chlore et la chaleur ; mais aucune matière colorante ne se manifeste. Dans la seconde, la matière albuminoïde cesse en totalité ou en partie d'être coagulable par ces agents; mais le chlore y décèle une coloration rouge vineuse très-intense. Dans la troisième période de décomposition, au contraire, le chlore cesse de faire apparaître la coloration rouge, et l'acide azotique seul peut la manifester. Le pancréas bouilli perd la propriété de rougir le chlore. Le tissu des glandes salivaires, qu'on a toujours comparé au tissu pancréatique, ne donne jamais lieu à un liquide susceptible de prendre la coloration rouge dans les circonstances précédentes.

3° *Le tissu du pancréas possède la propriété de transformer l'amidon en sucre.* Cette propriété, indiquée d'abord par Valentin, puis par MM. Bouchardat et Sandras, est facile à constater. Il suffit d'hydrater la fécule de manière à en faire de l'empois, d'y ajouter du tissu pancréatique broyé ou coupé en morceaux, et de maintenir le mélange à une douce température. On voit peu à peu l'amidon se fluidifier, et bientôt l'iode ajouté au mélange ne donne plus la coloration d'iodure d'amidon, parce que la fécule s'est transformée en sucre en passant par la forme intermédiaire de dextrine. Alors, si l'on soumet le liquide à la réaction du tartrate de cuivre et de potasse, on obtient une réduction très-abondante; et, par la fermentation avec la levure de bière, il résulte de l'alcool et de l'acide carbonique. On a, par conséquent, la preuve irréfragable de la transformation de l'amidon en sucre sous l'influence du tissu pancréatique.

La propriété du tissu pancréatique d'agir sur l'amidon lui est commune avec beaucoup d'autres organes; celle de donner de la matière rouge par sa décomposition, si elle ne lui est pas exclusive, le sépare cependant très-nettement des glandes salivaires, et le rapproche du foie et de la rate. D'après cela, la propriété d'acidifier les graisses, réservée uniquement au pancréas, acquiert une grande importance, importance justifiée, d'ailleurs, parce qu'elle est en rapport direct avec l'énergie physiologique de l'organe.

Du suc pancréatique. — Pour reconnaître les véritables propriétés de ce suc, il faut le recueillir de manière à ne pas les altérer. Exposons donc les procédés employés par M. Bernard; puis nous indiquerons les caractères de la matière organique à laquelle ce produit sécrétoire doit son action spéciale.

Procédés pour recueillir le suc pancréatique. On a essayé plusieurs procédés pour s'en procurer. Magendie retirait de l'abdomen la portion du duodénum sur laquelle s'insère le conduit pancréatique principal. Après avoir découvert et incisé ce conduit, il en vit sortir quelques gouttes qu'il recueillit à l'aide d'une pipette, et il put constater que le liquide pancréatique était légèrement visqueux, alcalin, et qu'il se coagulait à la manière des substances albumineuses. Le suc retiré par Tiedemann et Gmelin, sur le chien et le mouton, contenait des globules de pus. Le liquide, qui alors reste toujours très-alcalin, a contracté une odeur putride très-prononcée.

Chez tous les animaux sur lesquels on pratique des fistules temporaires, on observe ces mêmes phénomènes d'altération successive dans le liquide sécrété; seulement ils surviennent avec une facilité et une rapidité plus ou moins grandes, suivant l'espèce des animaux et leur degré de sensibilité. Il en est, le cheval par exemple, chez lesquels la sensibilité est si grande, qu'il est presque impossible d'obtenir du suc pancréatique avec ses qualités normales, parce que la douleur produite pendant l'expérience, qui est très-laborieuse, suffit pour troubler la sécrétion et vicier sa composition. Le liquide que se procurèrent MM. Leuret et Lassaigne sur le cheval, et Frerichs sur l'âne, offrait les caractères d'une sécrétion altérée.

On peut, en effet, démontrer par une autre expérience, que le fluide de pancréas, obtenu en dehors de ces conditions défavorables, présente des propriétés semblables à celui du chien. Il suffit d'assommer ou de faire périr par une mort violente et instantanée un cheval, et de recueillir aussitôt ce fluide contenu dans les canaux très-larges de la glande. On peut avoir ainsi jusqu'à 2 ou 3 grammes d'une humeur dont on constate la parfaite coagulabilité, l'alcalinité, etc.

Le procédé expérimental peut aussi avoir une influence sur la nature du liquide qu'on obtient. Si l'on ouvre l'intestin pour le rechercher, on détermine nécessairement l'écoulement de matières intestinales dans le péritoine, et, par suite, une péritonite générale plus ou moins rapide, qui amène soit la perturbation, soit la viciation de la sécrétion. L'état de santé des animaux n'est pas non plus indifférent : en opérant sur des chiens malades ou souffrants, les propriétés du suc qu'on retire se rapprochent le plus ordinairement de celles qui indiquent son altération.

D'après la simple inspection des résultats fournis par l'analyse chimique des sucs pancréatiques normal et altéré, on voit que les différences qui existent entre eux peuvent être caractérisées par une proportion de matière organique plus grande dans le premier, et par une augmentation de carbonates alcalins dans le second.

Matière organique du suc pancréatique. Cette matière, comme on l'a vu, possède beaucoup de caractères qui la rapprochent de l'albumine. Comme cette dernière , elle précipite par la chaleur les acides énergiques, les sels métalliques et l'alcool ; mais elle s'en distingue en ce que , après avoir été précipitée par l'alcool et desséchée , elle peut se redissoudre complétement dans l'eau. Le sulfate de magnésie en excès précipite également la matière du suc pancréatique: ce dernier caractère la rapproche de la caséine. Toutefois, on ne peut pas admettre que le suc pancréatique soit formé d'un mélange d'albumine et de caséine, car il a des propriétés physiologiques spéciales, et les produits de sa décomposition sont d'une nature particulière. Il est très-difficile de séparer sans altération la matière organique d'avec les sels alcalins qui l'accompagnent; obtenue par l'alcool et redissoute par l'eau, cette matière lui communique toujours une réaction alcaline très-manifeste.

La matière pancréatique s'altère avec une rapidité qu'aucune autre substance animale ne partage au même degré.

Par une température chaude et orageuse, le suc du pancréas se putréfie parfois en quelques heures. En se décomposant dans ce suc lui-même, ou après en avoir été séparée par l'alcool et redissoute dans l'eau, la matière pancréatique cesse d'être coagulable, et il se produit en même temps des cristaux blanchâtres, nombreux, qui, vus au microscope, ont une forme de pinceau composé d'aiguilles très-fines et très-longues. En faisant brûler sur une lame de platine une certaine quantité de ces cristaux, on constate qu'ils laissent fort peu de cendres. Celles-ci, reprises avec de l'acide chlorhydrique, ne donnent lieu à aucune effervescence, ce qui éloigne l'idée d'un acide organique; le chlorure de baryum ne donne pas non plus de précipité indiquant la présence de l'acide sulfurique, mais un précipité a lieu par l'oxalate d'ammoniaque; on peut en conclure que ces cendres contiennent de la chaux; il est difficile de déterminer à quel acide cette base se trouve unie.

C'est sans doute à sa grande altérabilité que la matière pancréatique doit sa propriété de jouer le rôle d'un ferment énergique. Sous son influence, en effet, les sucres de canne, de raisin et même de lait fermentent rapidement, et il se manifeste à la fois une fermentation alcoolique et une fermentation acide; car le liquide, primitivement alcalin, devient constamment acide dans ces circonstances. Cette influence fait dédoubler les matières grasses neutres. Au moment de sa sécrétion, dans son plus grand état de fraîcheur, la matière pancréatique se coagule complétement par le chlore, sous la forme d'un précipité blanchâtre; mais peu à peu, à mesure qu'elle s'altère et qu'elle devient moins coagulable, le chlore produit un précipité qui revêt une teinte rouge très-vive et que fait disparaître toutefois un excès de réactif. Si l'altération a été poussée très-loin, le chlore cesse de produire cette coloration rouge; mais elle peut alors être obtenue à l'aide de l'addition préala-

ble d'un peu de carbonate de soude et, après, d'acide sulfurique.

Les carbonates alcalins du suc pancréatique, très-peu
abondants d'abord, augmentent considérablement quand le
liquide s'altère spontanément, après avoir été extrait de l'a-
nimal. Cette succession d'altérations, qui se manifestent
dans le suc normal, sont parfaitement analogues à celles
qu'on observe dans l'animal vivant, à mesure qu'on s'éloigne du moment de l'opération.

En résumé, il entre dans la composition du suc pancréatique de la matière saline qui diffère peu de celle que renferment les autres liqueurs de l'économie, et, de plus, une
matière organique qui a des caractères spéciaux, et auxquels elle doit toutes ses propriétés physiologiques.

*Action du suc pancréatique sur les matières grasses neu-
tres.* — Nous examinerons cette action en dehors de l'animal et dans l'animal vivant.

Action du suc pancréatique en dehors de l'animal. Le
suc de cette glande *émulsionne les matières grasses neutres*, et cette propriété lui est exclusive. Quand on mélange
ce liquide récemment obtenu dans de bonnes conditions
avec une matière grasse neutre, telle que l'huile, le sain-
doux, le suif, etc., on constate qu'il se fait immédiatement
par l'agitation une émulsion complète et persistante. Pour
que ce phénomène ait lieu, il convient de mettre en contact le suc pancréatique et la graisse dans la proportion de
3 à 1. Cette émulsion, qui a lieu même à froid avec l'huile,
ne peut naturellement se faire avec les graisses solides qu'à
une température suffisante pour les fondre.

Lorsqu'on examine au microscope cette émulsion blanchâtre comme du chyle, on trouve que la graisse a été divisée en globules excessivement fins, mais parfaitement
reconnaissables encore. Cette propriété émulsive n'existe
au même degré dans aucun liquide intestinal. Si l'on mé-

lange de l'huile avec du suc gastrique acide, on n'a aucune espèce d'émulsion ; si l'on prend de la salive ou de la bile, qui sont alcalines, on observe bien par l'agitation une espèce de division mécanique ; bientôt les gouttelettes séparées se réunissent à la surface du liquide en une couche d'huile pure. Quelquefois cependant il y a une certaine quantité de matière grasse qui peut être réellement émulsionnée à l'aide de l'alcali que renferme la bile ou la salive, et cette proportion est même très-considérable dans la salive parotidienne du cheval. En neutralisant ces liquides par du suc gastrique, qui est plus convenable que des acides, même l'acide acétique, on voit aussitôt l'émulsion cesser de se faire.

Dans tous les cas, on distinguera l'émulsion du suc pancréatique de celle qui pourrait être le résultat du mélange d'autres liquides intestinaux à ce que, lorsqu'on y ajoute de l'eau, elle persiste ; de plus, la matière émulsionnée passe par un filtre, ce qui n'a pas lieu quand on a employé un autre liquide, comme la salive, la bile, etc. L'émulsion opérée avec du mauvais suc pancréatique perd la propriété de passer par les filtres. Le suc pancréatique, lors même qu'on a opéré sa neutralisation avec le suc gastrique, n'en émulsionne pas moins les graisses neutres d'une manière persistante, ce qui prouve que ce n'est point à l'alcali qu'il doit cette propriété.

Le suc pancréatique *acidifie les graisses*, et cette propriété lui est également exclusive. Au moment même où le mélange a lieu, il en résulte un liquide mixte alcalin ; mais bientôt l'alcalinité diminue, puis disparaît, et enfin fait place à une réaction acide qui devient de plus en plus énergique. Ce phénomène, dû à une sorte de fermentation de la matière grasse, se manifeste plus rapidement sous l'influence d'une température analogue à celle du corps.

Si l'on se sert de suc pancréatique recueilli dans de

mauvaises conditions et pauvre en matière organique, cette réaction s'obtient plus difficilement, et elle cesse d'avoir lieu si le suc, très-altéré ou très-ancien, a perdu la faculté de se coaguler par la chaleur. Lorsque, au moyen de l'alcool, on sépare la matière organique du fluide du pancréas, et qu'après l'avoir fait dessécher, on la redissout dans l'eau distillée, il en résulte une émulsion et une altération de la graisse semblables à celles que produit le suc pancréatique lui-même.

Une série d'expériences faites par M. Bernard, et qu'il serait trop long de reproduire ici, prouvent que, dans ces diverses réactions, il y a un dédoublement de la graisse en acide gras et en glycérine.

Action du suc pancréatique dans l'animal vivant. Lorsqu'on suit dans l'intestin, sur l'animal vivant, les modifications éprouvées par les matières grasses ingérées avec les aliments, on constate que dans l'estomac elles n'éprouvent aucune modification, si ce n'est celle qui leur est apportée par la chaleur de ce viscère qui les fluidifie. Mais, dans le duodénum, au moment où se déverse le suc pancréatique, ces matières changent subitement de caractère et éprouvent une émulsion ou une division extrême qui les rend propres à être absorbées par les vaisseaux chylifères. Chez les animaux où les conduits biliaires et pancréatiques s'ouvrent simultanément, il devient difficile de déterminer la part réelle que le suc pancréatique prend dans ce phénomène à l'exclusion de la bile ; ceux, au contraire, chez lesquels, comme le lapin, les deux conduits s'ouvrent isolément et à une grande distance l'un de l'autre, sont propres à démontrer que la bile n'a aucune action émulsive sur les graisses. C'est ainsi que, si l'on ouvre l'abdomen de cet animal pendant la digestion de matières grasses, on voit les vaisseaux chylifères blancs, c'est-à-dire remplis de graisse émulsionnée, se manifester au-dessous de l'insertion du conduit pancréatique. Les expériences montrent ce résultat de la manière la plus évidente.

Le suc pancréatique agit-il dans l'intestin chimiquement sur la graisse, de la même manière qu'en dehors de l'animal? Lorsque les animaux digèrent des matières alimentaires absolument dépourvues de graisse, ou n'en contenant qu'une faible proportion, on rencontre constamment une réaction alcaline dans l'intestin grêle, bien que l'estomac offre toujours invariablement sa réaction acide. Mais s'il s'y trouve une certaine proportion de matières grasses, ou si ces matières dominent de beaucoup sur toutes les autres, on trouve constamment dans l'intestin grêle une réaction acide au papier de tournesol, bien qu'elle soit cependant plus faible que dans l'estomac.

Cela pourrait porter à penser qu'il se produit une certaine quantité d'acide gras dans l'intestin; si l'on fait ingérer du beurre à un animal, on peut, en effet, facilement constater la présence de l'acide butyrique dans le contenu de l'intestin grêle après le déversement du suc pancréatique. Cette production de l'acide butyrique est, toutefois, loin d'être aussi développée que lorsque le suc pancréatique agit en dehors de l'économie : ce qui peut tenir, d'une part, au contact plus prolongé, et, d'autre part, à l'absence des liquides qui, dans l'intestin, peuvent se mélanger avec le produit sécrétoire du pancréas.

Il existe un fait, constaté par beaucoup de chimistes, qui semblerait s'opposer à l'opinion que la graisse, pour être digérée, doit nécessairement être dissociée dans ses éléments et décomposée en acide gras et en glycérine; car la graisse qu'on rencontre dans les vaisseaux chylifères est constamment de la graisse neutre, et l'on n'a pas pu trouver de l'acide gras ni de la glycérine dans le chyle extrait du canal thoracique. Mais le dédoublement de la graisse, si caractéristique du suc pancréatique quand on examine son action isolée en dehors de l'économie, semble une chose secondaire dans l'intestin ; elle se borne tout au plus à produire une légère réaction acide, sans constituer aucunement la condition essentielle de la digestion de la graisse, puisque c'est toujours à l'état neutre que celle-ci se trouve dans les vaisseaux chylifères, lors même que l'on injecte de l'acide oléique dans l'intestin. Le suc pancréatique semblerait alors plutôt empêcher l'absorption des acides gras, que de concourir à leur formation.

En résumé, l'action essentielle du suc pancréatique dans la digestion des matières grasses paraît se borner à rendre ces substances miscibles aux liquides intestinaux et capables de mouiller les villosités intestinales, afin de faciliter la pénétration dans les voies de l'absorption. Toutefois, cette absorption des matières grasses émulsionnées à l'aide de ce suc présente un mécanisme encore obscur et dont on ne peut se rendre compte par les phénomènes connus d'endosmose. Il est impossible, en effet, de faire passer, à travers les autres membranes, aucune émulsion naturelle ou artificielle, telle que celle du lait, du jaune d'œuf, du looch d'amandes douces, ou de graisse avec le suc pancréatique, bien que ces préparations paraissent parfaites et passent à travers les filtres. On ne peut s'empêcher d'admettre qu'il y ait des propriétés spéciales des membranes ou des épithéliums.

CHAPITRE DEUXIÈME.

DES PERTURBATIONS QU'ÉPROUVE LA DIGESTION DE LA GRAISSE PAR LA DESTRUCTION OU LES MALADIES DU PANCRÉAS.

D'après ce qui a été établi dans le chapitre premier, on doit se demander ce qui arrive lorsque le pancréas est enlevé ou détruit expérimentalement, et dans le cas où il est envahi par des altérations pathologiques. Aucun organe ne pouvant le remplacer dans ses fonctions, on constate, dans ces deux circonstances, un phénomène commun, l'élimination, avec les matières excrémentitielles, de la graisse non digérée.

C'est sans aucun succès qu'on a voulu tirer parti de l'ablation du pancréas, parce que la lésion qui en résulte amène constamment la mort des animaux. Après un grand nombre d'essais infructueux, M. Bernard pensa, non plus à extirper cette glande, mais à détruire progressivement son tissu. Puisque la graisse a une affinité spéciale pour son tissu, se dit-il, le pancréas posséderait-il cette même propriété sur l'organe vivant? Et dès lors il essaya si, en injectant de la graisse dans les conduits pancréatiques, on pourrait opérer en quelque sorte la dissolution de l'organe.

Ces tentatives réussirent très-bien, et le pancréas dans les conduits duquel on a injecté une matière grasse neutre, telle que l'huile, l'axonge, le suif, subit peu à peu une espèce de fonte ou d'atrophie, où toutes les cellules de la partie glandulaire de l'organe se détachent et sont éliminées par les canaux, qui restent dans leur intégrité, de telle sorte que bientôt l'organe pancréatique se trouve réduit à ses seuls conduits, dont on aperçoit les ramifications toutes nues, comme les branches d'un arbre dépourvu de ses feuilles; la graisse paraît donc avoir une action spéciale sur le pancréas, analogue à celle que la sécrétion exerce, c'est-à-dire un dédoublement. On trouve, en effet, dans le pancréas en voie de destruction par les matières grasses, des cristaux de margarine et de stéarine dans les conduits. Toutefois, il faut admettre que l'huile, en imbibant les cellules glandulaires, suffit pour empêcher leurs phénomènes endosmotiques sécrétoires et les frapper de mort. Ces injections de matières grasses doivent être faites en petite quantité et avec certaines précautions, car il en résulte, lorsque l'organe est trop rempli, une péritonite intense qui fait rapidement mourir l'animal. Le chien, qu'on choisit pour faire cette expérience, rend sans altération la graisse qu'on lui donne pour aliment.

Recherchons donc si, chez l'homme, dans les diverses dégénérations du pancréas, le fluide de cette glande diminue à mesure que les maladies se développent, et si, dans quelques cas, cette secrétion peut être augmentée; nous établirons, ensuite, qu'elle peut être retenue et accumulée dans son organe producteur, et altérée dans ses qualités; nous nous demanderons, enfin, si des crises peuvent avoir lieu par une abondante sécrétion du suc pancréatique, et s'il existe des liens sympathiques physiologiques ou morbides entre le pancréas et les autres glandes.

1° *Diminution de la sécrétion pancréatique.* — Il est

aujourd'hui établi que, dans les diverses altérations du pancréas, la sécrétion de cette glande diminue ; par suite, les matières grasses cessent d'être émulsionnées par elle, et, leur absorption ne pouvant avoir lieu, elles sont rendues dans les garde-robes où il est facile de les reconnaître.

Des observations péremptoires ont été réunies à ce sujet dans une excellente thèse, soutenue, en 1852, à la Faculté de médecine de Paris, par M. Moyse, un des élèves les plus zélés, à cette époque, de l'école de M. Bernard. Dans un premier groupe, les caractères sont nettement tranchés, l'autopsie s'ajoutant aux phénomènes remarqués pendant la vie ; dans un deuxième, il n'y a pas une exactitude aussi grande, car les observations sont incomplètes ; dans un troisième, enfin, on retrouve nettement les caractères, bien que l'autopsie ne vienne pas en donner la confirmation.

Les observations du premier groupe sont au nombre de six. Nous croyons devoir en donner une brève analyse. Le premier fait est de M. Lloyd, cité par le docteur Ellioston : « Un homme de quarante-huit ans offrit à l'autopsie un pancréas induré et le conduit de cette glande bouché à sa terminaison dans le duodénum. Pendant sa vie, il avait présenté des symptômes de dyspepsie. On remarquait dans les déjections une matière huileuse ou graisseuse, jaune foncé. Cette matière surnageait, se figeait à la surface de l'eau, comme du suif ou de la graisse fondue ; elle se liquéfiait à une chaleur modérée, était très-combustible et brûlait avec une flamme d'un bleu vif. Quand elle sortait des intestins, elle était presque fluide ; mais à mesure qu'elle se refroidissait, elle prenait la consistance du beurre et quelquefois celle de la cire. Elle continua à sortir, pendant sept semaines, avec plus ou moins d'abondance. Un jour, elle couvrit à peu près tout le fond du vase de nuit ; elle ne s'aplatissait pas exactement comme si c'eût été de la graisse que l'on aurait coulé à l'état liquide. Parfois, elle était mêlée aux déjections, mais ordinairement celles-ci en étaient distinctes. Elle variait de couleur et de consistance ; sa teinte habituelle était jaune. Quand cette matière se trouvait mêlée aux évacuations alvines, ces évacuations étaient plus foncées, sans pourtant présenter jamais la coloration que donne la bile. Lorsque la matière grasse n'apparaissait plus, les garde-robes devenaient pâles, couleur de terre de pipe ; elles reprenaient toujours leur coloration foncée à l'apparition de la matière grasse. Dans la dernière semaine de la vie du malade, il n'y eut plus de cette matière grasse. »

La deuxième observation a été recueillie par M. Elliston lui-même, chez un malade dont le canal pancréatique était rempli de calculs ; des matières semblables à celles décrites ci-dessus avaient été rendues pendant la vie. Dans la troisième, due au docteur Bright, le pancréas avait presque disparu au milieu d'une tumeur ; deux petits calculs oblitéraient l'ouverture de son conduit dans le duodénum, On avait remarqué que toutes les fois que les selles étaient graisseuses, le malade avait pris du bouillon gras ou avait mangé de la viande cuite avec des matières grasses. Les quatrième, cinquième et sixième observations présentent les mêmes caractères : dégénération du pancréas et selles graisseuses.

Le deuxième groupe ne se compose que de deux faits. Les docteurs Pearson et Prout parlent de selles contenant des matières huileuses et grasses ; mais, bien que l'autopsie ait été faite dans les deux cas, il ne paraît pas que le pancréas ait été examiné. — Enfin, dans le troisième groupe, M. Moyse a colligé neuf autres observations, extraites de divers ouvrages et recueils de médecine, dans lesquelles les malades avaient rendu des matières grasses, sans qu'on ait pu, par l'autopsie, vérifier la cause de cette production. Nous avons nous-même, à l'occasion du traitement de l'affection calculeuse du foie, parlé, sous un autre rapport, d'après Pujol, Mérat et Mojon, de matières huileuses abondantes trouvées dans les selles. Ces matières, qui avaient été ingérées en grande quantité, n'avaient pas pu, sans doute par cette raison, être émulsionnées par le suc pancréatique.

Depuis ce temps, d'autres observations semblables ont été faites, par divers praticiens, en Angleterre, en Allemagne et en France, de sorte que la présence des matières grasses dans les garde-robes est devenue un signe qui doit tenir en éveil sur la possibilité de l'existence d'une altération du pancréas. Un autre symptôme a été noté : c'est la maigreur qui croît à mesure que la sécrétion du suc pancréatique diminue, et qui finit par devenir *squelettique* lorsque la maladie s'est prolongée et que l'organe ne fonctionne plus. Dans ces circonstances, il paraît convenable de supprimer toute espèce d'aliments gras. On a conseillé la médication bromo-iodurée comme étant susceptible de réveiller l'action du pancréas, mais on comprend qu'elle ne devra être essayée qu'avec une extrême précaution.

2° *Augmentation de la sécrétion pancréatique.*— Cette augmentation a été admise par plusieurs auteurs, qui ont donné le nom de *flux* aux déjections abondantes qu'ils croyaient en être le résultat. Portal faisait naître de l'excès de cette sécrétion la plupart des diarrhées. Suivant le docteur Copeland, ces selles consisteraient en un liquide filant et transparent; et, d'après M. Péreira, elles seraient spumeuses et blanchâtres, mais au commencement verdâtres, par leur mélange avec une certaine quantité de bile. Le docteur Mondière soupçonne que, dans la maladie connue sous le nom de pyrosis, le rejet, sans aucun effort, d'une plus ou moins grande quantité de liquide limpide, filant, tenace, ne contenant jamais de substances alimentaires, provient très-souvent, non de l'estomac, mais du pancréas. Ces divers auteurs attribuent à ce genre de flux les symptômes suivants : malaise, pesanteur, sentiment de plénitude, sensibilité et même douleur au niveau du pancréas, s'étendant au reste de la région épigastrique et à l'hypochondre gauche ; anxiété, agitation, resserrement à la gorge, vomissements ou selles ayant d'abord peu de fréquence ou d'abondance, augmentant à mesure que l'affection fait des progrès, survenant principalement, après l'ingestion des boissons et seulement plusieurs heures après le repas ; enfin, habitude de courber le corps en avant, sans doute pour diminuer le malaise ou la douleur.

La diminution progressive dans la sécrétion du pancréas produisant l'émaciation, on en a déduit que l'embonpoint et même l'obésité devaient résulter de l'exagération continue de cette sécrétion qui, alors, dissoudrait plus complétement tous les corps gras. Mais c'est bien à tort ; car un excès de sécrétion est un état morbide qui trouble les fonctions normales. Le flux pancréatique trouvera son remède dans l'emploi méthodique et modéré de l'opium et dans celui du charbon végétal.

3° *Altération des qualités naturelles du suc pancréatique.* — Il est assez habituel que les sécrétions changent de nature en devenant plus abondantes. Dans ces cas, on a quelquefois constaté une grande acidité du fluide du pancréas. Un individu, qui était tourmenté par le tænia, et qui avait des vomissements de matière glutineuse très-aigre, était considéré par Uberto Bettoli comme rejetant des sucs pancréatiques altérés. D'après M. Mondière, un homme de trente-huit ans qui, depuis l'âge de vingt ans, vomissait tous les matins un liquide spumeux très-âcre, dont le passage produisait une sensation de chaleur brûlante, du cardia à la bouche, rendait aussi du suc pancréatique altéré. Il est presque inutile de faire remarquer que ces assertions sont trop vagues pour fournir des preuves de l'alté-

ration de la sécrétion dont il est question ; on se rappellera
toutefois ce que nous avons dit, d'après M. Bernard, de la
facilité avec laquelle le suc pancréatique perd ses propriétés normales.

4° *Des crises peuvent-elles avoir lieu par une abondante
sécrétion du suc pancréatique ?* — On a rapporté à une
brusque et abondante sécrétion pancréatique des guérisons
diverses, et l'on a comparé cet effet à celui des flux biliaires qui servent quelquefois de crises favorables. C'est
ainsi que M. Perrier, médecin à Moulins, a inséré, dans
les *Bulletins de la Société médicale d'émulation*, l'observation d'un homme atteint d'anasarque, qui guérit après des
vomissements abondants et répétés d'un liquide clair, onctueux, d'un goût salé et désagréable, vomissements qui
avaient été précédés d'anxiété et d'un sentiment de gonflement et de plénitude à l'épigastre ; c'est encore ainsi que
M. Faudacq, médecin à Dieppe, a publié, dans l'ancien
Journal de médecine, le cas de deux individus ascitiques qui
guérirent, l'un après des vomissements aqueux, l'autre après
des vomissements et des selles de même nature. Sans nier
d'une manière absolue qu'il puisse se former une crise au
moyen d'une sécrétion pancréatique abondante, nous considérons ces faits comme mal choisis pour y faire croire,
car ils peuvent tous les trois être rapportés à une métastase séreuse.

5° *Existe-t-il des sympathies physiologiques ou morbides
entre le pancréas et les autres glandes ?*—D'après M. Mondière, la grossesse dispose à l'augmentation de la sécrétion
pancréatique, ainsi qu'à celle des glandes salivaires. Cham-
bon de Montaux ne doute pas que telle soit la source des
liquides aqueux ou glaireux que vomissent les femmes enceintes. On a dit que, dans les maladies du pancréas, il y
avait une salivation prononcée. Le docteur Mondière pense
que le médecin qui soupçonne une affection de cet organe

doit, avant tout, faire attention à l'état des glandes salivaires et à leur sécrétion. On peut attribuer à cette sympathie morbide ce que rapporte M. le professeur Andral, d'un individu qui avait le pancréas très-injecté et en même temps un engorgement considérable d'une parotide.

Mais cette sympathie se manifeste d'autres fois par une espèce de balancement entre l'action du pancréas et celle des glandes salivaires. Voici les faits sur lesquels s'appuient ces conjectures : Le professeur Harless fut appelé près d'un étudiant qui avait une salivation violente, par suite d'un traitement mercuriel. Cet accident diminua rapidement par l'emploi du quinquina et de l'opium ; mais, en même temps qu'il disparaissait, il survint de la tension et de la chaleur à l'épigastre, et, en examinant attentivement, on y distingua une tuméfaction profonde. La salivation reparut avec abondance, et les glandes salivaires devinrent dures et douloureuses ; presque au même moment les symptômes épigastriques éprouvèrent une notable amélioration et disparurent avant la salivation. — Le fait suivant, rapporté par Schmackpfeffer, est encore plus concluant, parce qu'il est suivi d'autopsie : Une fille de vingt-neuf ans, par suite d'un traitement par le sublimé, contracte une salivation de 4 litres par jour. Cette sécrétion se supprime ; il en résulte des nausées, de la diarrhée, de la chaleur, la tension, puis le ballonnement du ventre, une douleur profonde dans la région épigastrique, une fièvre très-vive. Les selles, qui étaient très-fréquentes, aqueuses et semblables à de la salive, diminuent, et l'on voit les glandes parotides se gonfler et devenir rouges et douloureuses. La malade meurt ; on trouve le pancréas rouge et tuméfié, surtout dans la partie droite ; il donne beaucoup de sang à l'incision ; sa consistance est anormale ; son canal excréteur est très-dilaté. Les parotides sont aussi en état de phlegmasie.

Comme il y a une notable sympathie morbide entre les testicules et les glandes salivaires, sympathie prouvée par le grand nombre de cas de métastase de l'affection des premières aux parotides, on en a inféré que ce rapport existait entre les glandes spermatiques et la glande pancréatique. Portal assurait qu'il y avait des maladies des testicules qui se jetaient sur le pancréas et donnaient lieu à sa suppuration ; et M. Mondière a cité le fait d'une personne chez laquelle une parotide très-volumineuse disparut rapidement et fut remplacée par une affection du pancréas, qui fit elle-même place à une affection du testicule. Un vésicatoire appliqué sur la parotide y fixa l'inflammation, qui se termina par suppuration.

Les faits de M. Mondière sont moins concluants pour supposer que la sécrétion pancréatique, de même que la salivaire, peut suppléer la sécrétion urinaire. Il les emprunte aux *Recherches de physiologie et de chimie pathologiques* de Nysten. Le suivant est le moins déraisonnable. D'après Vallesnieri, une demoiselle de dix-huit ans fut prise, tout à coup, d'une suppression d'urine. Au bout de dix jours, il survint des vomissements d'un liquide séreux, qui avait la couleur, la saveur et l'odeur de ce produit sécrétoire, qualités que présentait aussi sa salive. C'est cette seule circonstance, que la salive offrait des caractères urineux, qui fait supposer à M. Mondière que le suc pancréatique devait avoir les mêmes caractères. Mais M. Royer, dont personne ne niera la compétence en pareille matière, dit, dans son *Traité des maladies des reins*, que s'il existe quelques rapports entre les maladies du pancréas et celles des reins, ces rapports n'ont pas encore été entrevus.

CHAPITRE TROISIÈME.

DES VICES DE CONFORMATION DU PANCRÉAS.

Les vices de conformation, qui sont congénitaux, nous offrent à étudier l'absence, la duplicité et les déplacements du pancréas, ainsi que diverses anomalies de son conduit excréteur.

1° Le pancréas *manque presque toujours dans l'acéphalie*. L'absence de cette glande est une suite nécessaire de celle de l'estomac, puisque, dans le commencement de son développement, elle adhère à cet organe ; or, la portion gastrique du tube intestinal manque souvent chez les acéphales, et constamment chez les monstres désignés par Breschet sous le nom d'*acéphalothores*. Quoique Meckel prétende que cette absence du pancréas ne se rencontre que chez les acéphales, des observations de Mellet et de Gastellier paraissent le contredire ; car ces auteurs n'ont point trouvé cet organe sur d'autres enfants morts peu de temps après leur naissance et atteints d'exomphales considérables, dans lesquelles se trouvaient l'estomac et les intestins.

2° La *duplicité* du pancréas ne serait pas rare, si l'on considérait comme telle la petite masse glandulaire qu'on trouve assez souvent au-dessous de la glande elle-même

25.

et dont nous avons fait mention; mais il ne paraît pas en avoir été ainsi du double pancréas rencontré par Blasius, ni de celui dont le docteur Young donne la description chez un fœtus qui présentait un cas de monstruosité par inclusion.

3° Les *déplacements* du pancréas peuvent avoir lieu de deux manières : dans une exomphale ou dans le thorax.

Marignus, chirurgien à Versailles, a décrit deux cas dans lesquels le pancréas, avec d'autres viscères abdominaux, était contenu dans une *exomphale.* Le premier concernait un enfant né à terme, mais mort, et le second, un fœtus d'environ cinq mois. Howel a vu un cas semblable; l'enfant vécut vingt-quatre heures. Ce déplacement s'observe aussi quelquefois dans un genre de monstruosité que Geoffroy-Saint-Hilaire a décrit sous le nom d'*aspalasome.*

Dans le cas d'absence d'une partie plus ou moins considérable du diaphragme, le pancréas peut être contenu dans le *thorax.* G. Claude a trouvé une hernie diaphragmatique de l'estomac, du duodénum et du pancréas, sur le cadavre d'un homme mort de la maladie noire. Campbell, d'Édimbourg, a observé un semblable déplacement sur un enfant qui vécut six semaines, et le docteur Weyland en a publié un autre, avec cette circonstance qu'une partie des organes abdominaux était renfermée dans le côté gauche de la poitrine, tandis que le droit contenait le thymus, le cœur et les poumons.

Parmi ces déplacements, il faut en noter un bien extraordinaire, qui consiste dans l'*invagination du pancréas dans une portion du canal intestinal.* On connaît deux cas de cette nature. L'un est dû à M. Baud, chirurgien de la marine, à Brest : il a été observé sur un homme de vingt-quatre ans, qui succomba à une invagination telle, que le colon descendant et le rectum contenaient toute la portion du canal intestinal située au-dessus d'eux; à l'extrémité

supérieure de cette invagination, on voyait le duodénum
et l'iléon se plonger dans le colon descendant, et, au milieu, le pancréas dans une position perpendiculaire. L'autre cas a été publié par le docteur Guibert et avait pour
sujet un enfant de trois ans.

M. Francisco Alonso a inséré dans les *Archives de la
médecine espagnole* un *autre cas de déplacement du pancréas*, chez une femme de trente-cinq ans, sur la santé antérieure de laquelle on manquait de renseignements. On
constata, à l'autopsie, que la rate, unie par de fortes adhérences à la queue du pancréas, tirait violemment sur ce
viscère, lequel, devenu vertical et passant au-dessus du colon transverse, comprimait et étranglait cet intestin près
de sa jonction avec le colon descendant.

4° Nous avons déjà parlé, en décrivant le pancréas, de
quelques variétés qu'on rencontre dans la disposition de
ses *conduits excréteurs;* mais les suivantes peuvent être
considérées comme des *vices de conformation*. M. Bécourt
a trouvé trois branches, dont deux s'unissaient au cholédoque et la troisième au duodénum. Winslow, Haller, etc.,
rapportent, d'après Moineken, qu'un des conduits s'ouvrait dans le jéjunum, et Graefe en a trouvé trois, dont
l'un s'insérait dans l'estomac.

CHAPITRE QUATRIÈME.

DES LÉSIONS TRAUMATIQUES DU PANCRÉAS.

La profondeur à laquelle est situé le pancréas et son peu de volume doivent rendre ses blessures ou lésions traumatiques bien rares : aussi les auteurs n'en font-ils nullement mention. Les lésions du pancréas, en elles-mêmes, ne sembleraient pas très-dangereuses, si l'on ajoutait foi à des expériences de Brunner, qui prétend avoir extirpé cette glande sur des chiens et avoir remarqué qu'ils digéraient comme auparavant. M. Bernard conteste, avec raison, que cette extirpation ait été faite en entier. Nous avons déjà dit que, dans ses nombreux essais, il a vu, comme M. Sandras l'a constaté également, que les animaux succombaient par suite des désordres inhérents à une si cruelle opération.

M. le docteur Lambron a trouvé, pendant son internat dans les hôpitaux de Paris, une lésion singulière : c'était une *arête de poisson* implantée dans la tête du pancréas.

Les auteurs font mention de deux cas de *déchirures du pancréas*. L'un est dû à M. Travers, célèbre chirurgien de Londres : Une femme, dans un état complet d'ivresse, fut violemment heurtée par une roue de voiture qui lui fractura plusieurs côtes. Elle fut transportée à l'hôpital, où elle succomba au bout de quelques heures. A l'autopsie, on trouva le pancréas déchiré transversalement; le foie était également rompu, et il y avait dans l'abdomen un grand épanchement de sang. — L'autre cas est plus extraordinaire, puisqu'il y avait en même temps un déplacement dans la poitrine : Saint-André a publié, dans l'ouvrage de Gohl, qu'un homme, après avoir pris un violent émétique, fut frappé de convulsions et périt en peu d'instants. On trouva le diaphragme déchiré, à l'endroit où le nerf intercostal passe de la poitrine dans le ventre ; une portion de l'épiploon, du colon et le pancréas étaient déjà dans la cavité gauche du thorax, où la déchirure de quelques vaisseaux de cette glande avait produit un épanchement de sang considérable. Wecher mentionne un fait analogue.

CHAPITRE CINQUIÈME.

DE LA CONGESTION SANGUINE ET DE L'HYPERTROPHIE DU PANCRÉAS.

Nous croyons devoir réunir ces deux affections, parce que la seconde est toujours la suite de la première, lorsque celle-ci se renouvelle un certain nombre de fois.

1° La *congestion sanguine* du pancréas est assez commune. Les observateurs n'ont pas manqué d'en faire mention. M. Andral, dans sa *Clinique médicale*, dit avoir trouvé plusieurs fois cet organe très-injecté. Il n'a pas vu que, sous ce rapport, il fût modifié d'une manière notable, dans les diverses maladies du tube digestif. M. Louis a constaté également sa rougeur plus ou moins grande dans toute son épaisseur. Dans l'affection typhoïde, il a remarqué qu'il était rosé ou d'un rouge livide chez quelques sujets qui avaient succombé du huitième au quinzième jour. Dans une observation du docteur Lawrence, le pancréas était, dans toute son étendue, d'un rouge foncé et mat, ferme à l'extérieur, tandis que, à l'intérieur, les lobules étaient friables. Le docteur Bright l'a trouvé congestionné, dur et obstrué dans quelques cas de néphrite albumineuse, mais cette observation ne paraît pas avoir été faite par M. Rayer.

La congestion sanguine du pancréas, lorsqu'elle est très-considérable, peut sans doute être suivie d'*hémorrhagie*. Stork parle d'un épanchement de sang assez considérable qui paraissait tenir à cette cause. Portal dit aussi avoir trouvé les vaisseaux extérieurs de cette glande pleins de sang, dans le cadavre d'un sujet dont les intestins grêles contenaient beaucoup de ce liquide.

Causes, symptômes et traitement. — A quelles causes peut-on attribuer la congestion sanguine du pancréas, quels sont ses symptômes et quel traitement doit-on lui appliquer? Il est probable que les affections aiguës du duodénum ont une influence très-marquée sur les congestions de cet organe. Comme les divers degrés de cet état ont été constatés dans le cours des fièvres typhoïdes et dans la néphrite albumineuse, il est permis de penser que ces maladies sont au moins une prédisposition à la congestion sanguine du pancréas. La plupart des causes qui ont été énumérées à propos des congestions de foie peuvent sans doute, dans une certaine mesure, être invoquées pour celles du pancréas. — Les symptômes doivent être difficiles à déterminer, en raison de la situation profonde de cette glande. Les malades éprouvent parfois des douleurs dans le dos, ainsi qu'à l'épigastre; mais l'hypertrophie peut comprimer les conduits biliaires. La présence au devant d'un viscère aussi important que l'estomac, fera confondre ces douleurs avec celles qui dépendent si souvent de l'estomac lui-même. La congestion sanguine du pancréas pouvant s'accompagner d'une supersécrétion de son fluide, on joindra ce symptôme à ceux qui ont été indiqués à cette occasion. — Quant au traitement de la congestion, il ne peut être qu'antiphlogistique. Après avoir placé un plus ou moins grand nombre de sangsues sur l'épigastre suivant la force du sujet, on aura recours aux topiques émollients et aux bains de même nature; des boissons acidules, puis un peu astringentes, seront mises en usage. Dans le cas où la congestion passerait à l'état chronique, il serait indiqué d'administrer des eaux alcalines et des bains sulfureux.

2° L'*hypertrophie du pancréas* est le résultat de la congestion sanguine réitérée, ou de cette congestion qui n'a pu se résoudre et qui est passée à l'état chronique. On trouve, dans cette affection, la glande plus volumineuse que dans son état normal, sans qu'elle soit altérée; quelquefois elle a conservé sa consistance; d'autres fois elle est indurée et offre des granulations plus grosses et plus rouges que dans l'état ordinaire. A mesure que cette hypertrophie devient plus ancienne, le sang qui pénètre le tissu du foie subit des altérations, et alors ce tissu devient jaunâtre, bleuâtre. M. Louis l'a trouvé dans ce dernier état, chez un sujet qui avait succombé après quarante jours de fièvre typhoïde. Cette hypertrophie se lie le plus ordinairement à celle des organes les plus importants qui l'avoisinent, et dépend des mêmes causes. Le traitement de cette altération ne diffère pas de celui que nous avons indiqué pour la congestion passée à l'état chronique.

Le pancréas peut être augmenté au point de comprimer l'aorte contre la colonne vertébrale; c'est ce qu'on voit dans une observation que nous emprunterons à Portal, quand il sera question des calculs pancréatiques. On verra dans celle que nous allons citer, d'après le docteur Bottersby, qu'il formait à l'épigastre une tumeur qui fut prise pour un anévrisme :

« Une dame d'environ cinquante-cinq ans, qui avait été remarquable par son embonpoint et avait toujours joui d'une bonne santé, fut prise de douleurs vives dans le dos, qui s'étendaient aux épaules et aux bras. Au bout d'un an, on découvrit dans la région épigastrique une tumeur profonde, du volume et de la forme d'une orange, offrant des pulsations isochrones à celles du pouls et un bruit de soufflet très-marqué. Il y avait aussi des douleurs et des éructations accompagnées du rejet d'un liquide transparent et filant.

La tumeur se réduisit au bout de deux mois; on ne sentait plus qu'une induration transversale et fixe. Le malaise s'étendit à l'abdomen, qui devint tendu, douloureux, météorisé. La malade tenait son corps penché en avant et éprouvait une grande anxiété et un mouvement continuel. Son appétit, qui s'était longtemps conservé, finit par disparaître, et, après une dysphagie pénible, les boissons purent seules être ingérées. La langue resta pâle et nette pendant toute la maladie, qui dura près de deux ans, et qui se termina par la mort, à la suite d'une ascite et d'un anasarque.

A l'*autopsie*, on trouva le pancréas hypertrophié, dur, de couleur grisâtre; on avait de la peine à reconnaître les traces de son organisation naturelle. La dureté était surtout prononcée à l'extrémité gauche; mais le reste formait une masse moins résistante qui paraissait formée de bandes membraneuses extrêmement entrelacées. La portion transversale du duodénum, enveloppée et contractée par des adhérences, pouvait à peine recevoir l'index ; tous les vaisseaux ambiants se trouvaient emprisonnés de même. L'aorte offrait, dans tout son trajet abdominal, des dépôts athéromateux, et osseux au-dessous de la membrane interne qui était érodée sur quelques points. Le foie était petit, gris foncé, et dense. »

CHAPITRE SIXIÈME.

DE QUELQUES ALTÉRATIONS DANS LA NUTRITION DU PANCRÉAS.

Nous croyons devoir ranger dans ce chapitre quelques altérations qui tiennent à un dérangement dans l'état normal de la nutrition de la glande pancréatique : telles sont l'atrophie, l'état gras et les productions cartilagino-osseuses.

L'*atrophie* a été plutôt signalée que décrite. M. Andral rapporte avoir trouvé sur quelques cadavres le pancréas comprimé et atrophié par des masses squirrheuses et tuberculeuses développées autour de lui. Dans une des observations de sa *Clinique médicale*, on le voit réduit, sous une tumeur volumineuse, dure et blanchâtre, à quelques granulations éparses et affaissées. Nous avons vu, dans le chapitre deuxième, que M. Bernard était parvenu à produire, expérimentalement, l'atrophie du pancréas, en injectant de la graisse dans ses conduits. Cet illustre physiologiste a constaté que, chez deux individus qui avaient succombé au diabète, le pancréas était très-atrophié sans présenter d'altération. On n'a pas encore étudié quelle relation il peut exister entre ces deux maladies.

L'*état gras* n'est mentionné que par M. Cruveilhier, qui nous apprend que Dupuytren a vu le pancréas converti en gras ; il fait remarquer qu'il faut bien distinguer cet état, qui est très-rare, de l'accumulation de la graisse dans le tissu cellulaire qui unit entre eux les lobes ou lobules de cette glande.

Les petites *dégénérations cartilagineuses et osseuses* ne sont pas très-rares autour et même dans la profondeur du pancréas ; elles siégent dans le tissu cellulaire qui réunit entre elles les granulations.

CHAPITRE SEPTIÈME.

DE LA PANCRÉATITE ET DE SES SUITES.

Dans la pancréatite comme dans l'hépatite, il est difficile de séparer la phlegmasie de la congestion très-aiguë.

Celle-ci n'est souvent que le premier degré de la phlegmasie. Mais si la congestion devient inflammatoire, au lieu
d'une hypertrophie, on voit bientôt survenir le ramollissement du tissu glanduleux, sa suppuration et même la
gangrène, suites ou conséquences du véritable état phlegmasique.

Altérations. — Lorsque la congestion du pancréas prend
le caractère inflammatoire, il peut donc se développer deux
altérations distinctes, le *ramollissement* simple, ou accompagné d'une *sécrétion purulente.* Dans le premier cas, les
granulations, après avoir été rouges et gonflées, se ramollissent et se changent quelquefois en un véritable détritus
blanchâtre, jaunâtre ou brunâtre. Dans le second, du pus
se dépose au milieu ou autour du tissu glandulaire. Tantôt, cette humeur est renfermée dans de petites lacunes
plus ou moins nombreuses; tantôt, elle est réunie en
abcès. M. Andral en a constaté deux petits, isolés l'un
de l'autre et du volume seulement d'une noisette. On
trouve, dans la *Lancette anglaise,* que la grosse extrémité du pancréas, ayant le volume d'une orange, était
remplie de pus. Il y en avait beaucoup aussi dans l'observation rapportée par Baillie. On a vu un abcès pancréatique s'ouvrir dans l'estomac; ce fait, rapporté par
la *Revue médicale,* est extrait des journaux étrangers :
toute l'extrémité gauche du pancréas était tuméfiée et indurée, tandis que la partie médiane présentait une cavité
où aurait pu être contenue une grosse noix, mais qui était
remplie de matière purulente, et à laquelle aboutissaient
d'autres foyers qui s'étendaient dans la moitié droite de
l'organe. L'estomac adhérait intimement, au moyen d'une
substance lardacée, à toute l'extrémité gauche du pancréas;
sa muqueuse, amincie et ramollie, offrait une ouverture
de la largeur du pouce, formée dans la partie inférieure
du viscère et donnant passage au pus. — La *gangrène* du

pancréas peut sans doute, dans quelques cas, se produire
à la suite d'une pancréatite aiguë ; mais cette circonstance
ne paraît pas avoir été constatée. Il n'en est pas ainsi dans
certaines épidémies, comme la peste par exemple, où l'on
a eu souvent l'occasion de constater des charbons et des
mortifications diverses dans le pancréas comme dans d'autres organes.

Causes. — On possède encore un trop petit nombre d'observations bien caractérisées des diverses variétés de la
pancréatite, pour lui assigner des causes précises. Il faut
noter, parmi les causes d'inflammation, la présence de concrétions dans le canal pancréatique ; cela avait lieu dans
l'observation où l'abcès s'était ouvert dans l'estomac. On
ne peut que constater les circonstances dans lesquelles cette
phlegmasie a été observée. On trouve des âges bien opposés, puisque, dans le cas de ramollissement et dans celui
où le pus était parsemé dans des lacunes, il s'agissait de
deux vieillards, le premier de soixante-dix-neuf et le second de soixante-douze ans ; tandis que l'abcès trouvé par
Baillie et celui qui était ouvert dans l'estomac avaient pour
sujets un jeune homme de vingt ans et un autre de vingt-
six ans. Il est probable que le pancréas reçoit le contre coup
des lésions qui se développent dans les organes qui l'avoisinent, et qu'une grande partie des causes qui produisent
l'hépatite peuvent aussi produire sa phlegmasie, comme
nous l'avons admis relativement à la congestion. Dans une
des observations, l'abcès s'était manifesté chez un jeune
homme adonné aux boissons alcooliques. La suppuration du
foie est une maladie rare. M. Louis n'en fait pas mention
dans ses nombreuses observations. Baillie dit ne l'avoir
vue qu'une seule fois. M. Andral ne parle non plus que du
fait que nous avons indiqué.

Symptômes. — L'inflammation du pancréas s'accompagne si souvent de celle du foie, qu'il est difficile de distin-

guer ses symptômes de ceux qui sont manifestés par un organe si important et si volumineux. On peut cependant admettre que, comme toute autre phegmasie, elle est précédée de frissons et accompagnée de fièvre et de douleur plus ou moins vive à l'épigastre. La douleur s'étend souvent dans une grande partie de l'abdomen. Il survient aussi des souffrances gastriques et même des vomissements. Lorsque le tissu du pancréas est le siége d'un gonflement considérable, la compression de l'aorte qui en résulte suscite des battements incommodes et qui peuvent faire croire à un anévrisme de cette grosse artère. On a remarqué des contractions spasmodiques du canal intestinal et des muscles abdominaux. Dans une des observations, après la disparition des symptômes aigus, lorsque le malade voulait prendre quelque nourriture, il éprouvait un sentiment de pesanteur et de distension de l'estomac et des intestins. La mort est quelquefois arrivée après de longues souffrances ou par le développement d'une hydropisie.

La grande maigreur est notée dans la plupart des observations, et l'on a dû aussi, dans la maladie qui nous occupe comme dans les autres, remarquer que les matières grasses passaient non digérées dans les garde-robes. La formation du pus doit être indiquée par des horripilations, et la gangrène par les phénomènes de prostration que nous avons énumérés en parlant de celle du foie. Le gonflement du pancréas pouvant comprimer le conduit de la bile, la jaunisse en devient une conséquence.

Traitement. — Si le traitement à mettre en pratique contre la congestion sanguine doit être antiphlogistique, à plus forte raison devons-nous recommander les mêmes moyens dans la pancréatite. Les sangsues seront plus ou moins réitérées suivant l'intensité des symptômes, et la saignée même pourrait devenir nécessaire, car il est de la plus grande importance de prévenir la formation du pus et les accidents qui peuvent en être la conséquence. Des bains seront administrés, des topiques émollients seront placés sur l'épigastre et même au dos. On fera prendre des boissons adoucissantes, acidules. Si la douleur persistait, il y aurait lieu, pour la détruire, d'essayer une dérivation par l'apposition successive de plusieurs vésicatoires volants sur les points où elle se fait particulièrement ressentir. Lorsque les symptômes aigus seront dissipés, on aura recours aux fondants. Les eaux minérales alcalines, ferrugineuses, nous paraissent propres à dissiper l'engorgement et à raffermir les granulations ramollies. Dans le cas de suppuration et surtout dans celui de gangrène, le quinquina serait indiqué. Les bains alcalins et sulfureux, alternés, dont nous avons déjà constaté la puissance, termineraient heureusement le traitement.

Nous avons noté l'emploi du charbon végétal contre le flux pancréatique. Nous donnerons ici l'analyse d'une observation, extraite du *Journal* de Hufeland et Osann, et dans laquelle le charbon animal paraît avoir produit de bons effets :

« Une dame de trente-six ans, d'une constitution lymphatique et faible, éprouva des douleurs de poitrine et perdit ses règles. Bientôt après se manifesta un sentiment de constriction à l'épigastre, avec vomituritions fréquentes et vomissements, surtout après avoir mangé, et une expectoration abondante de mucus insipide. Au bout de quelques mois, vers la mi-novembre, on constate les symptômes suivants : maigreur extrême, pâleur, yeux enfoncés dans l'orbite, pouls fréquent, petit et mou, peau sèche et flasque, région de l'estomac non tuméfiée, mais douloureuse à la pression, langue blanchâtre, anorexie, constipation. L'urine dépose un sédiment blanc-jaunâtre et abondant. Les crachats ont pris une odeur fétide, semblable à ceux de la salivation mercurielle. La malade se plaint d'une sensation

désagréable de froid dans la bouche et dans le cou; sensation qui lui paraît venir du ventre. Elle éprouve de l'oppression ; son sommeil est agité ; son humeur est triste.

On applique douze sangsues sur la partie souffrante
de l'épigastre. Des calmants divers et des boissons douces
sont mis en usage ; puis un purgatif est administré. Il s'en-
suit un soulagement marqué ; les vomissements cessent;
la salivation diminue ; la pression devient moins douloureuse au niveau du pancréas. Mais, peu de temps après,
une recrudescence des symptômes a lieu. Il s'y joint des
horripilations, suivies d'une sensation pénible dans la région précordiale ; les pieds deviennent œdémateux et la
région épigastrique de nouveau très-sensible. On soupçonne
un commencement de suppuration dans la glande. Après
une nouvelle application de dix sangsues, l'emploi de l'eau
de chaux et de la diète lactée, on se sert du *charbon
animal*, d'après la méthode de Veisse. 10 centigrammes
sont administrés, matin et soir, pendant les six premiers
jours ; on en donne ensuite 15 centigrammes mêlés à du
sucre de lait et délayés dans une infusion de thé.

Sous l'influence de ce remède, l'état de la malade s'a-
méliore d'une manière très-sensible, l'appétit revient, l'œ-
dème disparaît, l'accès fébrile du soir cesse graduellement,
ainsi que tous les autres symptômes. Aux premiers jours
d'avril, les règles reparaissent ; la santé se rétablit complétement, et depuis n'a cessé de se maintenir très-bonne. »

Nous ferons suivre cette observation d'une autre qui
nous est propre. Elle montrera un exemple de ramollissement inflammatoire du pancréas, et fera voir, comme nous
l'avons annoncé, que cette affection se développe quelquefois en même temps qu'une altération analogue du foie, et
que, en comprimant le conduit cholédoque, elle peut déterminer la dilatation des autres conduits biliaires :

« Un herboriste, âgé de soixante-dix-neuf ans, ayant

éprouvé des chagrins et étant malade déjà depuis trois mois, offrait l'état suivant lorsque, dans les premiers jours du mois de mai 1831, il est soumis à notre examen : La peau, depuis cinq semaines, est d'un jaune verdâtre; elle est le siége d'une vive démangeaison; les excréments sont décolorés et les urines safranées. Le ventre est volumineux, arrondi; on croit y sentir de la fluctuation; il est sonore en dessus, mat sur les côtés. On n'y trouve pas de tumeur; la palpation n'est pas douloureuse. L'appétit est perdu, quoique la langue soit restée presque naturelle. L'amaigrissement est considérable. On se borne à des moyens adoucissants et aux diurétiques.

A la fin de mai, le ventre est devenu plus volumineux et la fluctuation manifeste. Les extrémités inférieures sont infiltrées. La peau a pris une teinte verdâtre tirant sur le bistre. Le défaut de forces ne permet plus au malade de se lever. La langue est blanche et la salive visqueuse. Envies de vomir; pouls faible, plutôt lent. (Petit-lait avec acétate de potasse.)

Le 31, un érysipèle se développe sur la cuisse droite, et se prolonge bientôt à la partie postérieure du tronc, s'accompagnant d'une fièvre vivre, d'agitation, de sécheresse de la langue. Des phlyctènes larges et noires se manifestent près de l'aine; elles sont suivies d'affaissement, de délire, et la mort arrive le 3 juin dans la matinée.

A l'*autopsie*, on trouve dans le péritoine plusieurs litres de sérosité jaunâtre. Le foie est volumineux, d'une couleur vert-bouteille, et si mou qu'on ne peut le retirer sans le déchirer. Il s'en écoule, à l'incision, une bile épaisse qui lui a donné sa couleur. Tous les conduits biliaires ont pris un développement considérable; la vésicule est elle-même si distendue, que ses membranes forment hernie l'une dans l'autre; deux petits calculs noirs à aspérités y étaient contenus.

La tête du pancréas est le siége d'un engorgement, dont une partie constitue un véritable détritus jaunâtre, où l'on distingue à peine du pus ; une petite portion des parois duodénales fait partie de cette masse ramollie. L'ouverture du cholédoque dans l'intestin s'y trouve comprise, et c'est ce qui produisait la rétention de la bile. La queue du pancréas est également le siége d'un engorgement, mais non ramolli ; ses granulations sont plus grosses, plus dures et plus rouges. On y remarque quelques appendices, dans lesquels se trouve une petite production ossiforme. La rate participe au ramollissement du foie et du pancréas ; elle est de couleur lie de vin. »

CHAPITRE HUITIÈME.

DES DÉGÉNÉRATIONS DU PANCRÉAS.

Nous réunirons ici les dégénérations tuberculeuses et squirrho-encéphaloïdes du pancréas. Nous n'avons que quelques mots à dire de la première. La seconde nous occupera assez longuement, car elle constitue la maladie la plus commune et en même temps la plus grave de cette glande.

§ 1. — DE LA DÉGÉNÉRATION TUBERCULEUSE DU PANCRÉAS.

Il n'y a que très-peu d'exemples de tubercules développés au sein du tissu pancréatique. M. le professeur Andral a trouvé, chez un homme de trente-cinq ans, qui avait succombé à une affection cérébrale et avait des tubercules dans le foie, dans la rate, dans les ganglions mésentériques, entre le péritoine et les autres tuniques de l'estomac et des intestins, etc., trois ou quatre petits tubercules dans le tissu cellulaire qui sépare les lobules du pancréas. Plusieurs de ces lobules eux-mêmes n'avaient pas leur aspect accoutumé : ils offraient une teinte blanchâtre et paraissaient comme infiltrés d'une matière tuberculeuse. — Un autre exemple est dû à M. Tonnellié : Le pancréas contenait quatre ou cinq gros tubercules légèrement ramollis, et quelques autres plus petits à l'état de crudité. Il était beaucoup plus dense que de coutume, mais avait conservé l'aspect et l'organisation qui lui sont propres, bien que son volume fût double. Il y avait en même temps des tubercules dans les poumons. — La matière tuberculeuse se trouve quelquefois mêlée à l'encéphaloïde. M. Andral en fournit un exemple.

On ne peut attribuer aucun symptôme à une altération aussi peu étendue. Les causes sont certainement les mêmes que celles qui amènent cette dégénération dans les autres organes. Quant au traitement, si l'affection pouvait être reconnue, il ne devrait pas différer de celui qui est propre aux autres tubercules.

§ II. — DE LA DÉGÉNÉRATION SQUIRRHO-ENCÉPHALOÏDE OU DU CANCER DU PANCRÉAS.

Nous avons dit, en commençant, que la dégénération

squirrho-encéphaloïde est la maladie la plus fréquente du
pancréas. En effet, tandis que, pour les autres, on ne possède qu'un petit nombre de faits, il y a pour celle-ci des
observations nombreuses. Le docteur Bisgby en a réuni
vingt-huit qu'il rapporte avec détail. D'autres ont été pu-
bliées par les docteurs Bécourt, Mondière, Tood, Smith,
Green, Fletcher, Graefe, Sandwith, Rahn, Battersby, Mühry,
Andral, Cruveilhier, Brierre de Boismont, etc. J'en ai moi-
même rencontré quelques cas.

Altérations. — Cette dégénération se présente sous des
formes très-variables. Le pancréas se durcit, s'allonge dans
une plus ou moins grande étendue ou dans sa totalité, est
converti en tissu lardacé. Des nodosités, des saillies dures
se développent assez souvent à sa surface. Si l'on incise,
on les trouve composées de tissu encéphaloïde ; le pancréas
peut même subir cette dégénération dans sa totalité, mais
il est plus habituel de trouver la tête seulement ainsi transformée. Il n'est pas rare alors qu'elle prenne le volume
d'un œuf de poule ou même du poing.

En s'accroissant ainsi, le pancréas contracte des adhérences avec les parties qui l'environnent, le duodénum, la
portion pylorique de l'estomac, sa petite courbure, la vésicule, etc. Il peut comprimer aussi divers organes ; assez
fréquemment il s'appuie sur le conduit excréteur, là où
il est devenu commun à son suc et à l'humeur biliaire ; on
l'a vu comprimer l'artère splénique, l'aorte, la veine cave,
la veine porte, le canal cholédoque, le duodénum au-dessous du pylore, au point d'y produire un rétrécissement, etc.
Mais ces compressions se produisent surtout lorsque la dégénération, au lieu de se borner au pancréas, envahit également les parties voisines, le foie, les ganglions mésentériques, le tissu cellulaire ambiant, etc. Tout étant ainsi
confondu, les fonctions sont gênées dans chaque organe ;

cela existait particulièrement dans l'observation qui termine ce chapitre.

Causes. — Pour les apprécier, recherchons, dans les observations connues, les circonstances relatives à cette affection. M. Cruveilhier a trouvé le pancréas cancéreux sur un enfant nouveau-né. Cette glande était passée à l'état squirrheux chez une fille de quatorze ans, et la même dégénération, mais plus prononcée, se trouvait dans le cadavre d'une femme de quatre-vingt-six ans. Les autres observations comprennent des individus de cinquante à soixante-dix ans. Le nombre des femmes atteintes de cette affection paraît un peu plus considérable que celui des hommes. On a noté que plusieurs individus atteints de cette dégénération squirrho-encéphaloïde avaient éprouvé des chagrins, et que d'autres avaient fait abus des boissons alcooliques. Ces circonstances peuvent-elles avoir, dans ces cas, l'influence qu'on leur reconnaît pour les maladies du foie? On est obligé d'admettre, comme dans ces dernières, une disposition inhérente à l'individu et dont l'essence nous échappera probablement toujours.

Symptômes. — La douleur a été le phénomène symptomatique dominant. Elle s'est montrée très-forte, intolérable, arrachant des cris; parfois, elle était lancinante; dans un cas, le malade la comparait à un coup de poignard; dans un autre, à un coup de marteau. Un malade l'éprouvait avec plus d'intensité pendant la nuit; le plus souvent elle s'est montrée continue, avec des exacerbations. De la région épigastrique et du dos, son siége primitif, elle s'est répandue dans l'abdomen, dans le thorax, aux épaules et aux clavicules; dans quelques cas, aux testicules et presque dans tout le corps.

Dans quelques observations, on a pu reconnaître une tumeur qui a semblé tantôt dure et mate, tantôt molle, compressible et mobile. Sa pression était douloureuse. On

note plusieurs fois qu'elle présentait des pulsations qui
firent soupçonner un anévrisme. Chez une femme de cinquante-deux ans, on percevait un bruit de soufflet qui ces-
sait quand elle était debout; chez une femme à peu près
du même âge et qui éprouvait des douleurs intolérables,
on se rendit compte de ces dernières en constatant que la
masse cancéreuse comprimait l'aorte et le plexus nerveux
répandu sur ce vaisseau.

Aux deux symptômes dont il vient d'être question, se
joignaient le trouble des fonctions digestives, la dyspepsie,
les vomissements, ordinairement la constipation, un trouble aussi dans la nutrition, caractérisé par une grande
maigreur, le teint couleur paille, qui est un indice général
des affections cancéreuses, enfin l'anasarque et l'ascite;
les derniers symptômes dépendaient principalement des
complications. La salivation ne paraît pas devoir être un
symptôme saillant de la dégénération squirrho-encéphaloïde. Les vomissements peuvent quelquefois être produits
par la compression qu'exerce la tumeur sur le pylore ou le
duodénum. Il n'est pas rare que les malades succombent
à des maladies intercurrentes (érysipèle, diarrhée, etc.).

Traitement. — Que dire à ce sujet dans une maladie
reconnue au-dessus des ressources de l'art? Nous répéte-
rons ici ce qui a été dit au traitement du cancer du foie.
On combattra les symptômes inflammatoires; on s'efforcera de calmer les douleurs; et, comme on conservera
nécessairement des doutes sur le mauvais caractère de la
maladie, on usera des fondants divers jusqu'à ce que leur
inutilité absolue soit bien reconnue. On saisira avec empressement toutes les indications qui pourraient s'offrir,
indications relatives, par exemple, aux hémorrhoïdes, aux
menstrues, aux éruptions cutanées, etc., dont la suppression semblerait pouvoir jouer un rôle dans le développement de la maladie.

Observations. — Nous croyons devoir placer ici trois observations destinées à fournir des exemples de variétés très-prononcées de la dégénération squirrho-encéphaloïde du pancréas. J'emprunte la première au docteur Fletcher, la seconde au docteur Mühry, et la dernière m'a été communiquée par mon parent et ami M. Charcellay, professeur de clinique interne à l'École préparatoire de médecine de Tours.

Première observation, dans laquelle la tumeur formée par le pancréas offrait des pulsations simulant un anévrisme. « Le docteur Fletcher a présenté, à la Société pathologique de Birmingham un squirrhe du pancréas, dont la tête était très-développée et entourait le duodénum, sur lequel elle produisait un rétrécissement immédiatement au-dessous du pylore. Cette pièce avait été prise sur une femme de cinquante-deux ans, qui était extrêmement amaigrie, et chez laquelle la couleur de la peau et l'expression des traits avaient annoncé l'existence d'une maladie organique. Elle s'était plainte d'une grande soif, ne conservait aucune espèce d'aliment et avait une constipation opiniâtre. Elle éprouvait des douleurs quelquefois extrêmement vives dans la région de l'estomac, vers l'extrémité pylorique, et augmentant par la pression. Toute la surface de l'abdomen était douloureuse. L'épigastre offrait une masse dure et mate, où l'on distinguait à la main des pulsations simulant un anévrisme, et accompagnées d'un bruit de soufflet distinct tant que la malade restait couchée, mais qui disparaissait, en grande partie, aussitôt qu'elle était levée. En auscultant avec soin toute la longueur de l'épine dorsale, on n'y trouva aucune trace de ce bruit de soufflet. »

Deuxième observation, montrant une dégénération squirrho-encéphaloïde sans complication. « Un soldat, âgé de cinquante ans, adonné aux boissons spiritueuses, éprouvait depuis deux ans des douleurs cardiaques, des crampes d'estomac, de la dyspepsie et des vomissements, lorsqu'il se présenta au docteur Mühry, qui constata les symptômes suivants : Maigreur qui a succédé à un embonpoint notable ; douleur fixe et brûlante à la région de l'estomac et au dos, accompagnée de vomissements qui ne soulagent pas ; cette douleur se propage dans les hypochondres et au bas-ventre, qui est tendu ; l'appétit n'existe plus, les excréments sont couleur d'argile.

Au moyen de l'extrait de chélidoine mêlé d'aloès, les douleurs cessèrent pendant six semaines, mais se reproduisirent bientôt et devinrent insupportables. Elles se prolongèrent dans les épaules, tantôt à droite, tantôt à gauche, quelquefois vers la clavicule droite. Le malade se plaignait aussi de tiraillements dans le dos, les jambes et les testicules. L'extrait de stramonium à la dose de 1 gramme put seul le soulager.

Peu à peu, les extrémités inférieures s'œdématièrent ; la sérosité s'amassa dans le péritoine ; l'urine devint trouble et ictérique. Le malade était fatigué par de la toux et de l'oppression. Toutefois, ces symptômes disparurent. Mais les douleurs de l'épigastre et du dos, et même celle du bas-ventre, persistèrent en augmentant d'insensité ; elles s'accompagnèrent de fièvre et finirent par amener la mort.

L'*autopsie* montre de fortes adhérences entre le pancréas et la partie postérieure de la petite courbure de l'estomac ; dans ce point, ce viscère offrait un trou rond de 2 centimètres bouché par le pancréas et formé par les parois gastriques épaissies et dégénérées. Le pancréas lui-même, très-allongé et tuméfié, avait sa surface recouverte de nodosités arrondies, blanches, de nature encéphaloïde, laissant voir dans ses interstices le tissu glandulaire. La dégénération s'étendait dans les ganglions et le tissu cellulaire situés le long de la colonne vertébrale et se dirigeait dans le bassin jusqu'aux muscles psoas du côté droit. Le foie était pâle, mais sain, et la rate dans son état normal. Des adhérences existaient à droite entre le poumon et le diaphragme. »

Troisième observation ; exemple d'un pancréas faisant partie d'une énorme masse carcinomateuse. « Un commissionnaire savoyard, âgé de trente ans, d'une constitution assez forte en apparence, après avoir éprouvé une grande fatigue, fut pris de vomissements bilieux et d'une tuméfaction à l'hypochondre droit. Sans attendre son rétablissement et n'ayant pas même recouvré l'appétit, il voulut, de son pays où il était, revenir à Paris. Son voyage fut des plus pénibles. La tumeur hépatique apparut de nouveau, se compliqua d'ictère, de fièvre, de dyspnée, etc., et le malade, après avoir fait à son domicile une application de sangsues, se décida à entrer à l'hôpital de la Charité, au milieu de janvier.

La maladie datait alors d'environ deux mois. L'abdomen, distendu par un épanchement, ne permettait guère de sentir le foie ; l'appendice xiphoïde et les cartilages des côtes étaient repoussés en haut ; il y avait une grande dyspnée et un amaigrissement considérable. La jaunisse persistait ; l'urine était ictérique ; et cependant il survenait, de temps à autre, des vomissements de bile et les garde-robes étaient de nature biliaire. Quoique la langue fût bonne, l'anorexie était complète et les moindres aliments étaient rejetés. La peau était froide et sèche ; le pouls donnait à peine soixante pulsations ; malgré cette absence d'excitation, l'insomnie tourmentait le malade. On crut devoir réappliquer des sangsues sur l'hypochondre ; et des frictions avec la teinture de scille, ainsi des boissons diurétiques, furent administrées.

La faiblesse ne tarda pas à devenir extrême. Au bout de peu de jours, on s'aperçut que le ventre était beaucoup moins tendu ; on put alors constater que le foie ne débordait les côtes que d'un travers de doigt. Mais, en même temps, la langue était devenue noirâtre ; les vomissements et les selles avaient pris aussi cette couleur. L'ictère se rapprochait de la teinte du lézard. L'abattement était profond et le pouls misérable. La mort eut lieu le 6 du mois de février.

L'*autopsie* fit découvrir une vaste tumeur carcinomateuse, envahissant le pancréas en entier, tout le duodénum, la portion pylorique de l'estomac, les canaux biliaires et le col de la vésicule, ainsi que les glandes mésentériques qui étaient gonflées et dégénérées. Cette tumeur, retirée, pesait 6 kilogrammes. La veine porte était comprimée au milieu de cette masse. Les parois de la vessie furent trouvées également carcinomateuses. Le tissu du foie, quoique hypertrophié et un peu ferme, conservait sa couleur naturelle et paraissait sain. Un épanchement abondant de sérosité remplissait le péritoine. »

CHAPITRE NEUVIÈME.

DES AFFECTIONS DU SUC ET DU CONDUIT PANCRÉATIQUE.

Nous avons parlé, dans le chapitre premier, de certaines altérations, en quelque sorte physiologiques, que le suc du pancréas était susceptible d'éprouver. Nous avons ici à tracer, d'après le peu de faits connus, l'histoire de concrétions calculeuses formées aux dépens du produit sécrétoire de cette glande. Nous dirons ensuite quelques mots de la rétention de ce produit.

§ 1. — DE L'AFFECTION CALCULEUSE DU PANCRÉAS.

On n'a recueilli que très-peu de faits relatifs aux calculs du pancréas, soit que cette altération ne se produise que très-rarement, soit qu'on néglige généralement de la rechercher. Le petit nombre de ces faits nous impose l'obligation de les exposer ; nous en déduirons ensuite un résumé.

Observations. — Nous n'avons pu en réunir que sept. Elles sont dues à Baillie, Graaf, Portal, Ellioston, Bright, et un auteur inconnu.

Observation de Baillie. « Les calculs dont cet auteur a trouvé un exemple avaient la grosseur d'une amande de noisette ; ils offraient une surface très-régulière et étaient d'une couleur blanche. L'un deux, mis dans l'acide muriatique, s'y est dissous en laissant dégager beaucoup d'air. »

Observation de Graaf. « Graaf a trouvé des pierres dans le pancréas d'un homme de trente ans, qui avait éprouvé des vomissements et un flux de sang opiniâtre. »

Première observation de Portal. « J'ai trouvé, dit Portal, une *douzaine de concrétions pierreuses dans le pancréas* d'un homme attaché à un ambassadeur de Venise, lequel homme était mort subitement d'un anévrisme de l'aorte. *Quelques-unes étaient aussi grosses qu'une noisette. Elles étaient légères, arrondies, blanchâtres. En ayant réduit une ou deux en poudre grossière, et ayant jeté cette poudre grossière dans de l'eau bouillante, elle s'y est dissoute facilement : examinée au goût, elle était fade et insipide* comme la salive. Le canal pancréatique était si dilaté, qu'on eût pu y introduire une très-grosse plume, ce qui m'a fait croire que le malade avait rendu par les selles plusieurs de ces concrétions. Le pancréas lui-même, très-tuméfié, comprimait si fortement l'aorte contre la colonne vertébrale, que la partie de cette artère située au-dessus s'en était fortement accrue ; le volume de ce vaisseau était augmenté jusqu'au cœur, dont le ventricule gauche était très-dilaté ; la portion inférieure de l'aorte laissait à peine y introduire le petit doigt. »

Deuxième observation de Portal. « M. Manoury, abbé et général de l'ordre des Prémontrés, était parvenu jusqu'à un âge assez avancé sans avoir d'autres incommodités que quelques légers catarrhes. Ces catarrhes augmentèrent et il s'y joignit de la dyspnée. Cet état se compliqua de coliques, de douleurs dans la région épigastrique, de jaunisse, de troubles dans les excrétions et dans la nature des selles, et quelquefois de douleurs dans la région des reins. Le malade rendait souvent des urines bourbeuses, chargées de matières muqueuses et membraniformes, et on y reconnut quelques concrétions pierreuses. A tous ces maux vint se réunir encore une affection rhumatismale goutteuse, qui s'était déjà plusieurs fois manifestée par des douleurs dans les muscles et les articulations. Les urines devinrent rares, et il y eut en même temps un gonflement du bas-ventre qui paraissait et disparaissait subitement.

Lorsque Portal fut appelé à donner ses soins au malade, le marasme était complet ; les jambes étaient œdématiées, la peau de tout le corps était d'un jaune clair, le pouls était serré et inégal, la région épigastrique paraissait soulevée par le foie, et l'on sentait au tact que ce viscère était très-gonflé et fort dur. Il prescrivit les pilules savonneuses avec les extraits amers, la poudre de scille et quelques grains d'aloès, les boissons apéritives, les sucs de plantes chico-

racées, borraginées et antiscorbutiques, avec l'oxymel scil-
litique et la terre foliée de tartre.

Ce traitement fut long et ne fut point heureux. M. Manoury éprouva des coliques fréquentes et rendit par les
selles plusieurs calculs biliaires de divers volumes ; il en
expulsa même un de la grosseur d'une noix. Des vomissements survinrent plusieurs fois. La toux se renouvela avec
expectoration d'une grande quantité de matières glutineuses
et blanchâtres, ce qui soulagea beaucoup. Le malade avait
soif et buvait souvent. Il éprouvait parfois de violentes palpitations de cœur ; son pouls était ordinairement dur et
offrait quelques irrégularités. Ses urines, qui étaient presque toujours rouges et peu abondantes, éprouvèrent encore
une prompte diminution. L'enflure des jambes s'accrut rapidement et elle s'étendit dans toute l'habitude du corps.
Malgré les remèdes employés, l'hydropisie alla toujours en
augmentant. La difficulté de respirer fut extrême. Le malade éprouva plusieurs syncopes de plus en plus intenses
et mourut.

A l'*autopsie*, qui fut faite le 17 juillet 1780, par M. La-
fite, chirurgien, on trouva le foie volumineux et compacte.
Il contenait diverses concrétions rondes comme de petites
noix, d'une couleur grisâtre, et si dures qu'on avait beaucoup de peine à les couper avec le scalpel. Dans l'intérieur de ce viscère était un abcès considérable. La vésicule
du fiel, très-dilatée et pleine d'une bile noire, renfermait
plusieurs petits calculs biliaires, dont trois, assez gros et
cunéiformes ; la pointe de l'un d'eux était engagée dans
l'endroit où cette vésicule est réunie au canal cystique. A
l'extrémité du conduit cholédoque et à l'embouchure de
ce conduit dans le duodénum, ainsi que près de la partie
droite du pancréas, il y avait une espèce de kyste faisant
partie de cet organe et communiquant au duodénum. Ce
kyste, plein d'une matière purulente, contenait plusieurs

concrétions granuleuses, dures et inégales, dont quelques-
unes parurent à Portal être des *calculs pancréatiques* et
d'autres des calculs biliaires. Le *pancréas* était atteint d'ulcération dans son extrémité droite ; le reste de sa substance paraissait plus ferme, plus compacte qu'elle ne
l'est ordinairement ; elle avait dans quelques endroits
la densité d'un cartilage. Le tronc de la veine porte
était prodigieusement élargi. La veine cave inférieure,
sur laquelle siégeait le kyste, était dilatée. Le rein droit
contenait une pierre du volume d'un œuf de pigeon ; le
gauche renfermait plusieurs petites pierres. Il y en avait
une de la grosseur d'une amande dans l'extrémité de l'u-
rètre qui lui est contiguë. Un peu d'eau était épanchée
dans les plèvres, qui offraient çà et là des adhérences ;
le tissu pulmonaire était ramolli et infiltré. La membrane
muqueuse du larynx, de la trachée et des bronches, contenait un très-grand nombre de concrétions pisiformes,
dures, dont les unes étaient rouges et les autres blanchâtres. »

Observation du docteur Ellioston. Nous avons déjà
mentionné cette observation au chapitre deuxième, à propos des selles graisseuses qu'on observe dans les altérations du pancréas. Elle doit figurer parmi les faits relatifs
à l'affection calculeuse de cette glande :

« M. W. P., âgé de quarante-cinq ans, se plaint de douleurs dans l'abdomen et dans le dos ; il a de la diarrhée.
Pendant la défécation, il souffre au côté gauche, depuis la
dernière côte jusqu'à la région iliaque. Les douleurs du
dos et du ventre deviennent intolérables et constantes,
malgré l'administration de quelques doses d'opium. Le
malade est courbé en deux sur son lit, ce qui semble lui
procurer quelque soulagement.

Les selles sont pâles ; on y découvre une certaine quantité de substance jaune, comme une huile concrète ; mise

27

sur le feu, elle brûle avec une flamme vive ; au moment de sa sortie de l'intestin, elle est liquide, et, après, elle se fige sur les matières fécales. Quelquefois, on n'aperçoit pas de matière ; d'autres fois, elle s'écoule involontairement en grande quantité. Dans une autre occasion, on trouve du sang mélangé aux matières huileuses. Longtemps avant la mort, il y avait eu des hémorrhagies intestinales. Le malade continue à rendre ces matières grasses et meurt complétement épuisé.

A l'*autopsie*, tous les intestins sont d'une couleur jaunâtre et graisseuse. De nombreux points noirs existent sur quelques parties de leur membrane muqueuse : foie sain, vésicule remplie d'une bile épaisse et noire, reins naturels, poumons tuberculeux.

Le conduit pancréatique et ses grandes branches sont remplis de calculs blancs. »

Observation du docteur Bright. Nous l'avons mentionnée également au chapitre deuxième, sous le même rapport que la précédente. Nous l'insérons aussi par la même raison :

« Un homme de quarante ans avait vu ses forces diminuer par des hémorrhagies intestinales dans les treize dernières années de sa vie. Dans les trois dernières surtout, ces hémorrhagies avaient été très-graves, s'étaient accompagnées d'une grande sensibilité à l'épigastre, et avaient alterné avec la diarrhée. Les fonctions de l'estomac s'exécutaient cependant d'une manière satisfaisante. Au mois de décembre 1836, après avoir travaillé toute la journée dans une cave humide, cet homme fut pris de symptômes fébriles, de douleurs et de constipation opiniâtre, suivie, quelques jours après, de diarrhée. Les évacuations alvines ne contenaient pas de bile, mais seulement une grande quantité de sang, et la sensibilité à l'épigastre était excessive. Quinze jours après, on nota pour la première fois l'existence de matières grasses dans les fèces. Depuis cette époque, on les y rencontra toujours, jusqu'au mois de mai où elles disparurent totalement. Il résulte des renseignements donnés par le docteur Gould, que le malade avait environ dix garde-robes par jour, lesquelles contenaient une substance huileuse, transparente, qui se coagulait cinq minutes après et formait une couche dure à la surface.

En examinant le matin le vase de nuit, après cinq ou six garde-robes, on apercevait au-dessus d'elles une couche de 3 centimètres d'épaisseur, qui avait tout à fait la consistance et l'aspect de la graisse coagulée sur le bouillon de bœuf. Le malade avait remarqué que depuis six semaines, il rendait au moins une demi-livre de cette substance par jour; un fait bien constaté, c'est qu'il n'avait ces garde-robes graisseuses que lorsqu'il prenait du bouillon gras ou qu'il mangeait de la viande cuite dans des matières grasses. S'il s'en abstenait, les garde-robes changeaient d'aspect vingt-quatre heures après; elles revenaient à l'état premier avec l'alimentation des matières grasses. Après la disparition des phénomènes fébriles, cet homme put reprendre son travail ; mais la douleur et la sensibilité continuèrent et revinrent par accès tous les huit jours ; l'appétit ne tarda pas à se perdre; enfin les garde-robes commencèrent à se colorer, et dans les cinq derniers mois de la vie, le malade présenta une coloration ictérique très-prononcée.

Vers la fin d'août, on constata l'existence d'une tumeur douloureuse, située à la région épigastrique et dans l'hypochondre droit, et qui s'étendait jusque près de l'ombilic ; le malade continua à se lever presque jusqu'à l'époque de la mort. Le 16 septembre, il tomba dans le coma et mourut le surlendemain.

L'*autopsie* montra une tumeur volumineuse et fluctuante, de forme ovalaire, située au-dessus du lobe droit du foie, avec lequel elle avait contracté des adhérences intimes;

elle était placée entre les intestins et la paroi postérieure
de l'abdomen, dépassait un peu à gauche la colonne vertébrale, et avait au devant d'elle le duodénum qui la con-
tournait; elle contenait environ 360 grammes d'un liquide
séro-sanguinolent, sans caillots, peu visqueux, sans apparence de matière grasse. Elle mesurait 8 à 10 centimètres en longueur et en épaisseur; ses parois avaient de 2 à
6 millimètres d'épaisseur, étaient membraneuses, char-
nues, rougeâtres; on n'y trouvait plus aucune trace du tissu
normal du pancréas; cependant elle était évidemment
formée par cet organe. *Elle contenait de très-petits calculs;
deux de ces petits calculs de 6 à 8 millimètres de diamètre,
rugueux à la surface, oblitéraient complétement l'ouverture du canal pancréatique dans le duodénum. Ils étaient
composés de carbonate de chaux.* Le reste du pancréas,
c'est-à-dire l'extrémité gauche de l'organe, avait 3 centimètres de long, était rétracté, très-dur; le canal pancréatique de cette partie de la glande s'ouvrait dans la cavité
du kyste.

Observation d'un auteur inconnu. Nous avons déjà parlé
de cette observation en nous occupant de la phlegmasie
du pancréas. Nous la reproduisons en entier, parce que
les concrétions ont dû être la cause de tous les accidents:

« Un jeune homme de vingt-six ans avait été sujet, depuis son enfance, à des inflammations de la poitrine et du
bas-ventre, et était dernièrement tombé malade sans cause
connue, par suite d'obstructions qui lui avaient laissé un
sentiment de pesanteur dans le bas-ventre. Afin de se débarrasser, il avait pris une quantité considérable de sel
amer, lequel avait produit une diarrhée abondante, traitée
par l'usage d'un bon vin de Bourgogne. L'incommodité
qu'il ressentait augmentant de jour en jour, ce malade fut
contraint d'appeler un médecin, qui remarqua qu'il présentait l'aspect général et les signes appartenant à une

fièvre pituiteuse. Les remèdes administrés d'abord parurent adoucir un moment les souffrances ; mais, plus tard, un gonflement œdémateux considérable envahit les extrémités supérieures et inférieures du côté gauche, et, au milieu des signes d'un abattement général des forces, le malade succomba à la violence des douleurs.

L'*autopsie* présenta les différents résultats qui suivent : A la superficie du corps, taches cadavériques et œdème indiqué plus haut ; dans la cavité du thorax, des traces de l'inflammation antérieure et de la sérosité. Lorsqu'on eut ouvert la cavité abdominale, on trouva l'estomac ayant les dimensions et la situation normales, régulièrement distendu ; son fond offrait de nombreuses plicatures, et dans presque toute sa circonférence il adhérait intimement, au moyen d'une substance lardacée, à l'extrémité gauche du pancréas. La muqueuse de l'estomac, particulièrement aux points d'adhérence avec le pancréas, était fort amincie, dans un état de complet ramollissement et d'une couleur brun-jaunâtre. Au même endroit, dans la cavité stomacale, on trouva une quantité considérable de véritable pus qui jaillissait d'une ouverture de la largeur de 3 centimètres, et formée dans la partie inférieure du pancréas.

Après qu'on eut enlevé avec soin ce dernier organe de la cavité abdominale, on vit, en l'examinant, ainsi que nous l'avons rapporté au chapitre septième, que toute son extrémité gauche était très-tuméfiée et indurée, tandis que sa partie moyenne renfermait une cavité pouvant contenir une grosse noix, remplie de matière purulente, à laquelle aboutissaient d'autres foyers qui s'étendaient dans la moitié droite de l'organe. On rencontra aussi dans cette cavité une quantité considérable de pus, mêlé à des *concrétions calcaires de grosseurs variées, depuis celle d'un grain de sable jusqu'à celle d'une lentille.* »

Résumé des observations relatives aux calculs pancréatiques. — Les calculs trouvés dans le canal pancréatique ont offert des dimensions diverses. On indique le volume d'une noisette, d'une amande de noisette, 3 ou 4 lignes de diamètre; dans un cas, ce volume variait depuis un grain de sable jusqu'à une lentille. Trois fois, on mentionne que ces calculs étaient d'une couleur blanchâtre et rugueux à leur surface. Une seule fois, on dit qu'ils étaient légers. Le nombre, qui n'est noté que dans deux observations, était de sept ou huit dans l'une, et dans l'autre de douze.

Dans le fait de Baillie, ces calculs, mis dans l'acide muriatique (chlorhydrique), s'y sont dissous avec dégagement de beaucoup d'air; dans le deuxième de Portal, ayant été broyés, la poudre en a paru fade, et, placée dans l'eau bouillante, elle s'y est dissoute. Dans l'observation de Bright, les calculs étaient composés de carbonate de chaux. On m'a remis, il y a deux ans, un calcul trouvé dans le conduit pancréatique d'une chèvre : il était rond, très-dur, blanc, avait 3 lignes de diamètre; l'analyse y démontra du carbonate de chaux. On ne s'étonnera pas de cette composition, car les cendres provenant des parties solubles du suc pancréatique contiennent de la soude libre, du chlorure de sodium, du sulfate, du carbonate et du phosphate de chaux.

Cinq observations appartiennent à des hommes. Quatre seulement mentionnent les âges (vingt-six, quarante, quarante-cinq ans, et un âge assez avancé). Dans les autres, il n'est question ni de sexe ni d'âge.

Les symptômes n'ont pas pu être recueillis au point de vue des calculs, le diagnostic de ceux-ci étant trop obscur. Dans l'observation de Graaf, on parle de mélancolie, de vomissements, de flux de sang; on remarque aussi des hémorrhagies intestinales dans les observations d'Ellioston et de Bright; mais il est difficile de dire jusqu'à quel point ces symptômes peuvent se rapporter au développement ou à la présence des concrétions pancréatiques. Dans le récit du premier de ces médecins, on ne note pas que le pancréas fût malade, et l'on pourrait, en raison de ce silence, soupçonner que les grandes douleurs ressenties au dos et dans l'abdomen était produites par les calculs. Comme les concrétions remplissaient le conduit et ses principales branches, on peut encore penser qu'ils retenaient le produit de la sécrétion et étaient la cause des garde-robes graisseuses qu'on remarqua dans tout le cours de la maladie, et qui épuisèrent le malade.

Dans la première observation de Portal, le canal pancréatique était si dilaté, que ce célèbre médecin avait pensé que le malade avait dû rendre quelques-uns de ces corps par les selles. Dans les observations de Bright et de l'auteur inconnu, il serait possible que la présence des concrétions eût déterminé les altérations et la sécrétion purulente dont le pancréas était le siége. Enfin, dans la deuxième observation de Portal, il faut remarquer, avec ce savant auteur, la coïncidence des calculs du pancréas avec ceux du foie et des reins, coïncidence qui, jusqu'à un certain point, peut s'expliquer, en considérant que le malade avait éprouvé une affection rhumatismale et arthritique.

Ainsi qu'on peut le voir par le vague de ce résumé, les observations si peu nombreuses que la science possède sur l'affection calculeuse du pancréas laissent à désirer une étude plus complète. Nous l'avons fait remarquer ailleurs ; il faudrait que quelques jeunes médecins fixassent spécialement leur attention sur ce point. Ils ne manqueraient pas de recueillir, dans les fréquentes autopsies qu'on fait dans les hôpitaux, de nouveaux faits. En étudiant les caractères physiques et chimiques de ces productions, ainsi que les lésions pathologiques qu'elles occasionnent, et en rap-

prochant ensuite ces recherches de l'état général des sujets et des circonstances présentées pendant la vie, ils ar-
riveraient à découvrir , au moins approximativement, les
symptômes et les causes productrices de la maladie.

§ II. — DE LA RÉTENTION DU SUC PANCRÉATIQUE.

Comme la dyscholie, la rétention du suc du pancréas dans
ses conduits n'est que la conséquence de certaines altérations de cette glande.

Les *causes* de cette rétention sont très-diverses. Mentionnons, d'abord, le fait extraordinaire et unique observé
par Philibert Gmelin, d'un lombric de 9 centimètres de long
qui s'était engagé dans le canal pancréatique. Des calculs
biliaires, arrêtés dans le méat duodénal, commun aux conduits cholédoque et pancréatique, peuvent suspendre en
même temps, le cours de la bile et celui du fluide du pancréas. Un calcul pancréatique peut aussi produire le même
effet. La rétention du suc pancréatique est bien plus souvent
déterminée par des tumeurs squirrheuses développées dans
la tête du pancréas, dans le foie ou dans les ganglions lymphatiques qui avoisinent ces deux organes.

Quelles que soient les causes de cette rétention, voici
les *altérations* qui ont été notées dans le conduit pancréatique et ses racines. Ils se dilatent d'autant plus, que l'obstacle dure plus longtemps et que le pancréas est exempt
d'altération , car alors la sécrétion continue à se faire, et
l'accumulation de son produit va toujours en augmentant.
Les racines prennent du développement jusque dans les
profondeurs de la glande ; on a vu le canal pancréatique,
au milieu de celle-ci, être assez dilaté pour permettre l'introduction du doigt indicateur. Le canal peut même être
distendu, comme on le verra dans l'observation qui termine cet ouvrage, au point de former une poche pouvant

contenir 140 à 150 grammes de liquide ; le suc pancréatique était resté transparent et comme séreux. Dans ces grandes ampliations, les parois du conduit pancréatique, au lieu de s'amincir, s'hypertrophient et deviennent blanchâtres.

Les *symptômes* de la rétention du suc pancréatique ne sont, en général, autres que ceux des maladies qui y donnent lieu. Cependant, la rétention seule, et exempte d'altération, empêchant les matières grasses d'être émulsionnées dans l'intestin, il en résulte qu'on peut les reconnaître dans les selles. — Aucun *traitement* spécial n'est applicable à cette affection elle-même, dont les causes seules doivent être combattues, si toutefois on peut les diagnostiquer.

Observations. — Nous terminerons en rapportant deux observations qui peuvent donner une idée plus complète de ces altérations qu'une description générale.

Observation du docteur Smith. « Une femme, âgée de quatre-vingt-six ans, présenta, quatre mois avant sa mort, les symptômes d'une maladie du foie, avec présence, un peu au-dessous de l'ombilic, d'une tumeur molle, compressible, facile à déplacer et recevant une légère impulsion pendant la toux. — A l'*autopsie*, M. Smith trouva le foie d'un vert foncé, avec un certain nombre de tubercules blancs et durs à sa surface. Il y avait des *tumeurs encéphaloïdes dans le pancréas, vers son extrémité droite,* et *le reste de la glande tout entière était dans un état d'induration. L'ouverture des canaux pancréatique et cholédoque était comprimée presque jusqu'à l'oblitération. Le canal pancréatique, dans l'intérieur même de la glande, était assez dilaté pour permettre l'introduction du doigt indicateur.* Les conduits cholédoque et hépatique, en dehors du point où existait ce rétrécissement, présentaient aussi une dilatation considérable. Ce dernier surtout offrait, sur plusieurs points, des cavités où l'on aurait pu introduire deux doigts à la fois. La vésicule, énormément distendue, descendait vers la fosse iliaque droite, au-dessous de l'ombilic. Une tumeur de dureté squirrheuse et du volume d'un œuf de poule était placée derrière le pancréas, tout à fait distincte de cette glande, et traversée par l'artère hépatique. Les téguments et les organes internes étaient d'une couleur jaune très-foncée. »

Observation du professeur Cruveilhier. « Un homme mourut à l'Hôtel-Dieu, à la suite d'un ictère survenu depuis plusieurs mois, mais sans cause appréciable, et qui avait résisté à l'huile essentielle de térébenthine, à l'éther, aux bains sulfureux, etc. On trouva, à l'*autopsie*, la vésicule très-distendue par une bile visqueuse d'un vert noirâtre. La partie inférieure du cholédoque était dilatée de manière à admettre le doigt. *Le pancréas était soulevé par une tumeur contenant environ 150 grammes de liquide séreux transparent. La surface interne de cette poche présentait des rides transversales assez nombreuses et de petites ouvertures. Cette poche, allongée transversalement, était le canal pancréatique distendu prodigieusement, dont l'orifice duodénal était fortement comprimé par une dégénération squirrheuse de la tête du pancréas.* Cette dégénération comprimait aussi la partie inférieure du canal cholédoque, d'où la dilatation de ce canal et l'ictère. Le foie avait une couleur d'un vert foncé, mais n'offrait, d'ailleurs, aucune lésion organique. »

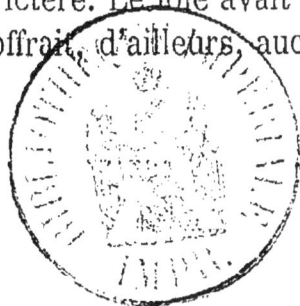

FIN.

TABLE DES MATIÈRES.

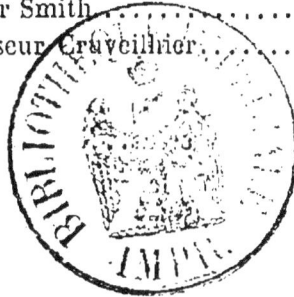

FIN DE LA TABLE.

ERRATA

Page 8, ligne 17 : après *venenum botulinum,* ajoutez une *virgule.*

Page 85, ligne 27 : au lieu de : et qu'on peut encore observer de bons résultats, ne fussent-ils que moraux, par tous les moyens perturbateurs, — lisez : et qu'on peut encore observer de bons résultats par tous les moyens perturbateurs, ne fussent-ils que moraux.

Page 288, ligne 20 : au lieu de : conservés, lisez : gardés.

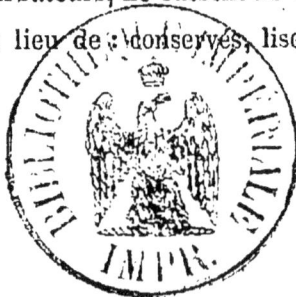

www.ingramcontent.com/pod-product-compliance
Lightning Source LLC
Chambersburg PA
CBHW031609210326
41599CB00021B/3109